爱的记录

爱的记录

滚蛋吧！肿瘤君

GET AWAY MR TUMOUR

微漫画

果实电影 作品

北京理工大学出版社
BEIJING INSTITUTE OF TECHNOLOGY PRESS

人生很短，

爱却绵长……

part1
关于爱与被爱的那些事儿

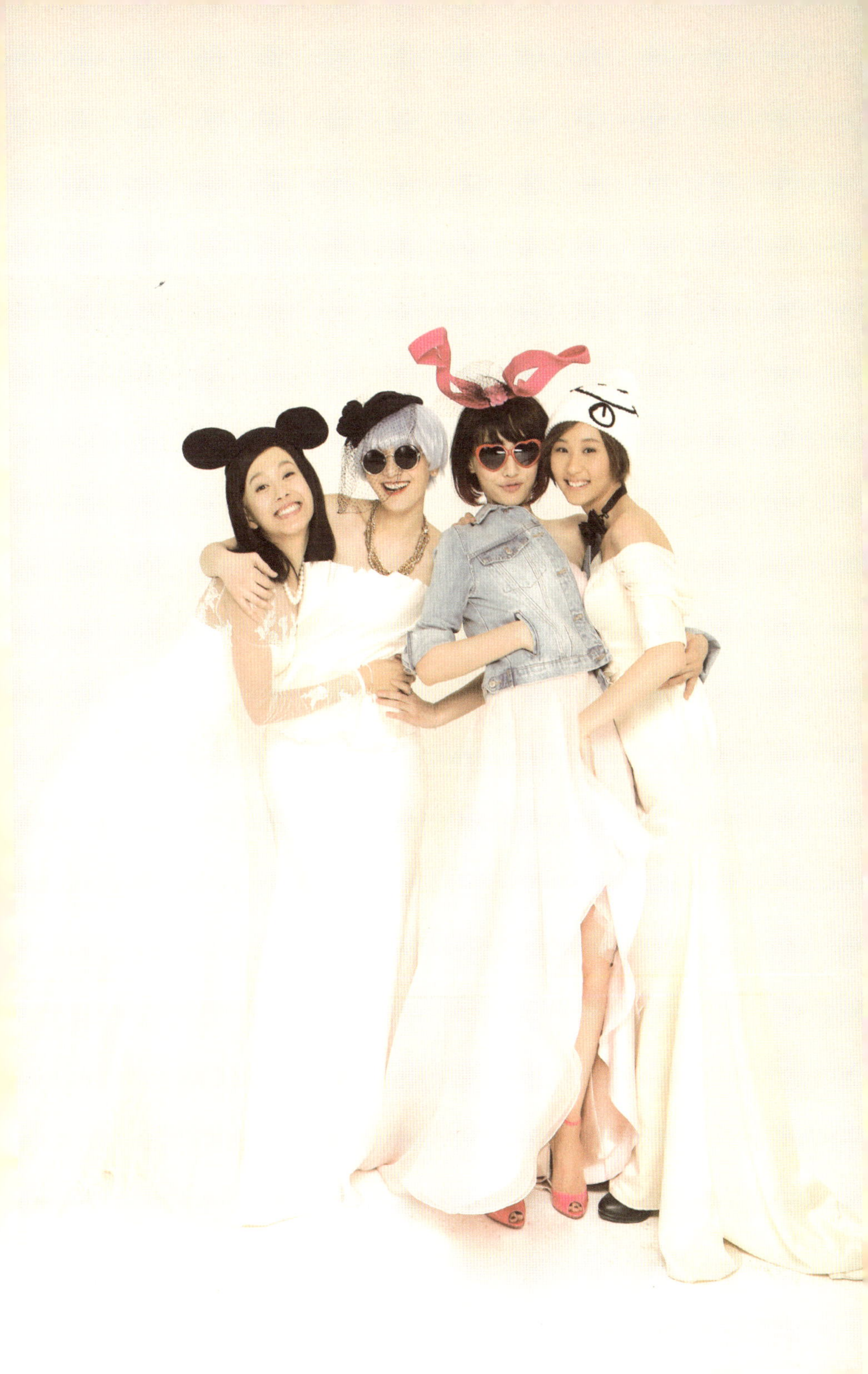

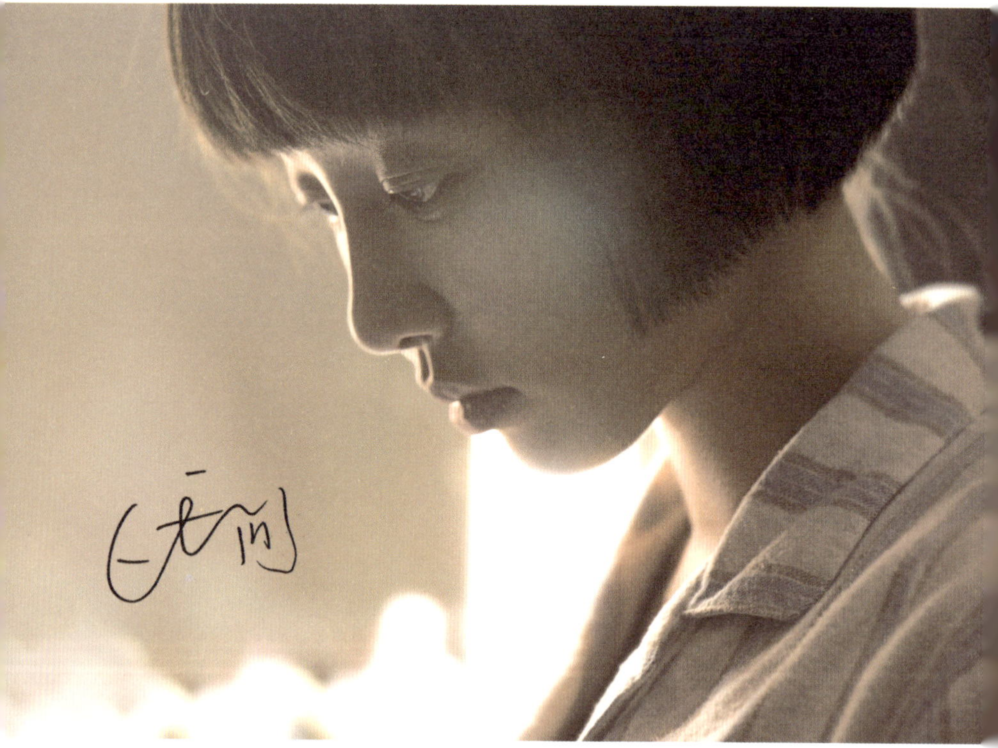

熊顿 | 白百何

替熊顿难过的同时，我放掉了生活中很多负能量的东西。我觉得熊顿身上的正能量是要不断传递的，不光是传递给正在和病魔做斗争的人，还要传递给健康的人。我们每个人都需要有“熊顿精神”。

Q：在看剧本之前，听说过熊顿这个人和她的事吗？

白：听说过。有一段时间，大家突然都特别关注她的事。我演了之后才知道是马伯庸最早关注她的。

Q：您为什么有这么强的欲望来演熊顿这个角色？

白：剧本到我手里的时候已经非常完整，其故事性和发展都非常好。我看剧本的时候也在密切关注熊顿，知道了她的真实情况。看完剧本后，我坐在沙发上一直哭。这么富有正能量、这么勇敢面对生活给自己带来的灾难的女孩子，最终却因为没有自主的选择权而不能留在这个世界上生活了！熊顿这么乐观、这么勇敢，会让人觉得纠结于生活中很多无聊的事情很没有意义、很惭愧。

Q：当时的哭是一个什么状态？

白：比较释然，就觉得在替熊顿难过的同时，我放掉了生活中很多负能量的东西。我觉得熊顿身上的正能量是要不断传递的，不光是传递给正在和病魔做斗争的人，还要传递给健康的人。我们每个人都需要有"熊顿精神"。

Q：您看过熊顿生前的视频吗，包括采访？

白：节目、采访我都看了。你们跟拍她40多分钟的视频，我想看你们不给看，说她可能已经知道有机器在跟拍，所以她的乐观和很多表演型人格会更加放大，你们担心我看完以后会完全跟着她这40多分钟去表演。后来没看也就没看了，一直演到三分之二的时候，我突然明白了，她为什么会用这种表现来面对你们，可能你们都不明白。

Q：您觉得她这个表演型人格是什么样的？

白：其实我自己也会有一点，有时自己会无端地进入一个状态，特别欢乐，然后表演一些事情。我觉得这是性格吧，乐观的人都会有这样一部分性格存在。

Q：在刚拿到剧本的时候，大家的第一反应就是，这个剧本应该找白百何演。很多人都认为这样的形象肯定会找您演，不过我们担心您不会接，因为您刚演过类似的角色，但最后您还是接演了，对这个事情您怎么看？

白：我觉得把关注点放在对人物设定上，例如生病啊、癌症啊，这种地方对演员来说确实有点欠。先说为什么接《滚蛋吧！肿瘤君》吧。我知道，《滚蛋吧！肿瘤君》和《分手合约》里我扮演的人物类似，但剧本确实是在同类型里写得非常优秀的。另外，她是真实存在于世界上的一个女孩子，有很多人关注她。从表演角度来说，这个角色对我有一定的难度；从人物性格上来说，这样一个女孩子是我从来没见过的。

Q：如果熊顿不是真实存在的，是编剧创造出来的，您觉得会有差异吗？

白：对我自己来说，会有一些差异。

Q：假设在您拿到剧本的时候，熊顿还在，您还能见到她，会对她说什么？

白：我现在已经演过她了。其实最初读到她的故事时，我就在想，如果我去看她的话，可能不会聊太多跟病有关的话题，也不会太小心翼翼地跟她相处。我们性格里有一些比较相似的地方，可能我们这一类人都不太希望别人把我们当成病人来看，我们自己也不会觉得自己是病人。当然，肯定难过，也会害怕和担心，但不会传递给朋友。如果是一个真正了解熊顿的人，到了她的病房一定不会问长问短、哭哭啼啼的，而是该怎么相处就怎么相处，比如问问最近想吃什么、想干什么等。

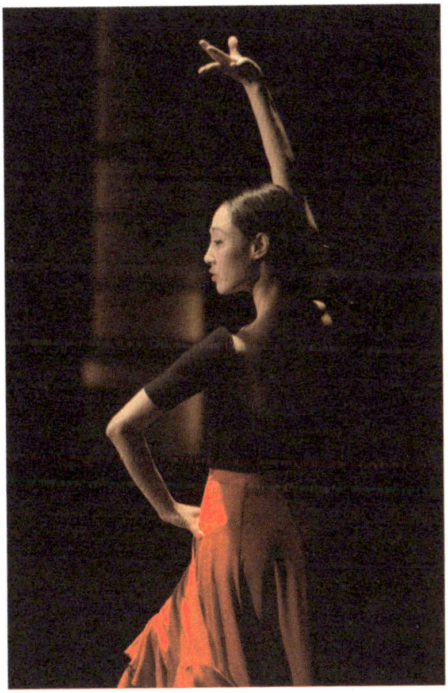

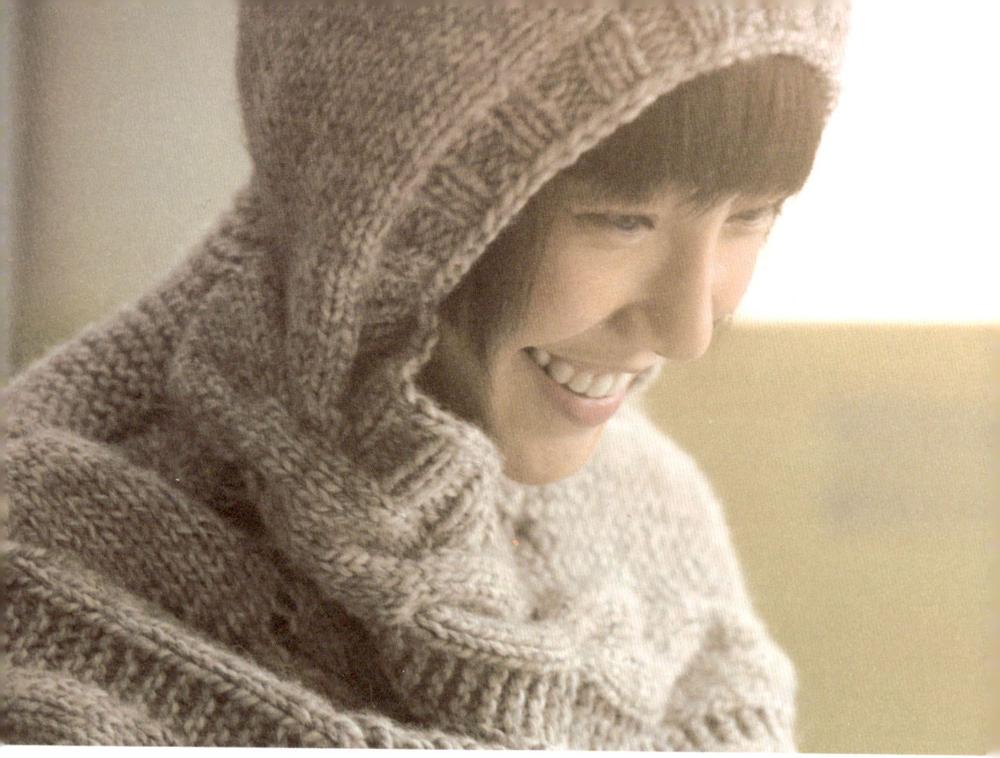

Q：她有很多未展开的人生计划，你们性格很相似，你们会有一些共同喜欢的东西，如果出去玩一天，您会带她做什么？

白：因为她还没有过小孩，我上午可能会带她去儿童之家，我觉得这是熊顿喜欢的事情。儿童之家是我跟陈老师经常去的地方，那里有很多身体先天有毛病的小孩，被家人遗弃，我知道熊顿也会去捐助一些孤儿院的孩子。在儿童之家里让熊顿给小朋友们上一堂画画课，让她释放一下。下午的话找一项刺激点的极限运动，一起玩一玩。晚上如果可以不回病房的话就带她去酒吧听歌，当然我有这个先天条件，我会提前问她喜欢谁，我去拜托一下，晚上再带她去听。

Q：您也说过这个角色对您挺难的，难在哪里？

白：在现实生活中，熊顿有朋友、家人，他们是完完全全了解她的，可是电影要表现的是“熊顿精神”，有些方面可能会有一些偏差。每个人看到的熊顿是不一样的，接触的时间长短是不一样的，要满足所有认识她的人，是不容易的。

Q：当时吴彦祖跟我说那段时间他很难过，您当时拍完这段戏，下来的时候会难过吗？

白：当然难过。感觉屋子以外的所有人跟自己不在一个频率、不在同一个世界，因为他们完全不懂你，所有人都在架机器、打光、聊自己的事情。不管是在现场躺在病床上，还是自己回到屋里的时候，我都觉得那种孤独可能和熊顿背着人的那一面是相同的。

Q：您也坚信她是有背着人的那一面的？

白：不是我坚信，是她一定有。

Q：我们之前跟导演聊剧本的时候也说起过，一个30岁的女孩面对这种事情，关起门来肯定有特别特别难过的时候。

白：对，其实在戏里面熊顿没有真正跟她身边长时间相处的好朋友说过什么或是进行特别的聊天和谈心，反而是夏梦来了以后她去关心夏梦，说一些很励志的话给夏梦听。我觉得熊顿这种女孩就是这样的，她反而会跟陌生人说得更多。

Q：您怎么定义熊顿和梁医生之间的感情？请从您饰演熊顿的角度来讲。

白：我觉得他们之间是有爱情因素存在的，但这要讲的不是一个爱情故事，而是比爱情大的一个故事，是一个看惯了生离死别的很理智、很客观的医生面对一个无比坚强乐观的病人为之动容的情感故事。熊顿一定是喜欢梁医生的，梁医生对熊顿的喜爱不是怜悯，而是发自内心的，是被这女孩的坚强和乐观所感动的。梁医生也是生活中真实存在的人物吧，如果这段谈话是真实的，故事也是真实的，我觉得熊顿走了以后，梁医生的生活应该也会有很大的改变。

Q：您的理解就是病人都会对医生有一种幻想吗？

白：其实医生非常不容易，他们的这种严肃认真、冷酷无情，其实都是被长时间的磨炼和训练导致的。我自己也演过医生，也跟医生聊过天，我演的医生也是刚到医院的时候不能控制自己的个人情感，跟病人有情感交流。其实真正的医生是不可以的，医生必须比病人冷静和客观。

Q：您觉得医生和病人怎么相处才是一个最和谐的状态？

白：我觉得更多的还是去看《滚蛋吧！肿瘤君》吧。熊

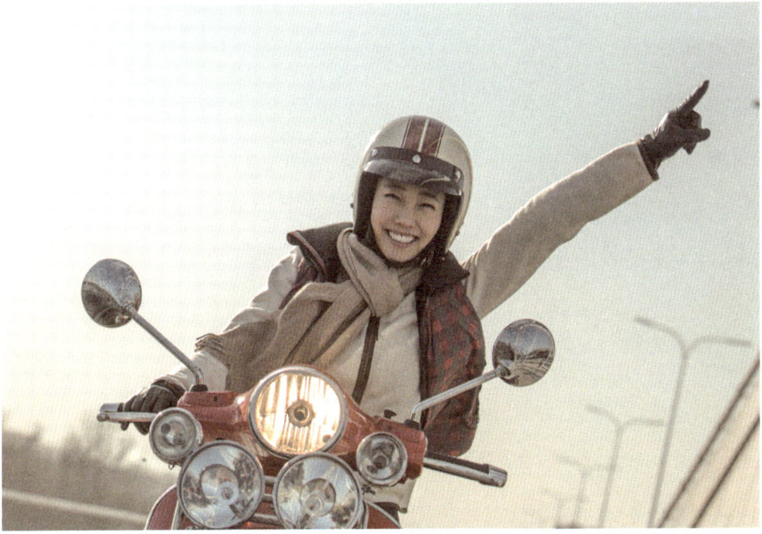

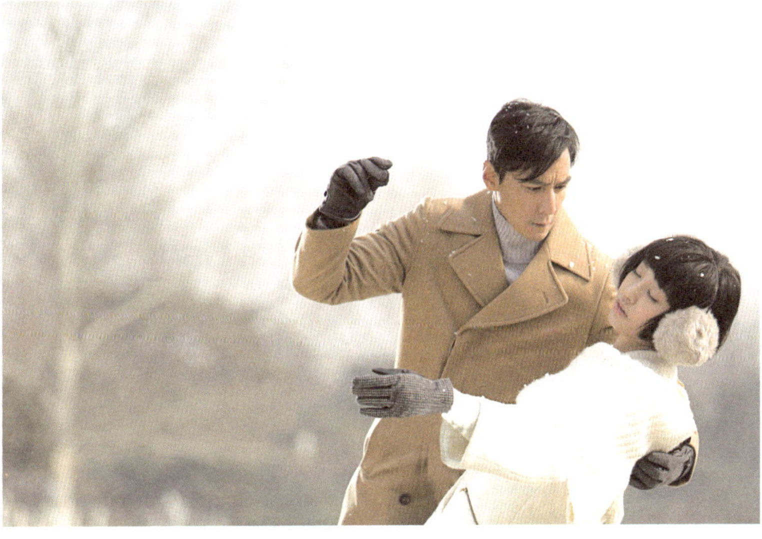

顿比较特别，她是一个有自我调节能力的人，不会给医生带来很大的麻烦。当然，不是说就此以后病人不要给医生带来麻烦，我只是希望更多的人像熊顿一样乐观。人心情好的时候，身体状况也会有一个很大的改善，很多病都与心情不好有关。我演完以后有一个多月情绪不好。心情不好会导致身体的某一个部位不运转，我也是这次才知道的。

Q：您怎么突然想去看她的微博了？

白：其实我一直在不停地翻她的微博，只是之前没有关注她。演得久了你就会跟人物生活在一起。当你跟她生活在一起的时候就会觉得，你在自己的和她的世界中来回跳转。

Q：吴彦祖演的这个角色虽然出场时间并不多，但我觉得他一定不会后悔演这个角色，您和他都是专业演员，您怎么认为？

白：当初我看了剧本只知道这是一个女生的戏，能请到什么样的男演员我并不清楚。我不敢想是哪个很帅、很大咖的男演员愿意为了梁医生、为了熊顿来出演这部电影。非常感谢祖哥：一是感谢他看到熊顿的美好；二是感谢他愿意帮助熊顿和我们去完成这个美好里面需要的梁医生。说实话，以前我在看祖哥的戏的时候，由于他颜值太高，我会一直盯着他的脸而忽略他的戏，你让我具体说他哪部戏演得好，虽然我都看过，但就是说不出来。当我这次站到他对面演戏的时候，我对他说：“您明明可以靠脸吃饭，一定要靠演技，是吧？”我觉得自己作为熊顿的扮演者跟他交流的时候，他是特别真诚的，所有人的感受都是这样的。

Q：您想跟熊顿的爸爸妈妈说点什么？

白：我给熊爸熊妈写过一封信，所有要说的都说了，回头想说的时候再说吧，我觉得特别难过。

Q：您跟刘莉莉老师比较熟，要是换另外一个演员来演熊妈妈的话，您会不会觉得很难进入状态？

白：这个没有想过。我是在有了小孩以后才拍了更多的戏的。我2009年第一次拍戏，是莉莉姐出演我的妈妈，确实是除了《滚蛋吧！肿瘤君》以外我跟“妈妈”交流比较多的戏。莉莉姐对我特别特别好，她知道我很久没拍戏了，没有太多的经验，因此每次我们要演一些情绪戏的时候，她都特别照顾我。我记得特别清楚，那次我们拍一段戏：我在学校，她来找我，然后我生气了，甩下她我一个人走了。我们站在相距很远很远的地方，导演还没喊开始，她就远远地冲我跑过来了，跑过来后站在我面前看了我好久，然后拍了拍我她就走了。当时我特别难过，所以在戏里面我最想叫妈妈的肯定是莉莉姐。我们两个人要演情绪戏的话，在现场最好谁也别看见谁，因为我俩对上眼睛以后就有可能完全失控。

Q：您觉得哪场戏最难？

白：对我来说整部戏没有难易程度之分。

Q：那您觉得有什么差别呢？

白：其实演跟母亲在一起的那场戏我更加放纵自己的情绪。人在感受到要走、要离开自己的父母，尤其是要留下他们不能照顾他们的时候，很难再克制自己的情绪，除了对不起还能再说什么呢？没有什么更多能做的，无能为力，所以会哭得比较失控。那天的戏我后面就比较失控，莉莉姐抱着我，导演喊完停机以后，我还哭了好久，这是比较少见的一种状况。跟梁医生可能会更加克制一些。

Q：角色还是有搞笑成分在里面的，您一直在试图搞笑。

白：对，试图搞笑有点难看。可能人到将死的时候会有一些预感，会觉得是最后一次谈话了。其实女孩子在男孩子面前，尤其在喜欢的男孩子面前，不管什么时候都会尽力保持自己一个比较好的形象，所以会稍微克制一点。这可能对还生活在这个世界上的人来说是非常难过的一个部分。

Q：跟妈妈那场戏有一句台词，差不多也是熊顿最后一句话吧，刚开始被拿掉了，后来又加上了，也是熊顿真实的话，您还记得吗？

白：当然记得，因为我们已经拍过一遍了，后来又重新拍的。当时大家刚刚拍完那场戏，我和莉莉姐坐在屋里，情绪比较失控，导演进来说："其实还是想拍熊顿真正走的时候说的那句话。"我问他："现在说的这句不是吗？"他说："不是！""那她说了什么？""她跟她妈妈说：'再也不会疼了。'"我说："你们真的好残忍。"这个对演员来说真的挺残忍的。

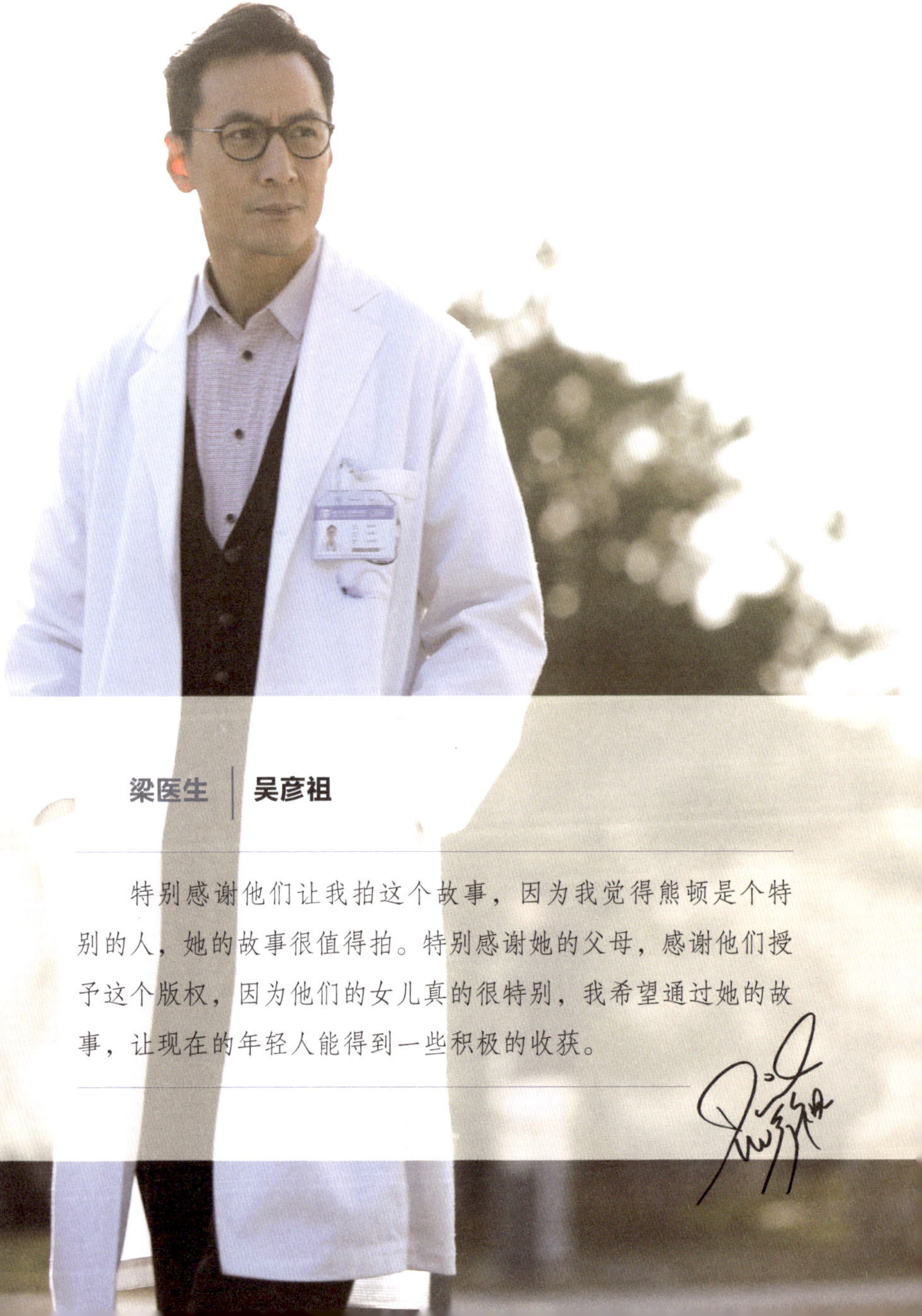

梁医生 | **吴彦祖**

特别感谢他们让我拍这个故事，因为我觉得熊顿是个特别的人，她的故事很值得拍。特别感谢她的父母，感谢他们授予这个版权，因为他们的女儿真的很特别，我希望通过她的故事，让现在的年轻人能得到一些积极的收获。

Q：您觉得饰演的角色是怎样的？

吴：我第一次听到这个故事，是电影公司找我出演这个角色的时候。我看过剧本之后，看了些网上的资料和对熊顿的一些访问。我觉得她这个人的性格很特别，她的故事也很特别，剧本用了一个新鲜的角度来讲述。虽然这个故事是个悲剧，但是我们不是用一个悲剧的方法来拍这个故事，所以我觉得挺有意思的，有兴趣拍。

Q：您觉得熊顿是怎样一个人？

吴：可以说我自己私下有一些经验，如果没有这个经验，我看这个剧本没有感觉就不知道怎么去演这个角色；如果没有对角色的解剖，可能就不明白熊顿的那种状态。演员演戏的时候只有用自己的一些经验认真去演才可以明白情绪是怎么样的，这个有很大的帮助。这不是好事，但是这个事情可以让我们更明白患这种病的人的状态或想法，尤其一个人要面对死亡，这是非常非常残酷的事情。我看到熊顿是用一种快乐、开心的方式来面对这件事情，我觉得挺有意思。人们都会在某一天面对死亡，那要看我们用一个什么样的态度去面对。

Q：以您自己的经验，当时在医院看到的，您觉得医生是怎样的？

吴：我在医院里待了差不多两个月，看到各种不同的医

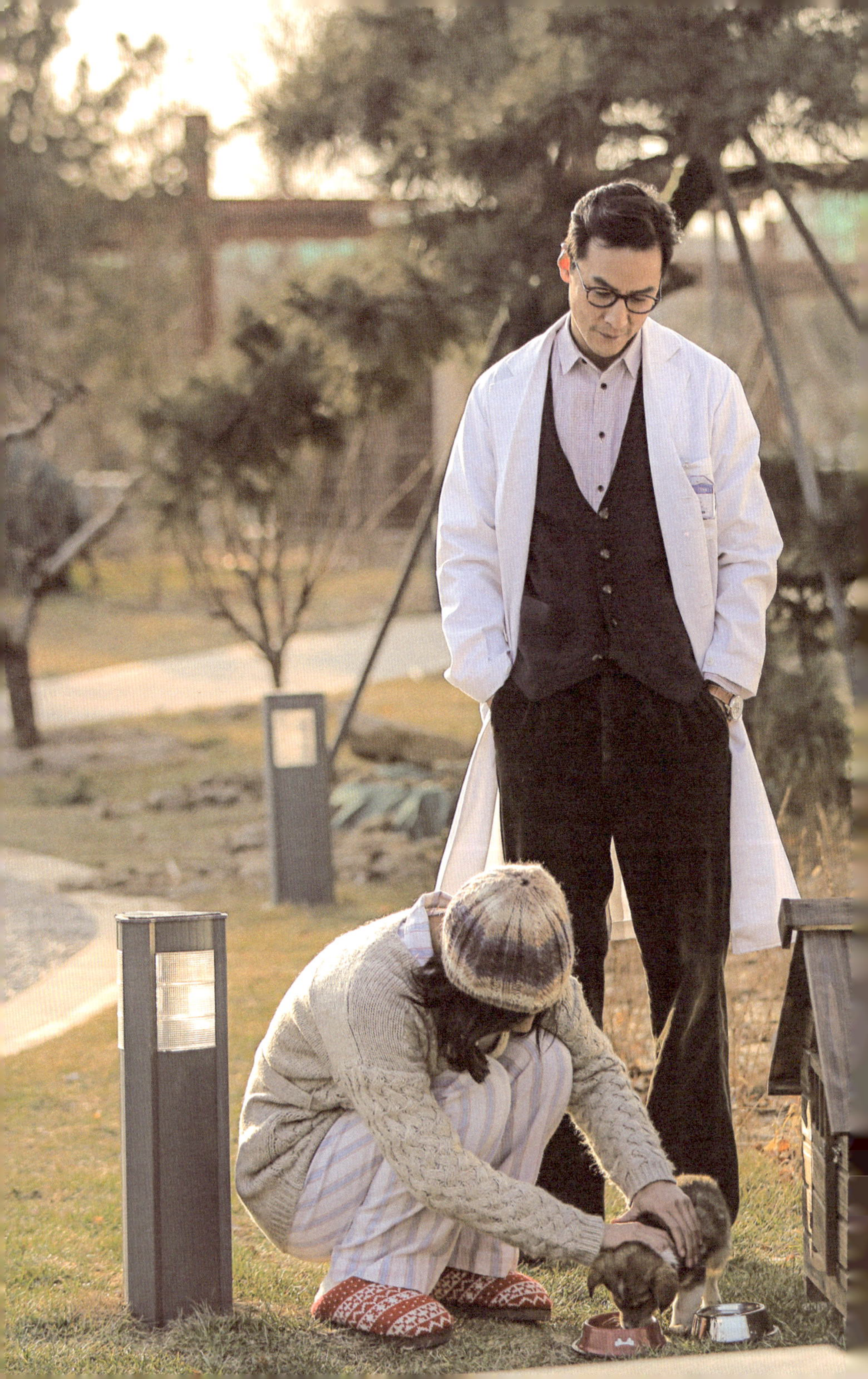

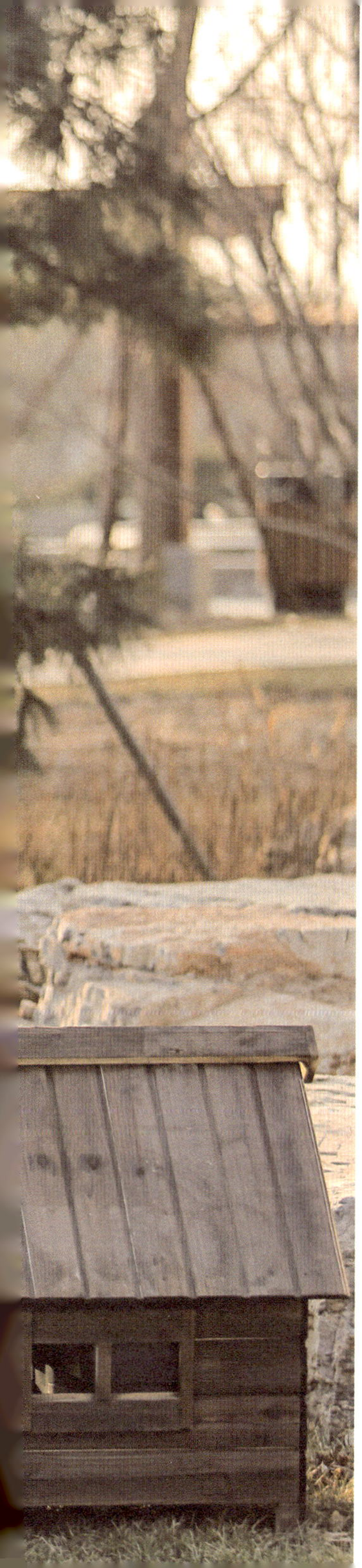

生。我觉得肿瘤医生是最辛苦的，他们每天都要面对死亡，不像是负责接生的那种医生，那种医生每天都是开心的，每天都像有个新的人生。但作为肿瘤医生，肯定每天都要对病人说一些不好的消息，或者一些面对死亡的消息，这是很难做的。我在医院的时候看见这些医生是特别辛苦的。

Q：您觉得这是一部爱情片吗？

吴：我不觉得是有爱情的，如果有的话，我可能不会拍这个戏。我觉得这不是一个爱情片，也不是一个悲剧爱情片，是表现两个人的一种关系的影片，可能是一种爱，但不是那种浪漫的爱。你很容易写到他们有爱情、很悲剧，因为有一个人死掉了，这个打动了很多观众的心，但其实不是很对，现实生活中不是这样的，熊顿和她的医生也不是这样的，所以你不可以跨过太多。他们之间肯定是有感情、有一种关系，但不是爱情那种的。熊顿对梁医生有那种幻想的爱情，是可以的，因为她要面对死亡，她需要在最后的日子里活得很开心。她可能是把梁医生当作偶像或者白马王子这样的，是为了开心一点儿。但是梁医生对她不可以有那种爱，我觉得如果有的话是不好的。

Q：对，这也是我们具体修改剧本的原因。梁医生这个角色其实我们处理了很久。记得有一场戏，当时的场景是抢救完熊顿之后，梁医生躲到洗手间去抽烟，这是违反医院规定的。我们是在刻意表现梁医生情感中很复杂的部分，您看到那段的时候有没有觉得不合适或者有其他感受？

吴：没有觉得不合适。我觉得写得挺好的，那些细节是在帮我、帮观众去了解梁医生对熊顿的态度。他救了她之后，所产生的这种压抑感，需要找个方法来释放一下。有可能是他之前经历过同样的境况——失去过一个女朋友，所以会有很多回忆和复杂的情绪，需要抽一根烟来平复，但他平时不是个抽烟的人。

Q：梁医生对熊顿的父母说这种情况的时候，以我们的经验，医生说的话是一种很婉转的说法，他既不告诉他们她会死亡，也不告诉他们她还有希望，他说得模棱两可，但对病人而言，这样很尴尬，也很过分。我不知道您和熊顿的父母在医院的这场戏是怎么把握的。

吴：对，我也觉得这场戏写得非常现实。医生都是用这种态度的，他不可以给你太多希望，也不可能让你太紧张，他讲得真的很“官方”。我觉得有的时候他是故意让你自己去思考，让你自己去问、再问、不断问。就我自己的经验来说，我们的医生也是用同样的方式——以一种没有什么感情的、很“官方”的方式来说话。他们说完之后，我想了半天：“唉，您的意思就是她很快会死，对不对？”但我不敢这么说，他们也不敢这么说。这是一个很奇怪的事情。我记得那天离开那个房间的时候我很生气，我生气不是因为我妈妈会死，而是因为那个医生讲得非常不清楚。但我也明白他们为什么要那样讲，因为他们也不知道她还能活多长时间。他们说能存活半年到一年，这个也是他们猜的，没有人知道的，所以只能用一个很“官方”的方法来说。肿瘤病，你完全猜不到将来会怎样，可能是会活几天，也可能是会活几年。他们都不知道，这个很难说。

Q：您刚才聊到熊顿，说很多病人在生病时很依赖医生，会觉得医生很帅，您在决定了演医生以后有没有去了解医生的心理？知道这个病人的情况后，会不会很隐晦地透露给他一些信息，比如说是有希望还是没希望？您跟医生交流过吗？

吴：我先是通过自己的经验琢磨医生的态度，然后用他们的态度来演这个角色，就那么简单。因为我很了解他们的心

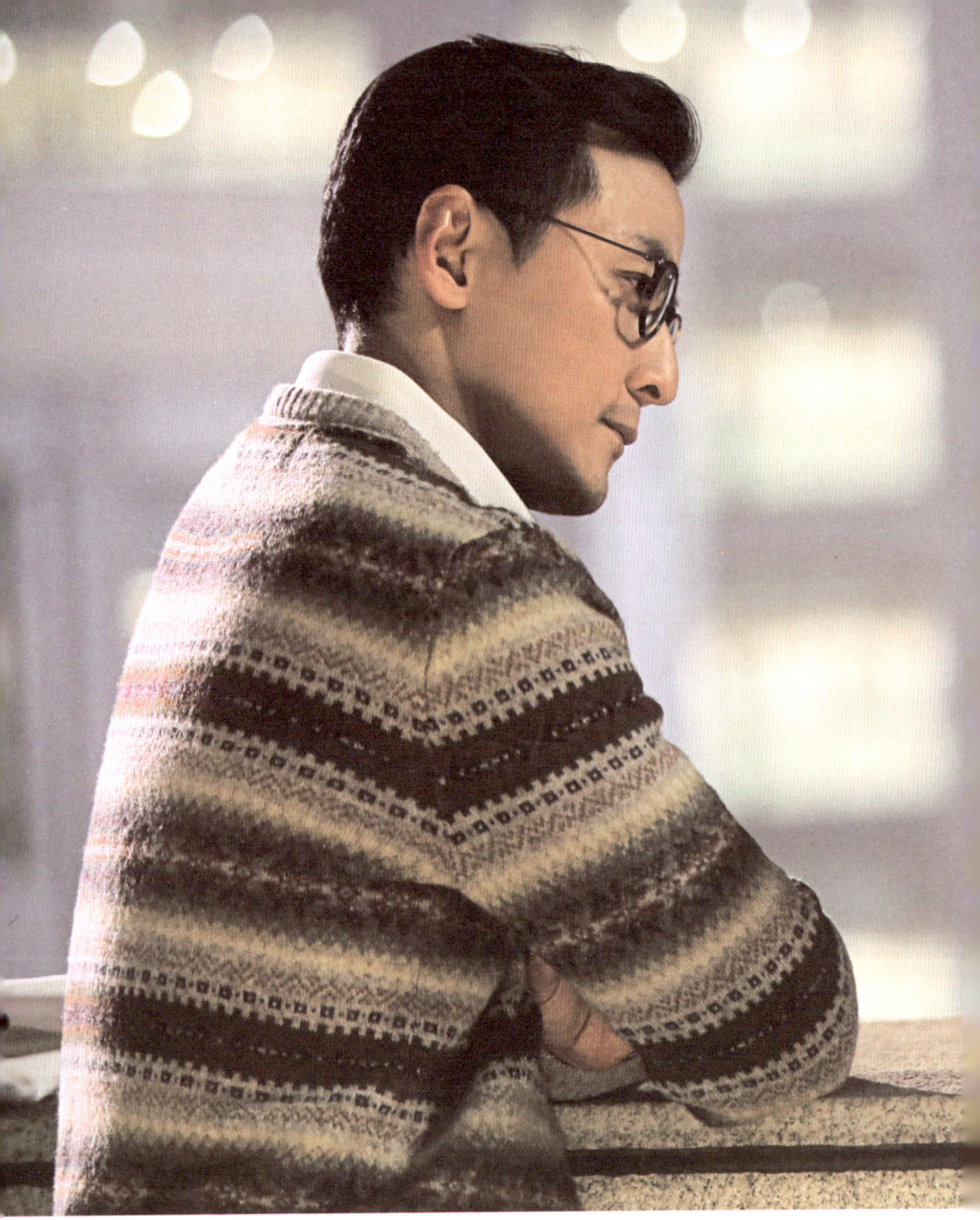

理，他们真的非常难做。很难解释他们想的到底是什么，他们知道的真相和对你说的话也不一定统一，偶尔他们会觉得你不明白那些科学的东西，偶尔他们会觉得你受不了，所以，真的

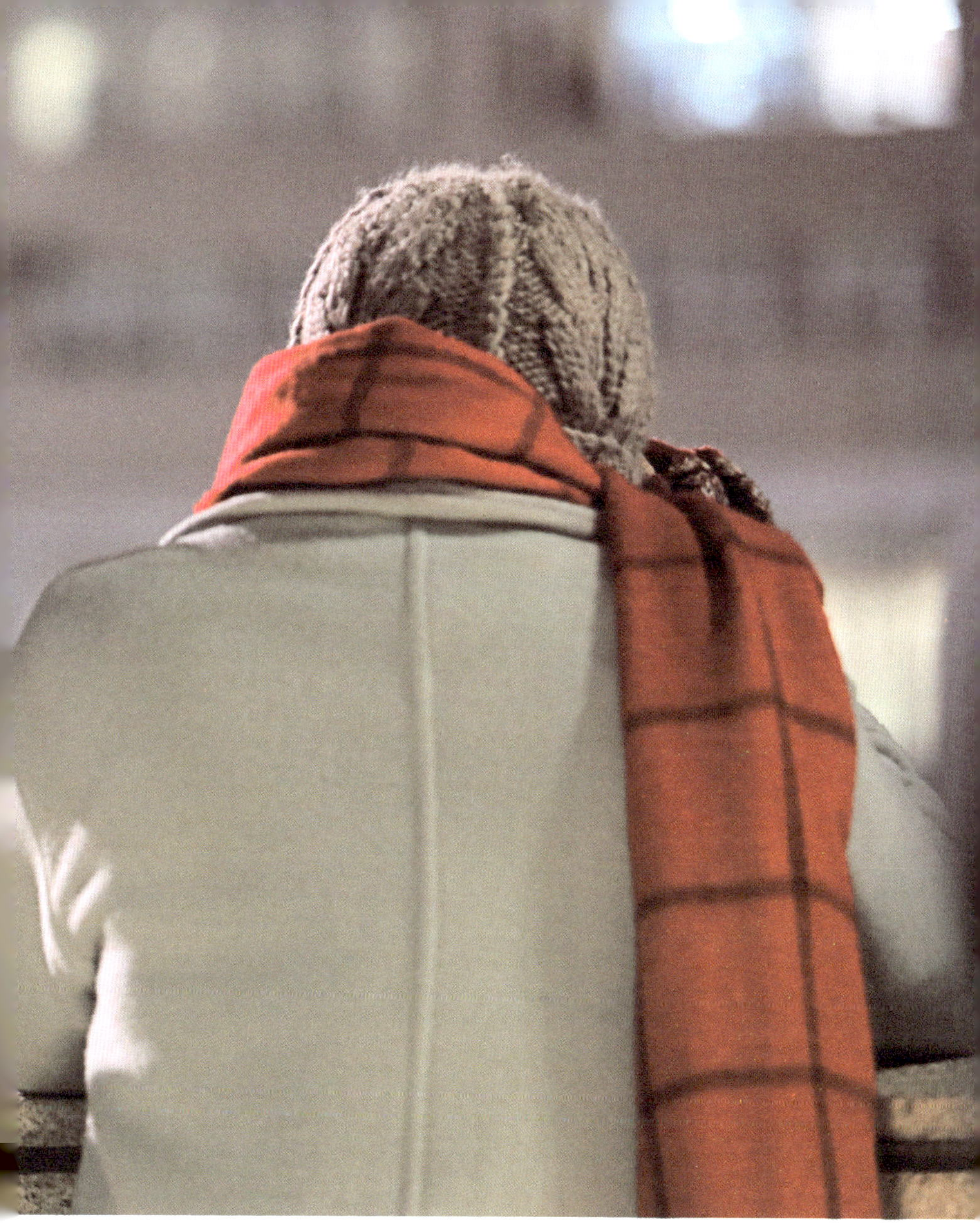

是靠病人和医生两个人的关系去沟通。病人当然依赖医生，因为所有的病他们都不了解，只有通过医生才能了解。因此两个人有默契才行。

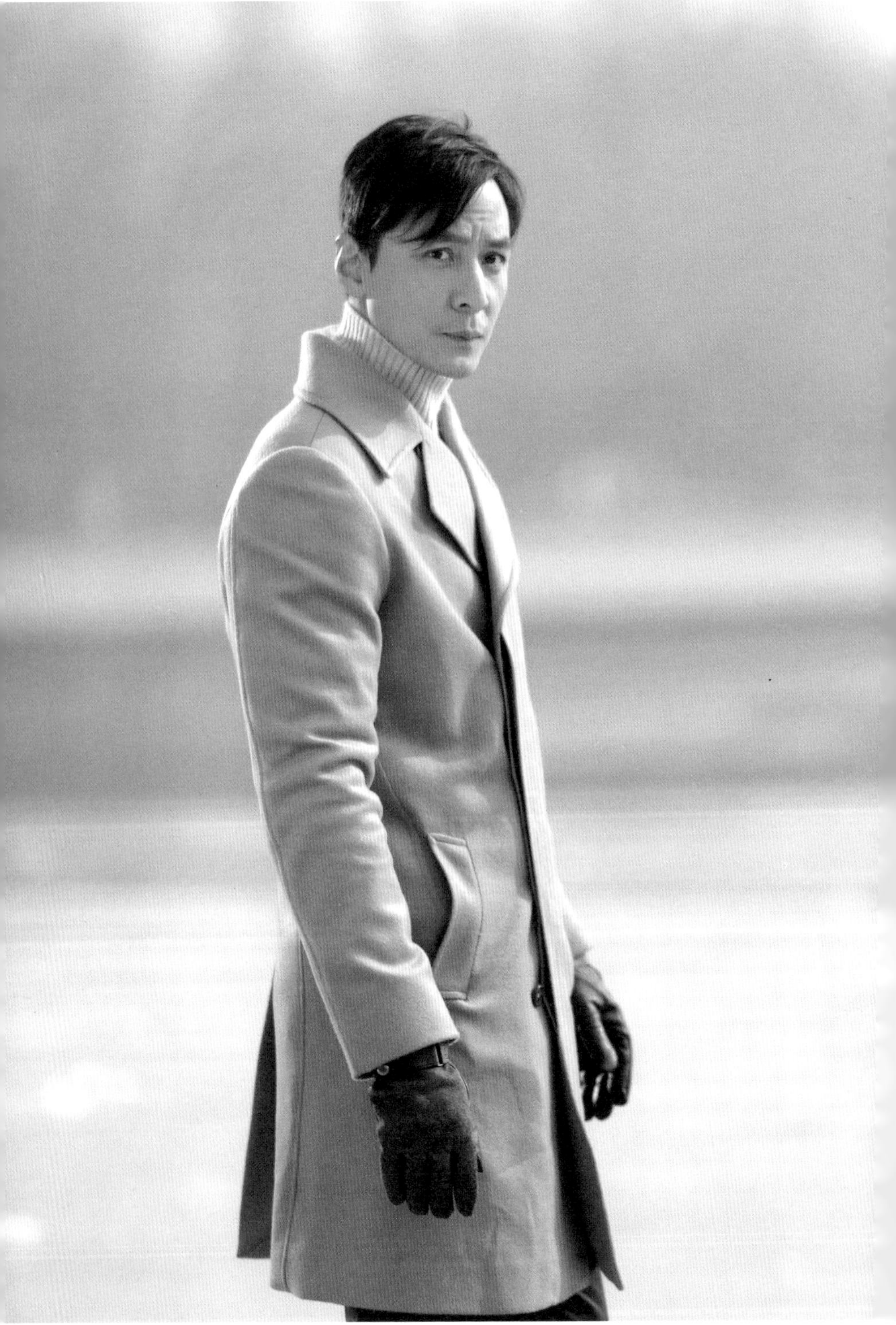

Q：我们这部戏是一部正能量的戏，比如梁医生说："我负责治病，你负责相信我。"现在中国医患矛盾是非常严重的，希望能通过我们演员的表演来缓解这种状态。

吴：这个我也明白。很多病人会上网查很多资料，问很多与病无关的问题，这个也不好，因为与病无关的一些问题可能会慢慢搞得医生很烦，所以梁医生说这句话："我负责治病，你负责相信我。"梁医生是确定的，所以跟她说："要相信我，我会尽最大的努力去医治你；你要相信我，不能乱想。"就这么简单。

Q：之前您看过熊顿的漫画吗？

吴：看过。

Q：那您觉得看过漫画之后，能对她加深了解吗？

吴：我看完剧本后，去查了她的资料，看了她的漫画，觉得她是一个有鲜明性格、很爽朗的女孩。通过她的那些话，能了解到她的心里在想什么。

Q：在熊顿的生命中，她是一个表演型的人物，我举个例子，之前有媒体给她做访问，当时她身体很虚弱，真的站不起来，但她一坐到演播厅的灯光下就活力四射了，她确实是一个非常强大的人。您看了之后觉得她除了看到的之外还有哪些方面？我相信我们每个年轻人在知道自己的生命快结束的时候，一定都会有脆弱的一面。

吴：也许会放弃吧。但是她没有放弃，一直坚持，她要传递给大家一种信息："我能面对这件事情，如果你们有一样的情况，你们可以用同样的态度去面对。"在面对死亡这件事情上，她采用了非常乐观的方式，我觉得是有道理的。大家都会死，怎么去面对这个东西呢？有很多不同的态度和方式，但我觉得她的方式是一种蛮有特色的方式。

Q：最近内地一名写手因病去世了，请您讲一下应该怎么对待健康、对待生命吧。

吴：癌症的患病率升高是越来越严重的一个问题，可能和我们的环境、饮食都有关系。当然，不是说只在中国有，全世界都有这种情况。我印象中小时候癌症这种病只有老人才会得，但现在越来越多的年轻人也会得。我希望每个人都对癌症多一些了解。同时希望大家通过熊顿这个人物，可以学到一些东西，学到一些信心。

Q：您觉得导演是什么样的一个人？

吴：我拍过很多电影，接触过很多导演，他应该是其中最年轻的一个导演。他虽然很年轻，但我觉得他对这部剧很有感情。通过他开过的一个会，我就能看出这个导演非常知道怎么去拍这部戏。他很有信心，非常了解这个故事，了解人物怎么去拍，所以我开始对他有信心。在现场我觉得他非常会把握所有的东西，他非常清楚拍戏的节奏、镜头、方法等，他是非常非常高明的。所以不能说他是一个年轻的导演，就感觉他不行。

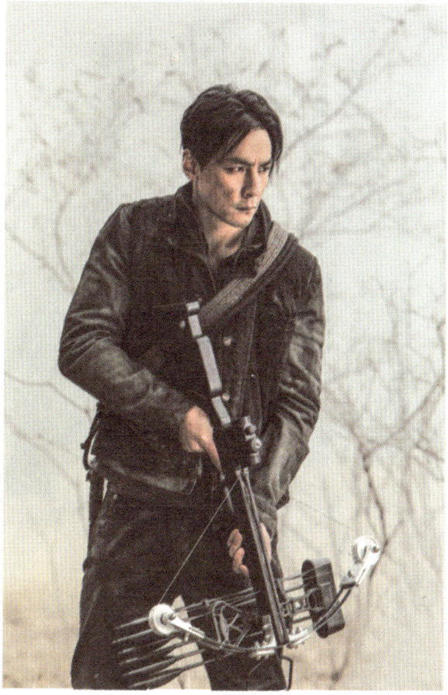

Q：这次和白百何合作拍摄，您觉得和她演戏是一种什么样的感受？

吴：我觉得她是非常适合演这个角色的。不是说随便找一个人就可以演这个角色，因为在某种层面上来说，这是一个非常悲惨的角色，但是表现出来的却是一个非常开心、非常乐观、有点傻傻的角色。表面上她是一个嘻嘻哈哈笑个不停的女孩，但又变得很快。记得在天台有一场戏，她是一直和我开玩笑的，可她突然一变，说："我的病和毛豆的病是不是一样的？"她当时的那种表情、那种忧虑、那种感情是特别深的。我觉得非常好，也想不起谁还可以演到这样。我自己拍这部戏是很辛苦的，因为我自己也学过医；我在现场不怎么说话，因为会想到以前的事情，但是有她在，整体环境就会轻松很多，我就能够忘记以前那些不好的事情。

Q：彦祖您在拍摄过程中，有没有一些和想象的不一样的地方，比如说韩语？

吴：我觉得韩语是一种特别难念的语言。以前我从来没有学过，现在用了差不多两个星期的时间，为了说两句话去学习，真的特别难。因为韩语的发音好奇怪，和别的语言完全不一样，日文、中文、英文都不是那种发音，所以要能够发那种音，真的很难。

Q：那您学会了没有？

吴：还没学好，所以我还需要继续练习。

Q：来之前，我们特意去看了熊顿的父母，最后您有什么话想对熊顿的父母说？

吴：首先要特别感谢他们让我拍这个故事，因为我觉得熊顿是个特别的人，她的故事很值得拍。特别感谢她的父母，感谢他们授予这个版权，因为他们的女儿真的很特别，我希望通过她的故事，让现在的年轻人能得到一些积极的收获。

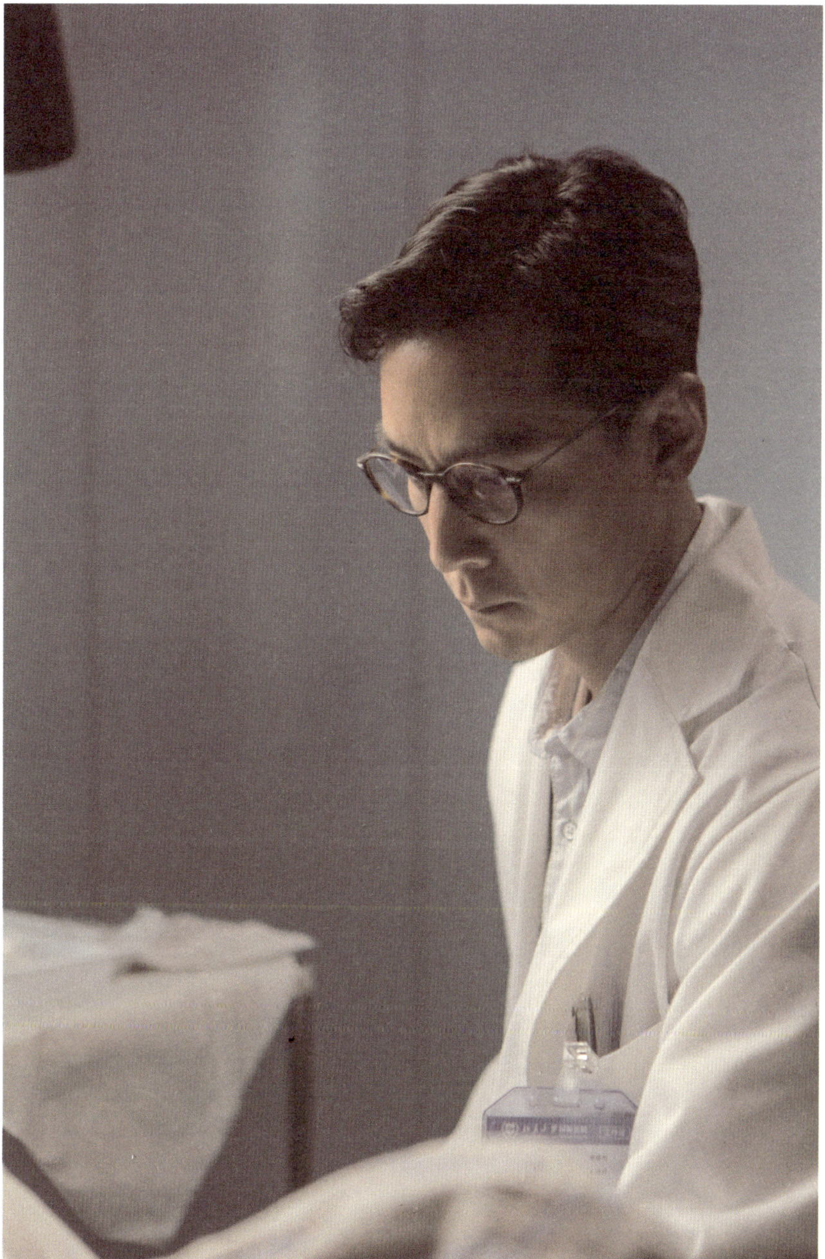

Q：最后，您和观众讲几句吧。

吴：《滚蛋吧！肿瘤君》是一部很特别也很难形容的影片，会带给你们很多的快乐，也会让你们流泪；它是一部特别的电影，希望你们能够支持。

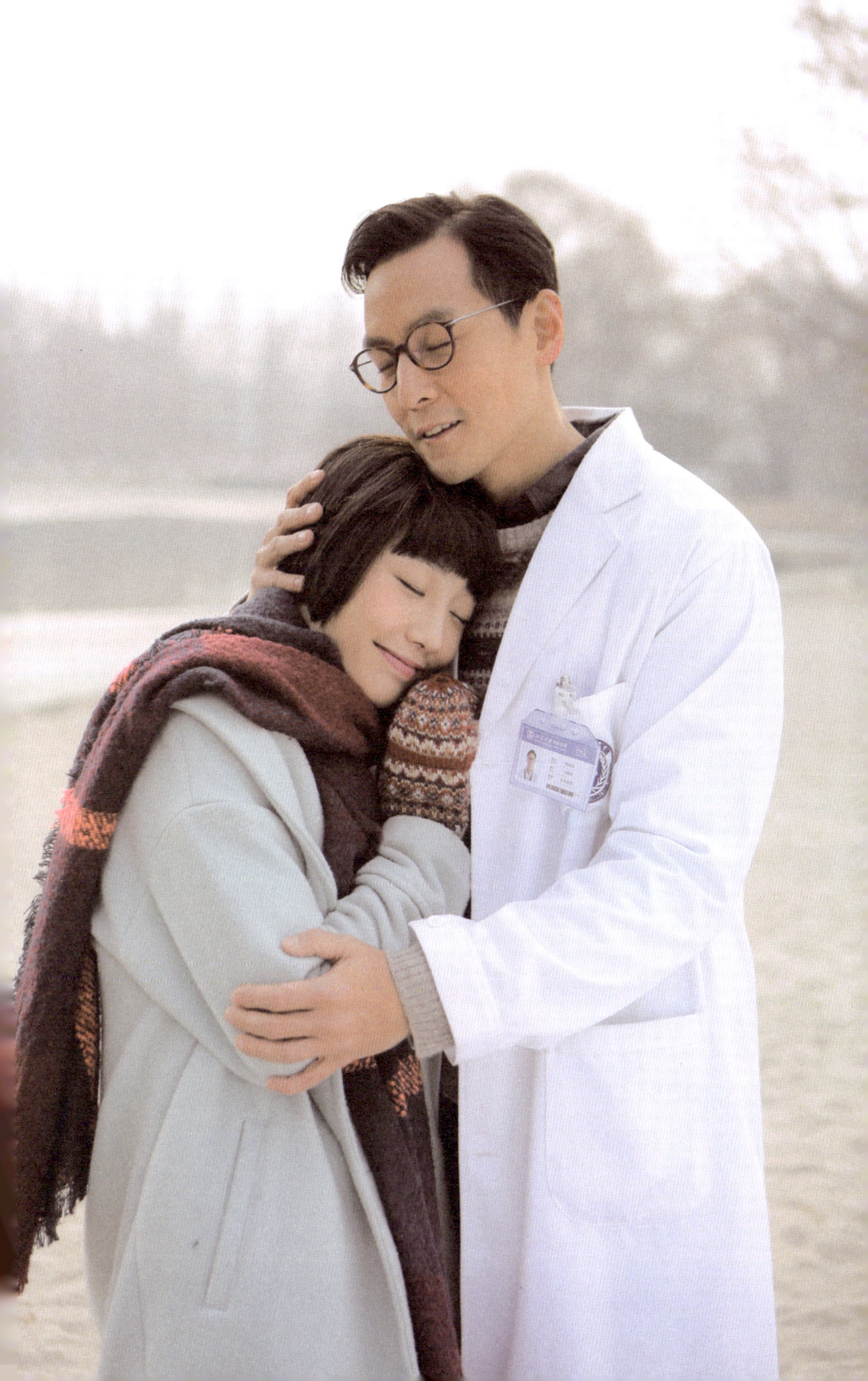

part2
我们

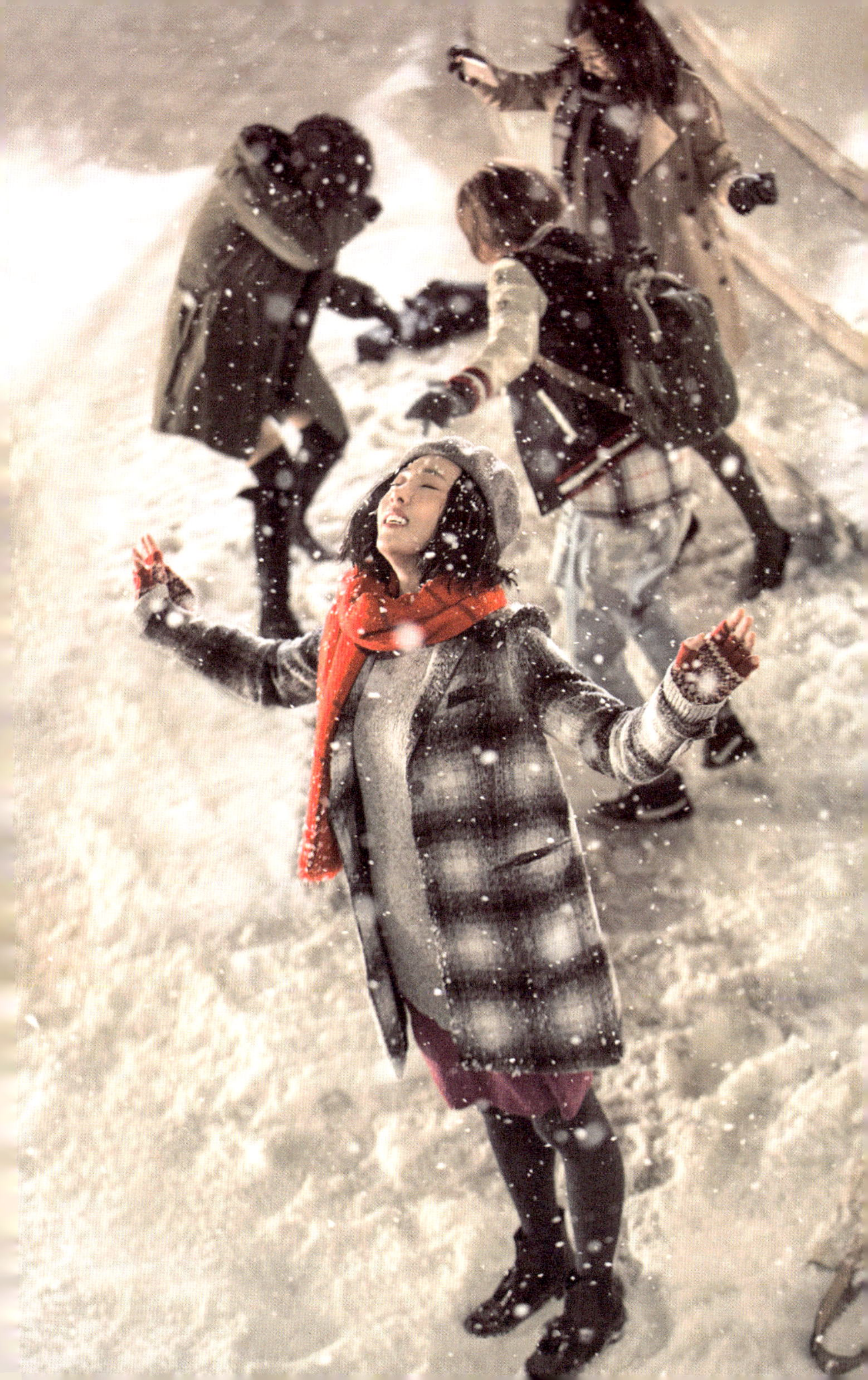

我们

我相信这个组里的大部分人
一开始都是抱着工作、挣钱、营生的目的来到这个剧组的
但我更相信
最终
他们都爱上了这个团队
爱上了熊顿
爱上了各自生活里的点点滴滴
他们带着各式各样的理由来到剧组
但最后
他们带着同样的感恩之情回到了各自的生活中

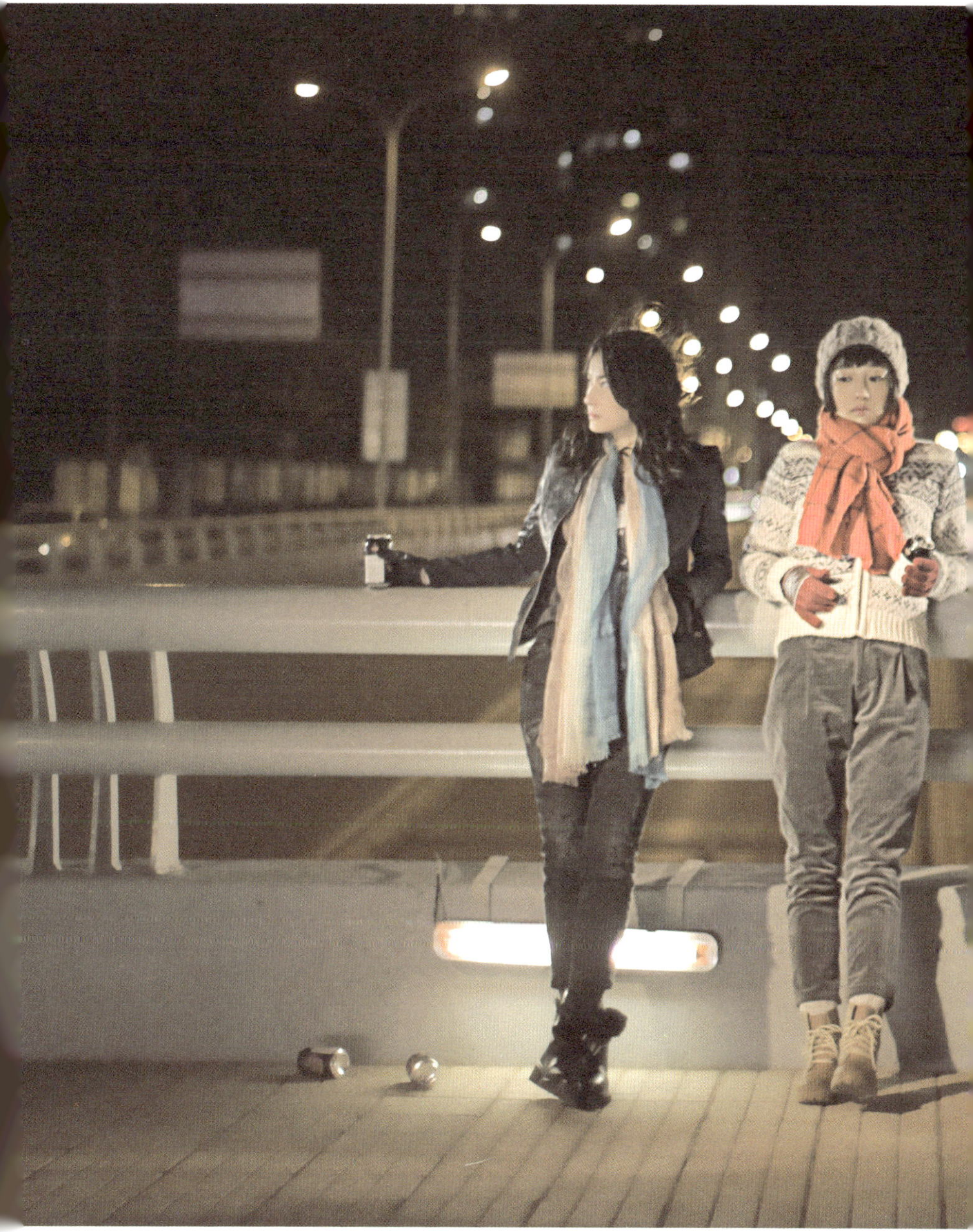

No.1 父爱如山

叙述者：李建义（熊爸扮演者）

顿顿，我在电影里是这样称呼你的，虽然我们不认识，但在写你的电影里，我出演了你爸爸这个角色，现在我想就用这个身份跟你说句话吧：顿顿，你的一生虽然短暂但很精彩，我永远记着你。还有熊爸爸、熊妈妈，我们应该说是同一代人，都有自己的女儿。你们的不幸在于女儿那么早就离开了你们，但是我又为你们有这样的女儿感到自豪，希望有机会我们相见，希望你们健康、长寿，不要忘了顿顿临走时嘱咐你们的话。

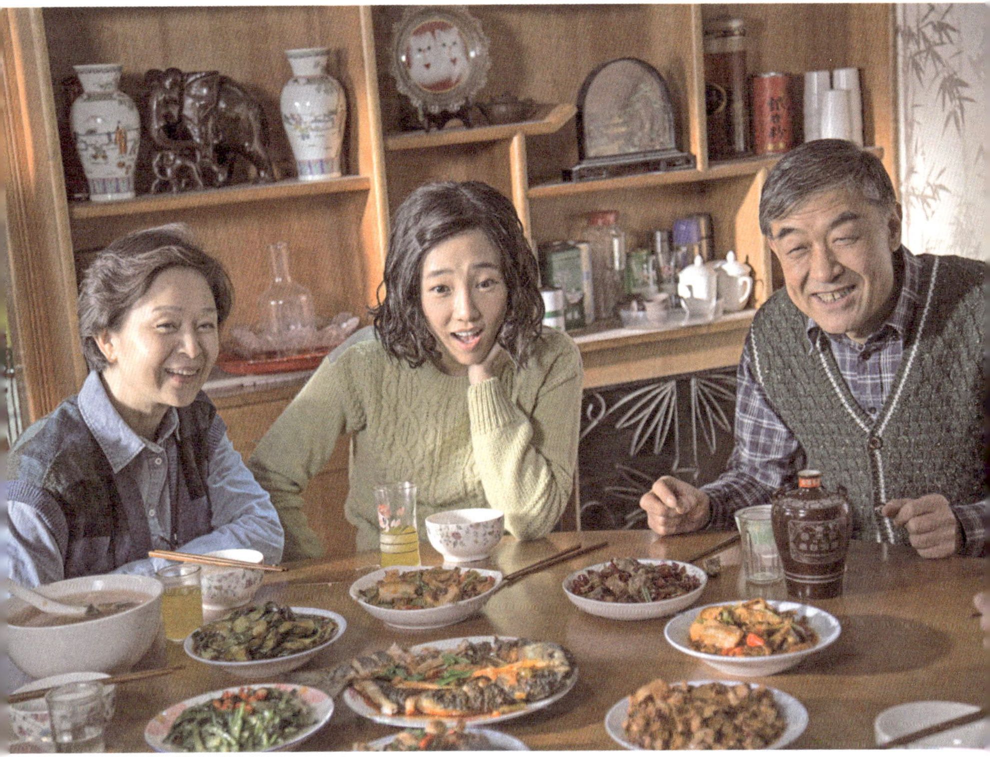

No.2 给“女儿”熊顿

叙述者：刘莉莉（熊妈扮演者）

我觉得，虽然自接到剧本至今只有短短一个月的时间，但她已经是我生命的一部分了。这一个月我真是时时刻刻都在想着她，无论她的性格也好，习惯也好，我都很熟悉了，我要对她的妈妈说、对她的家人说：我尽力了。至于将来影片呈现出来的结果怎样，希望他们能够认可，也希望他们能够包容。

熊顿的这个电影对于年轻人其实特别有现实意义。并不是说一个女孩子，失去了她多么可惜，实际上是要传递给年轻人其中蕴含的一种正能量。所以说这个电影我很喜欢，真的是因为它充满了正能量。熊顿是当今年轻人中非常阳光、非常具有正能量的一个女孩，可惜的是我们失去了她，但是她的乐观精神鼓舞着我们。后来我看过一个对她的采访，她在去世前的

12天，依然是那么快乐，世界上还有什么能比得了这个女孩子带给大家的这种正能量呢?

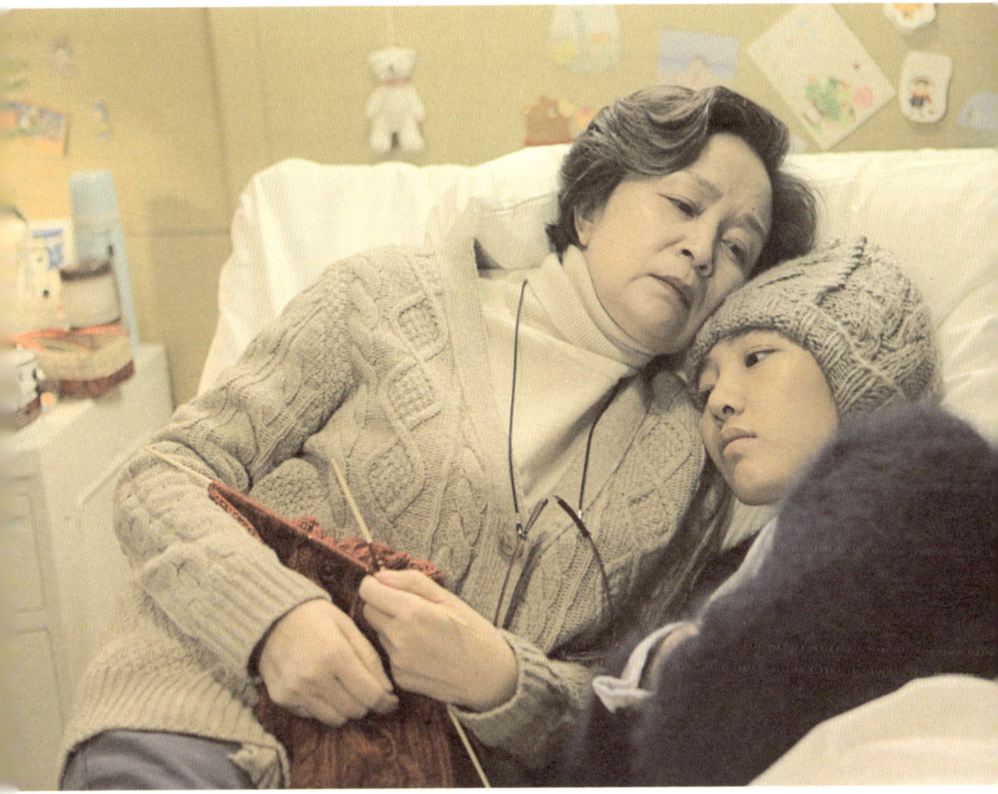

No.3 我的愿望

叙述者：刘芮麟（小夏扮演者）

要说我最大的愿望，就是我们真的能把每一个角色都演好演活，真的让观众看到熊顿、了解熊顿，了解熊顿这样一个女孩她是怎么生活的，了解她身边的人是怎么陪着她度过最艰难的时光的。希望观众能感受到我们想最终传达的一种正能量。

熊顿，谢谢你，希望我们每一个人的表演都没有让你失望。希望喜欢和关注熊顿的人能再一次在我们的身上看到熊顿的那种笑脸，感受到其实她还活着，活在我们每一个人的心里。

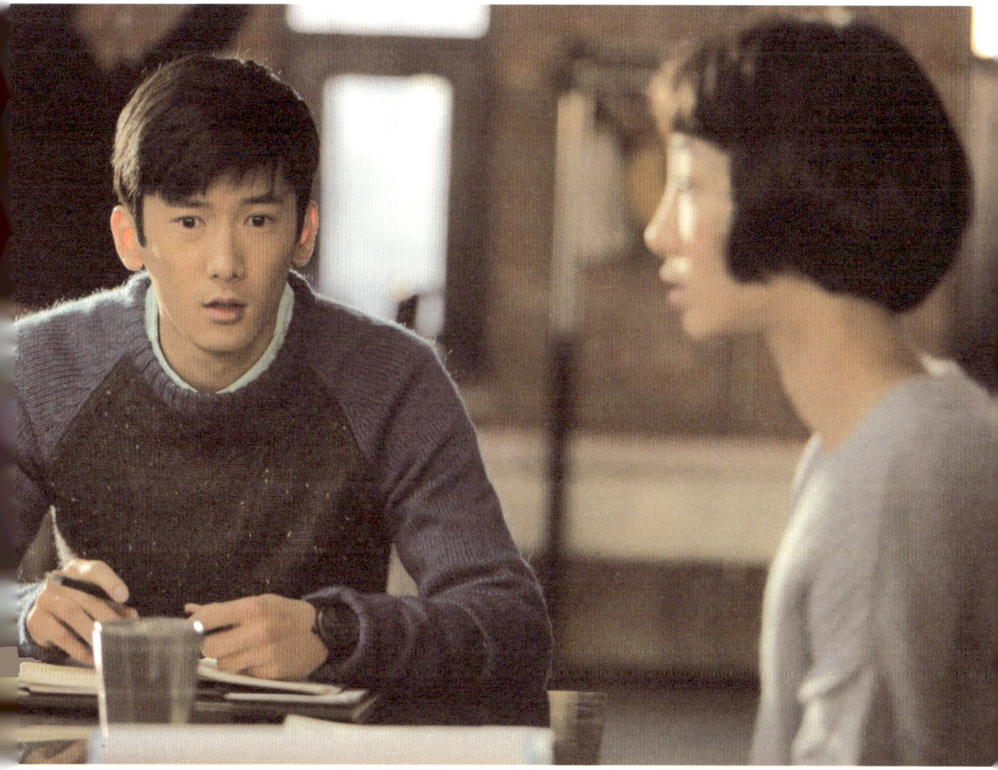

No.4 敬业、专业的大家庭

叙述者：沈腾

进入这个剧组给我的体验很棒。我戏份不多，几场戏主要都是跟白百何合作。她给我的感觉，一是她非常敬业。大冷天拍室外戏，她没有任何怨言，每一条都认真、专注。二是她极具灵性。很多镜头她都是一条就过。她对人物把握之精准让我很惊讶，她是个完美的女演员。导演非常年轻，比我还要小几岁，可是他非常清晰地知道自己要什么，跟我们的沟通简单到位，很了不起。我的性格在生活中跟大家在舞台上看到的不太一样，剧组其他演员和工作人员也都非常专业，让我能够很快进入一个舒服自然的状态。我要感谢每一个成员。

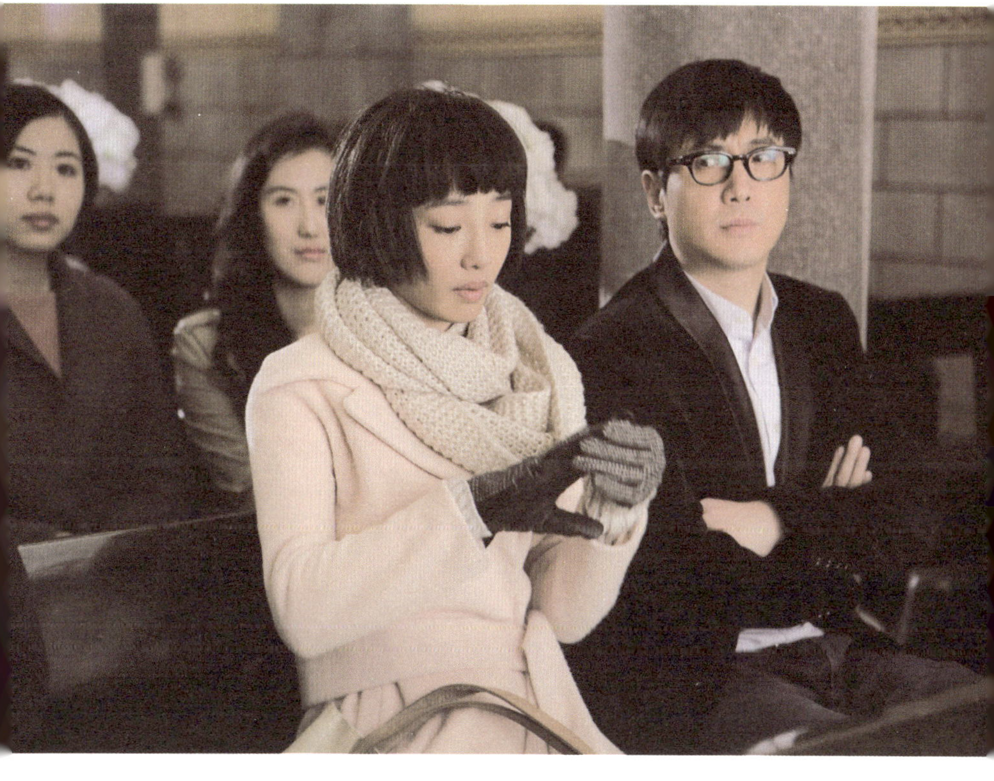

No.5 祖哥，究竟是要救人还是杀人?

叙述者：李媛（夏梦扮演者）

祖哥是万千少女的男神，我也忍不住经常躲在监视器后欣赏男神的英姿。给我印象特深的是，有一场戏祖哥给白姐做抢救，谁知祖哥入戏太深根本停不下来，一直对着假人做心脏复苏，一次比一次用力。就在监视器这头的我们都看得十分紧张时，假人突然坏掉了。

我长舒了一口气，好想采访下祖哥：您究竟是在救人，还是在杀人呀?

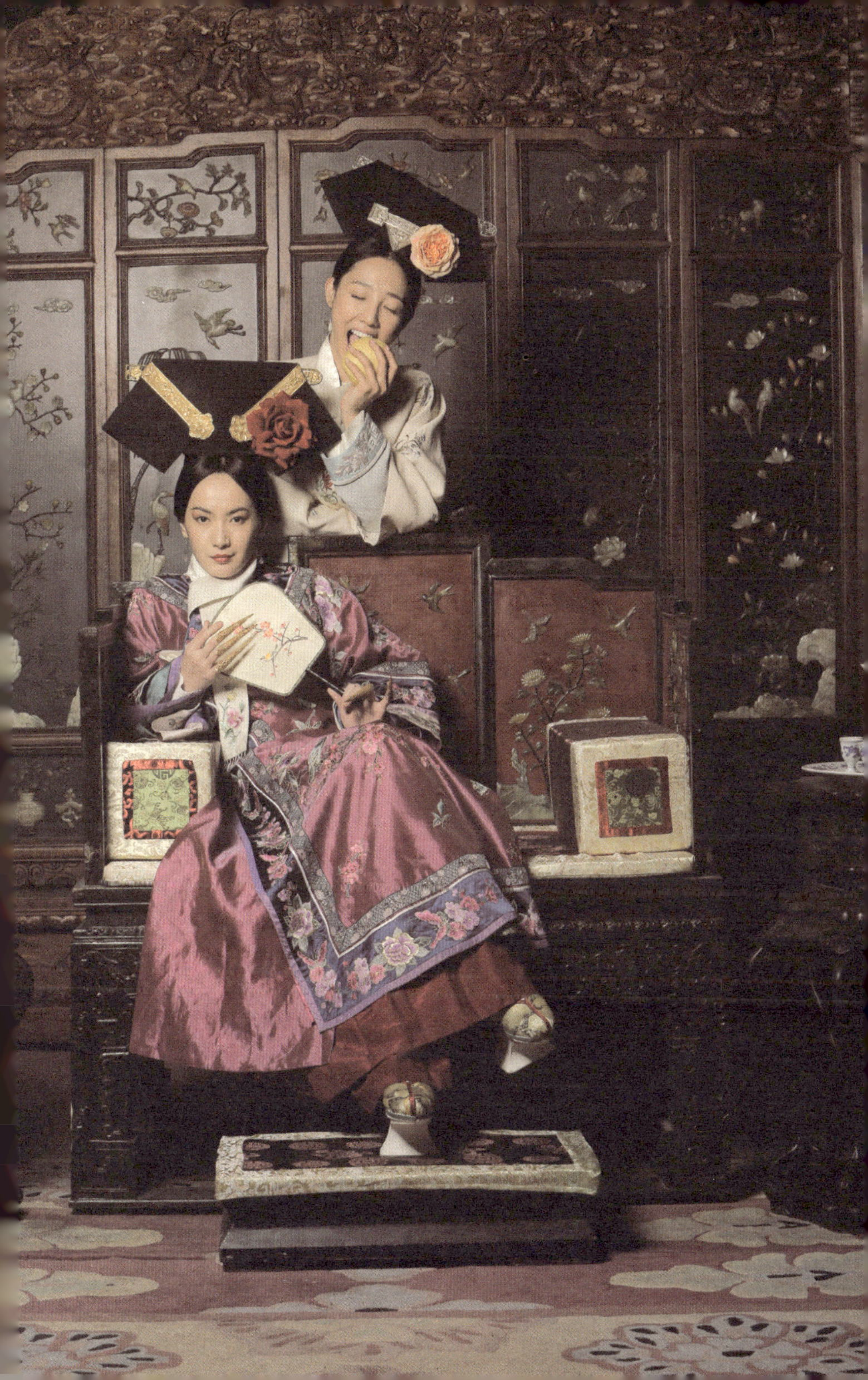

part3
人生很短，爱却绵长

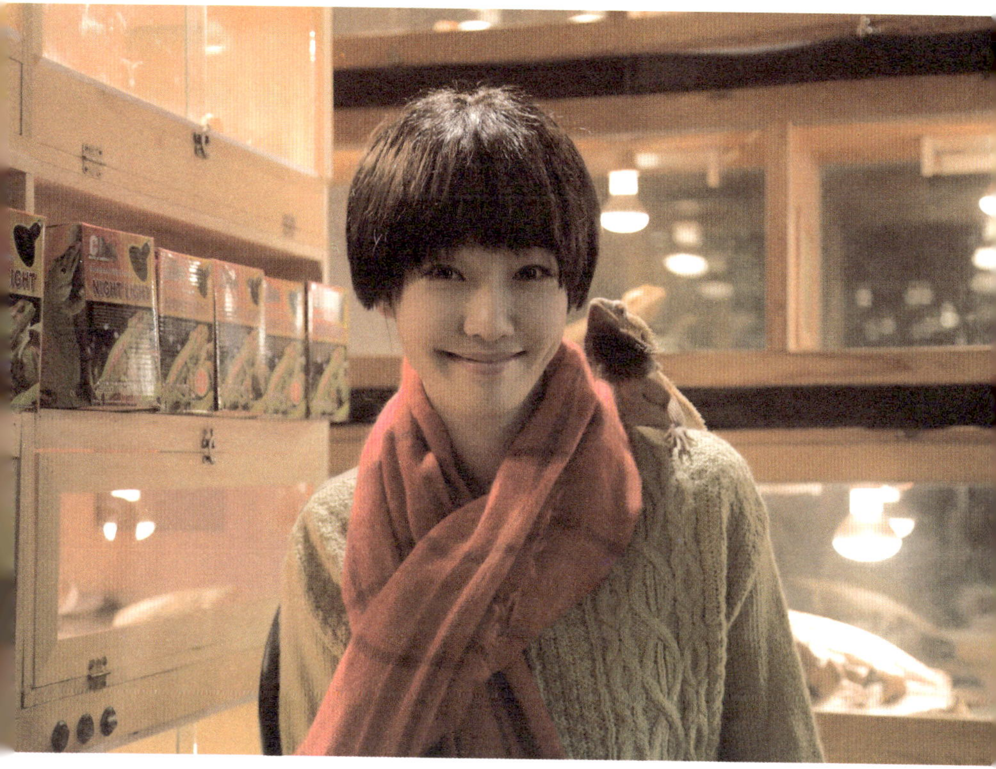

我愿用微笑，为你赶走这个世界的阴霾。

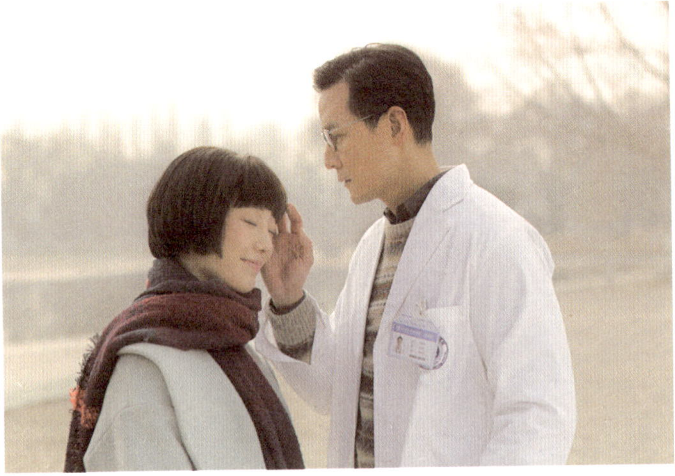

人不能因为害怕失去，就不去拥有。

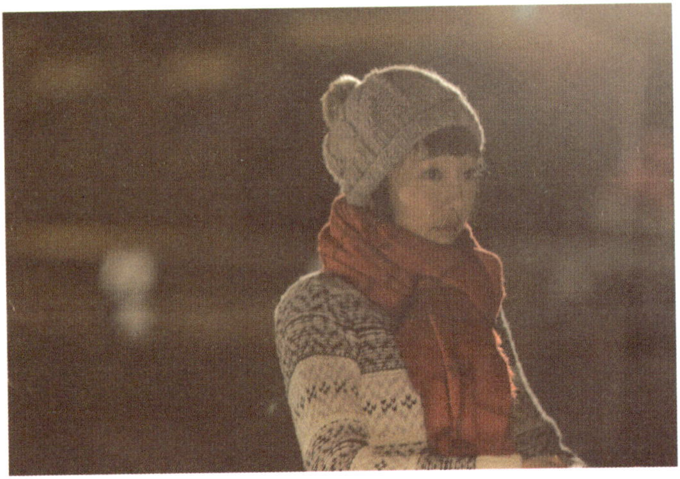

你得相信，上帝给我们安排的每一次挣扎都是有目的的，跟死神亲密接触的机会都没有过，那才叫白活了呢。

上帝为什么安排我们生病？就是提醒我们，要珍惜，抓紧有限的时间，燥起来！

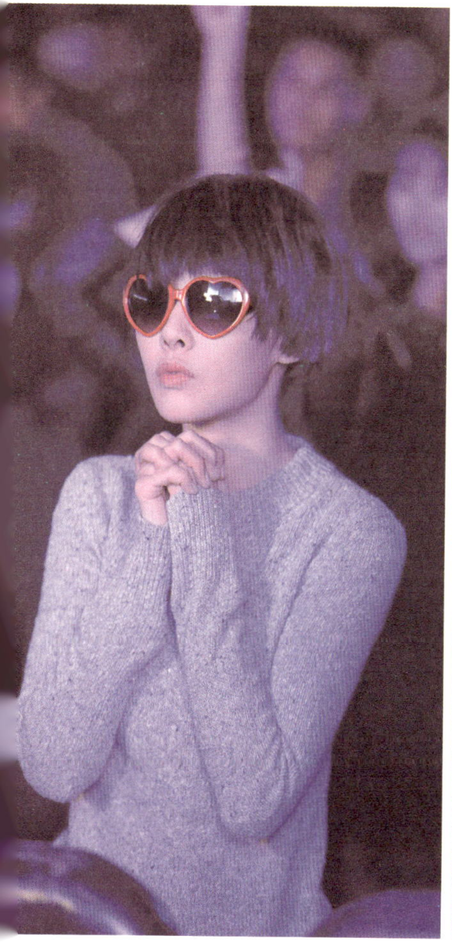

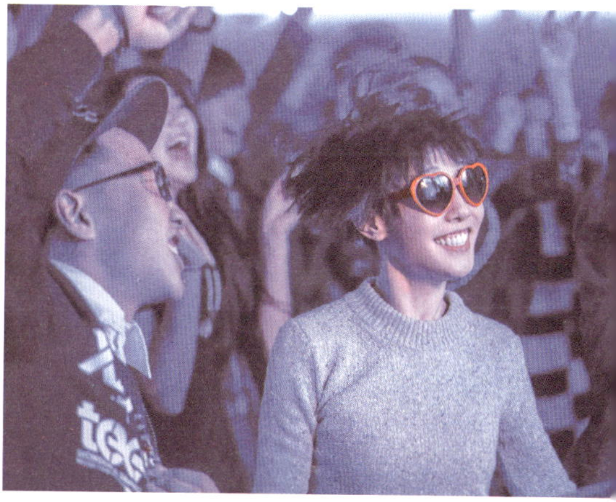

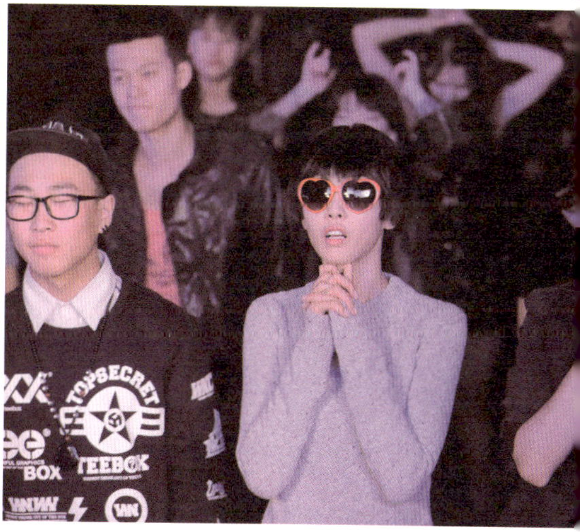

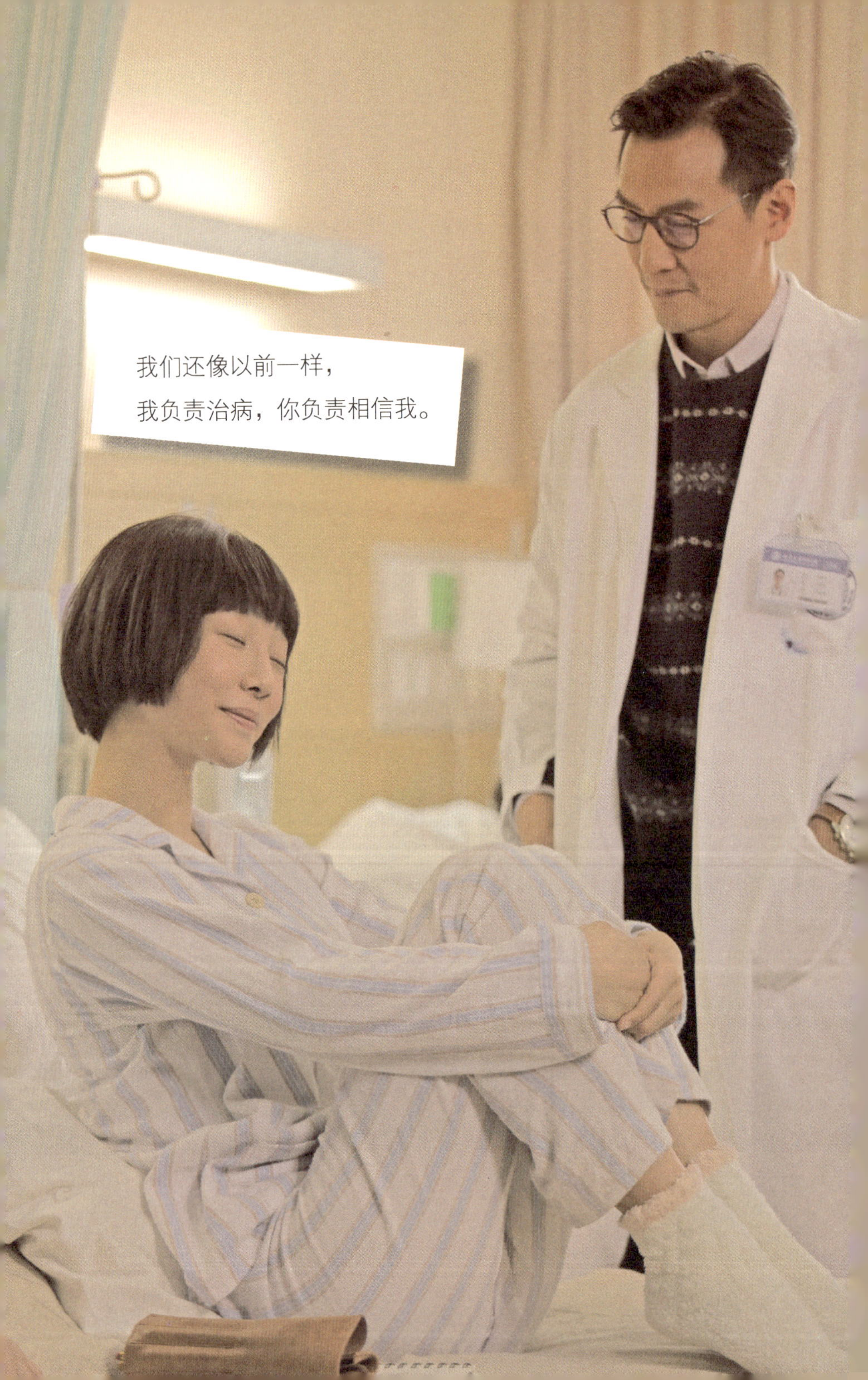
我们还像以前一样，
我负责治病，你负责相信我。

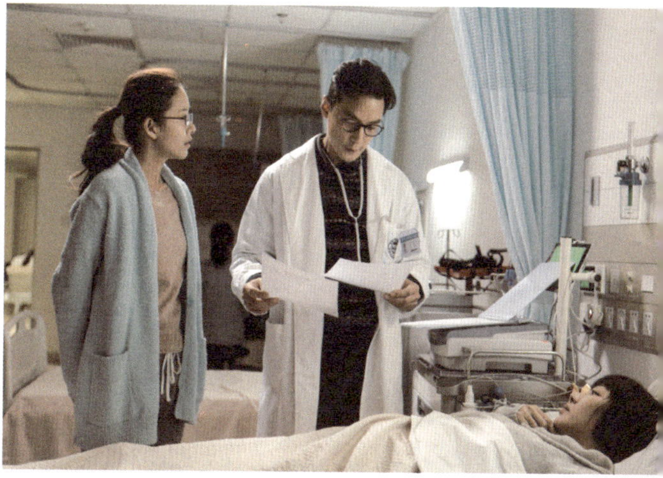

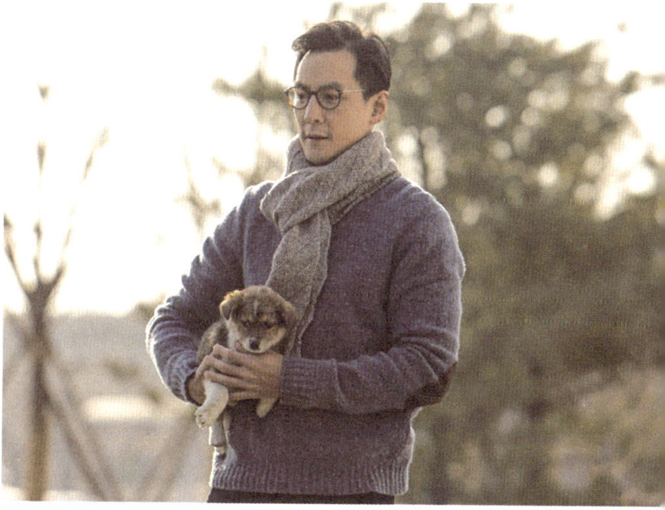

真正的朋友就像健康，只有在失去的时候，才会意识到它的价值。

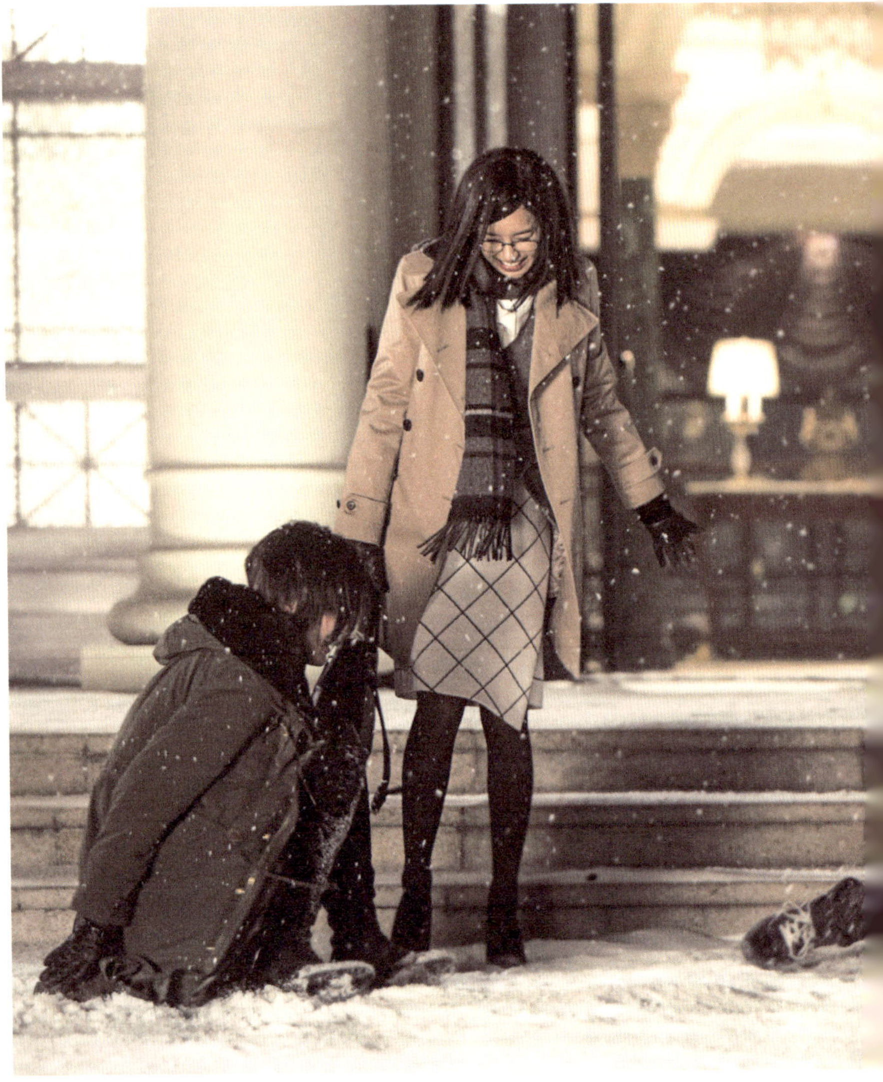

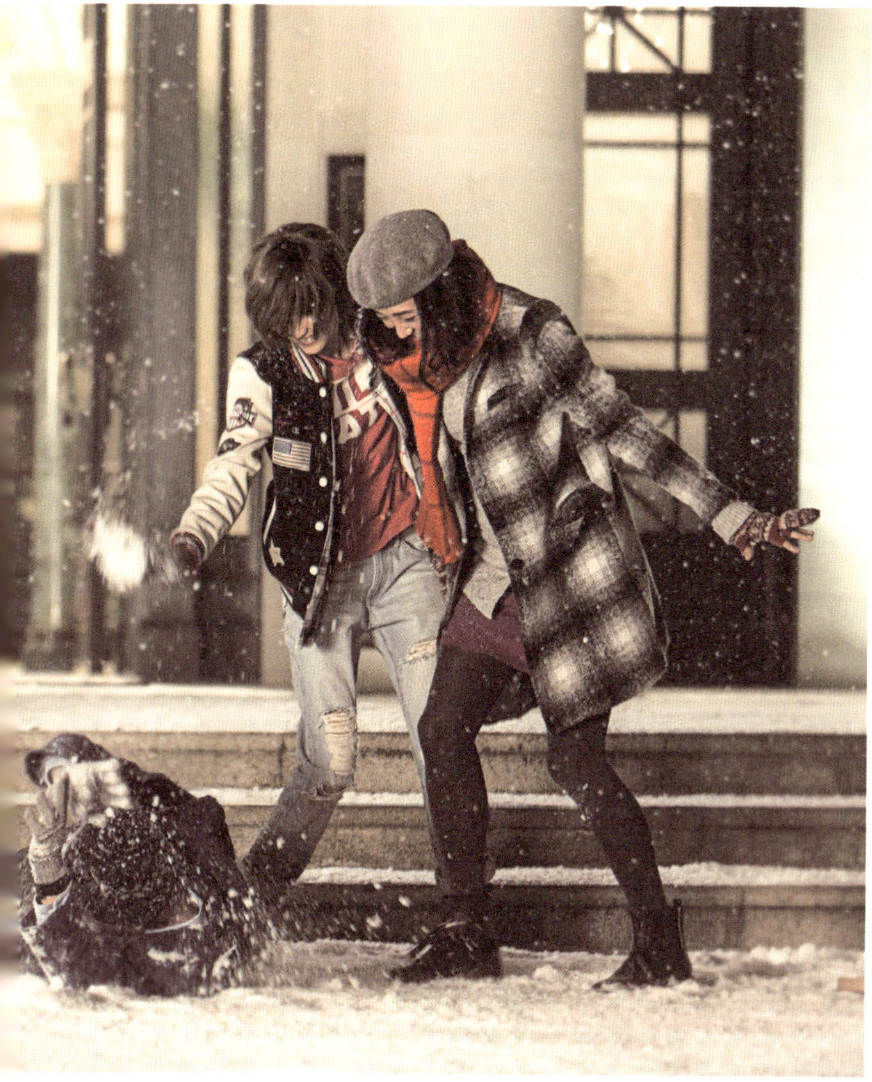

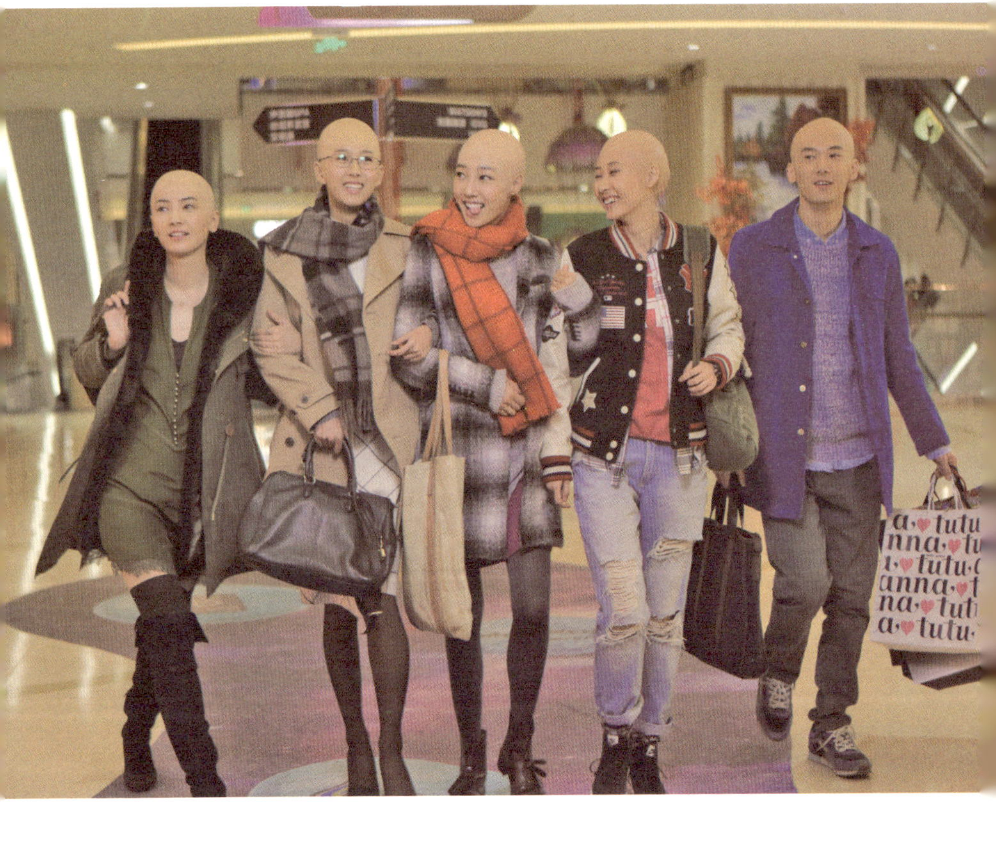
tutu
anna
anna
tutu

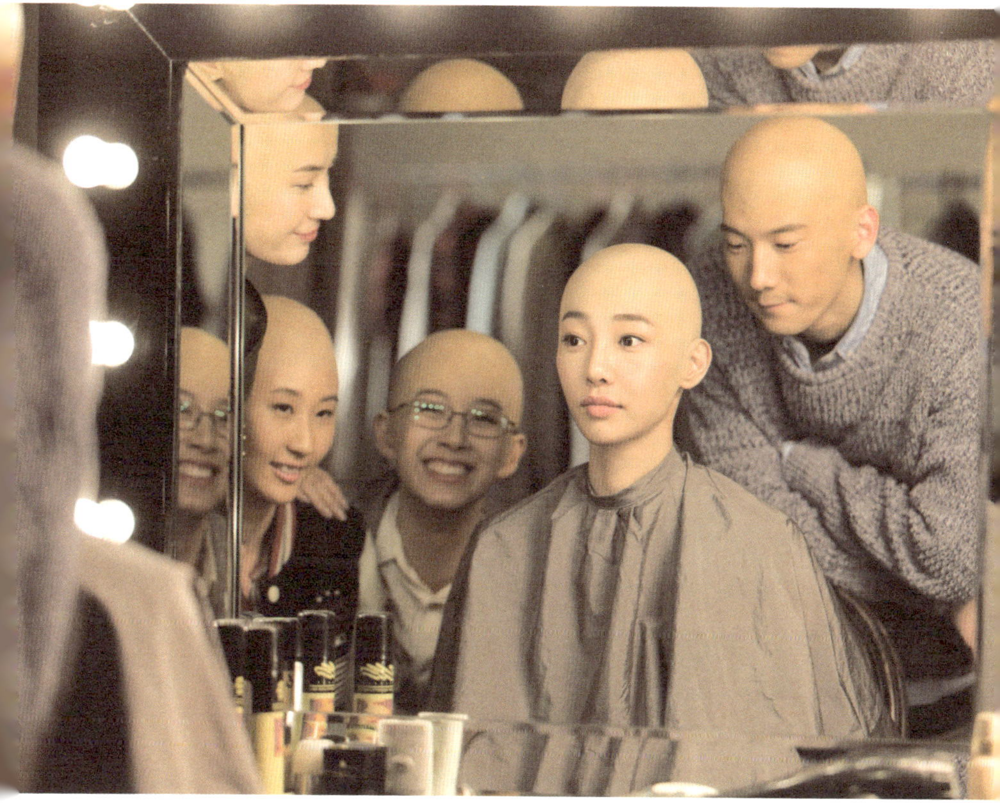

滚蛋吧
肿瘤君

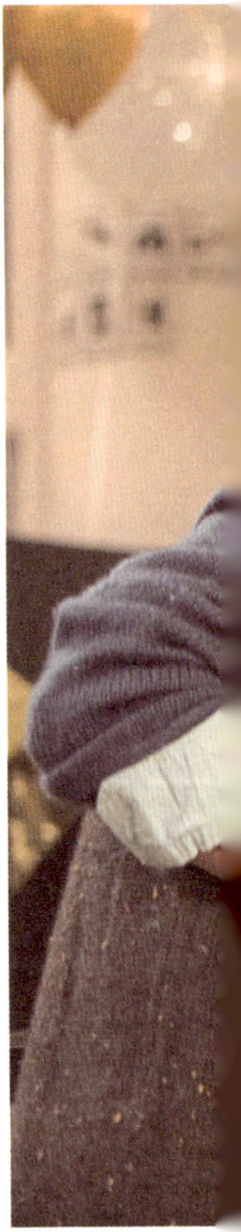

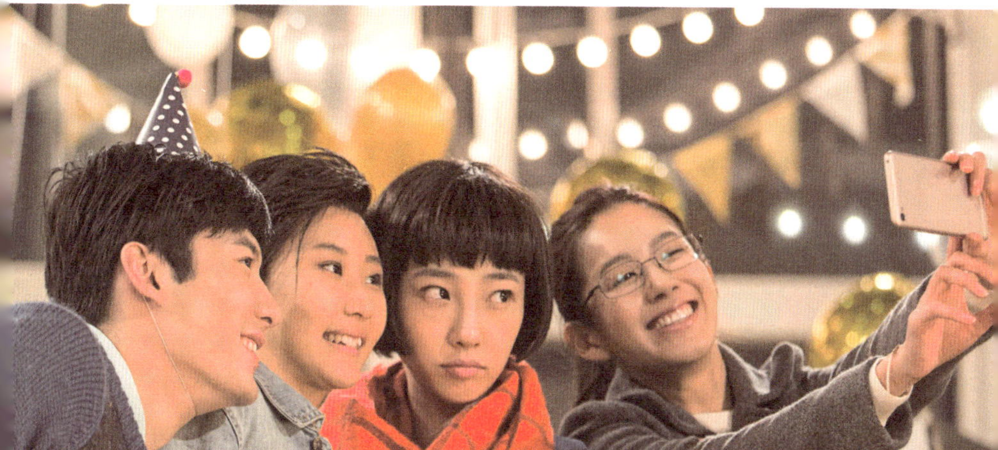

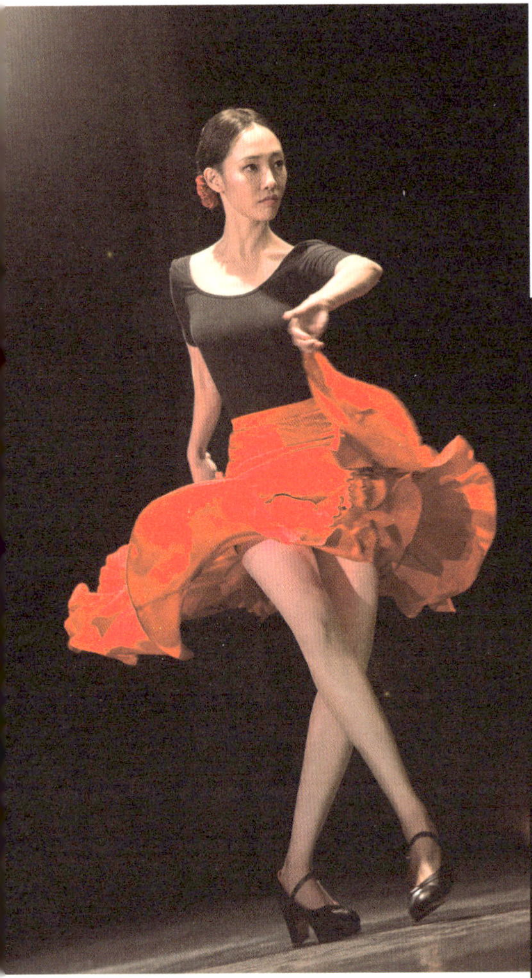

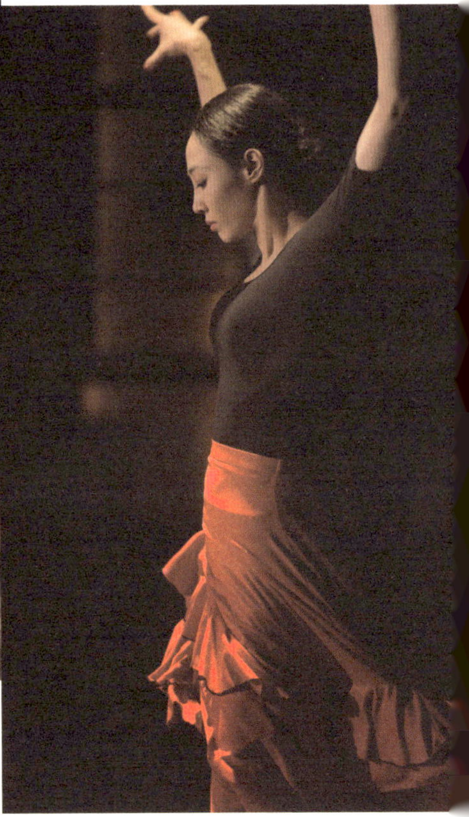

死，只是一个结果，怎么活着才是最重要的。经历过、爱过、坚强过、战胜过自己，有过这些过程，才算没有白活过呢。

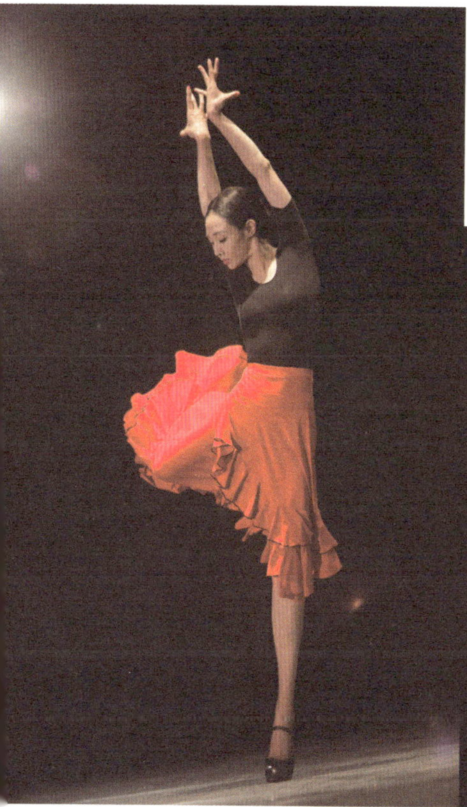

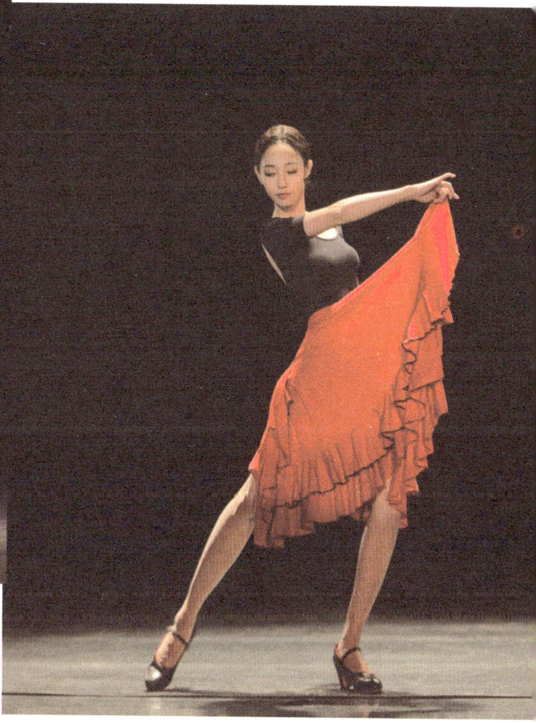

part4

你从未离开……

感谢微漫画的漫画家们创作了这些作品，

他们知道，满满正能量的熊顿从未离开……

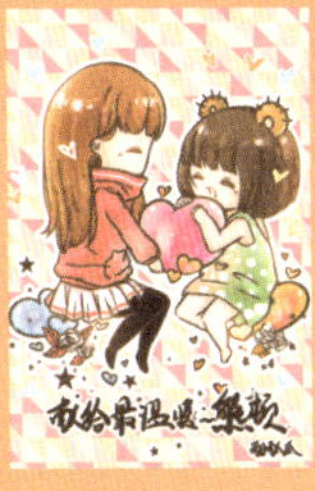
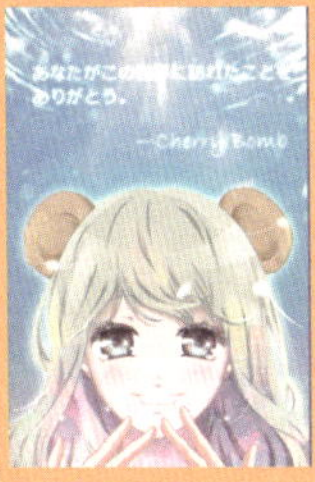
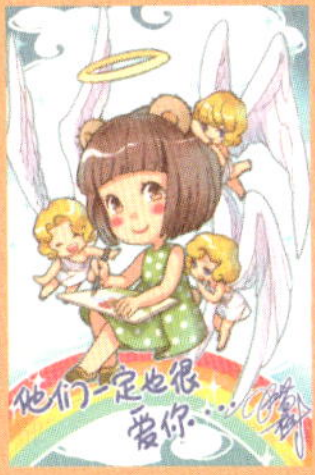

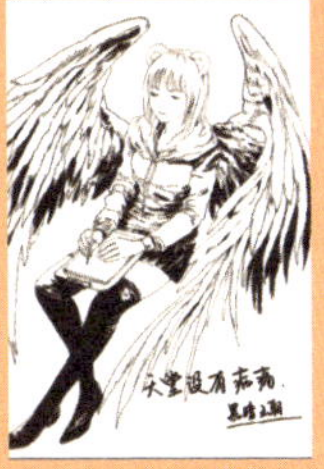
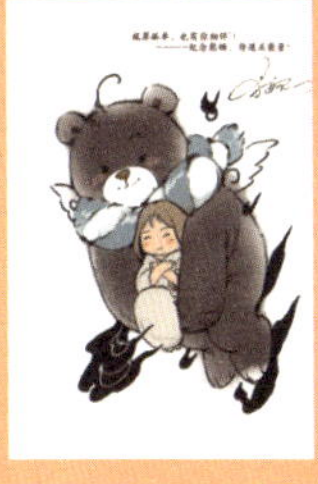
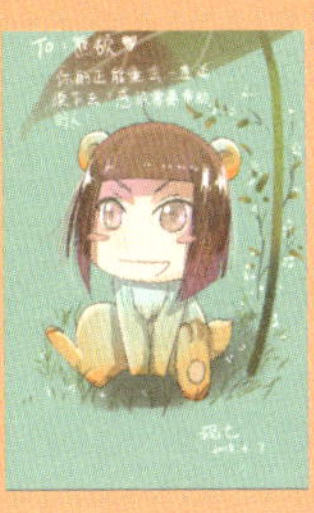
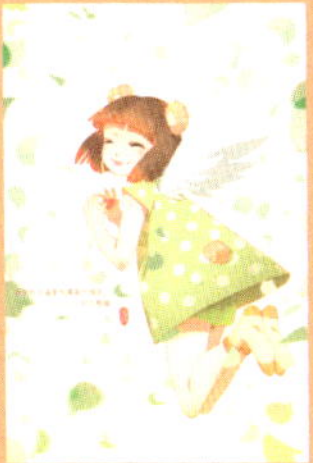
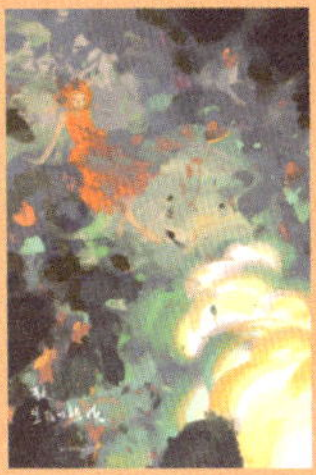
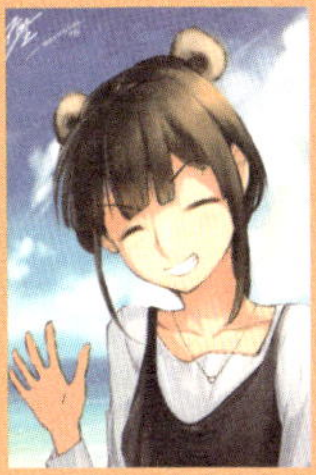
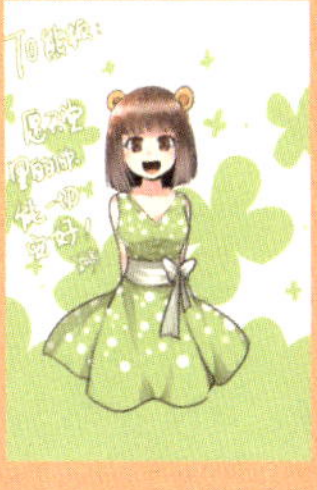
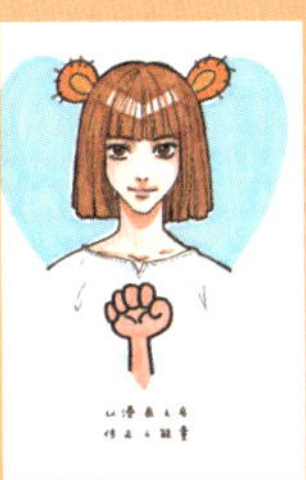
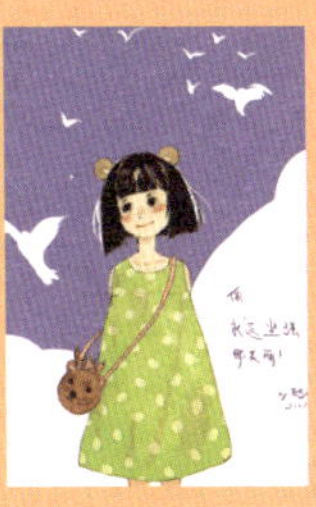
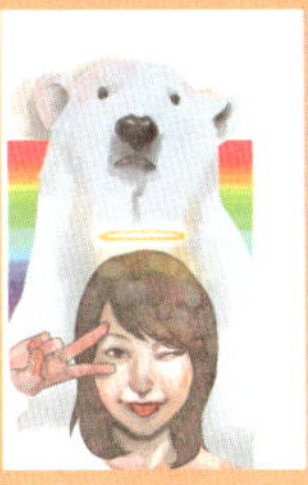
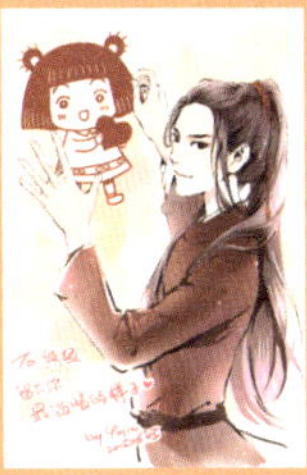
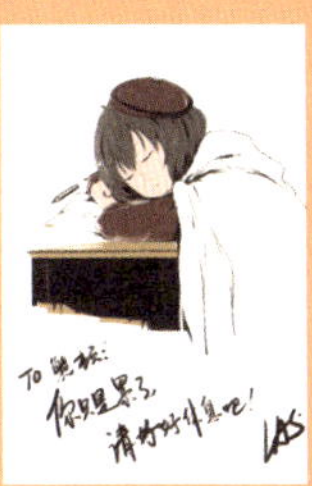
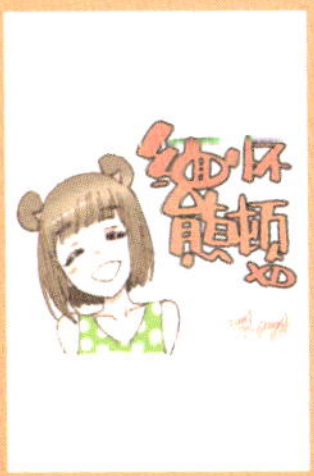

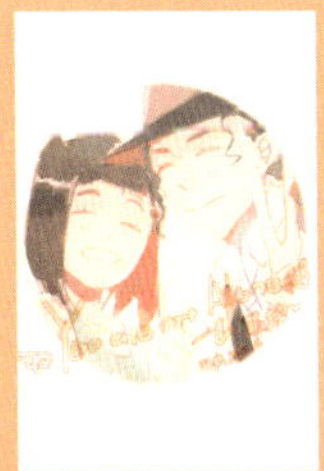

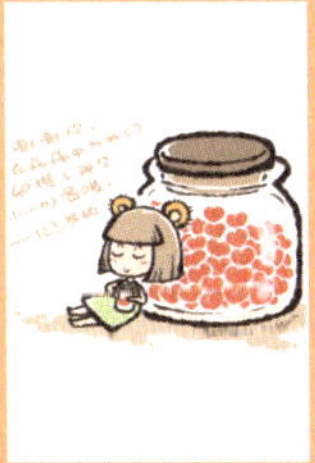

to be
continued
…

一定要相信
微笑的力量

要记住，
爱与被爱是这个世界上
最重要的事情。

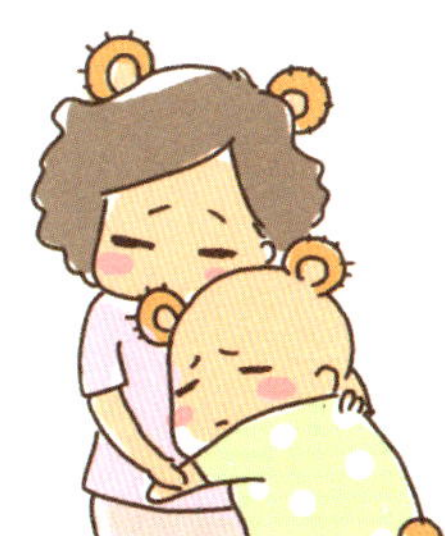

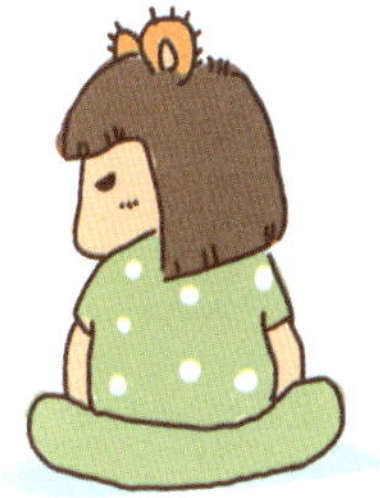

人生不如意十之八九，
能与人说的又只有二三，
剩下的你就
让它们滚蛋！

现在爱情，
连性别都不分了，
还分什么时间地点？！

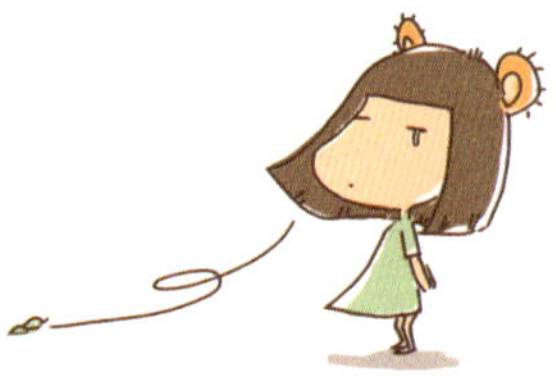

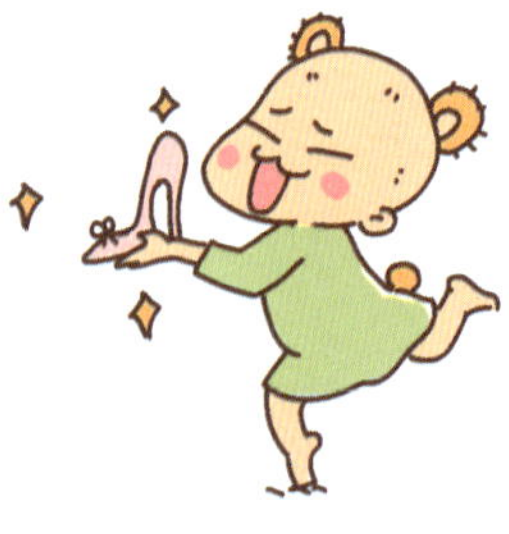

女人，
要时刻保持
外表和内心一样美丽，
这样你出门即使遇到车祸，
人家肯定是先救漂亮的那个！

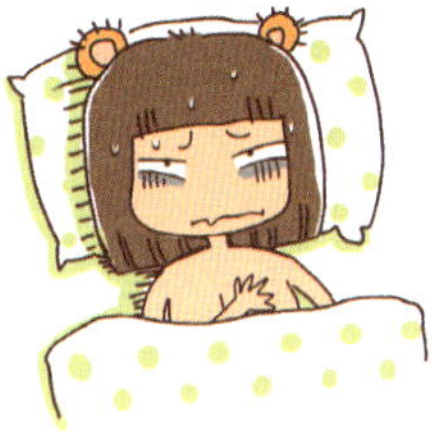

有时候活在自己的想象里，
是一件挺美好的事，
你可以什么都不用在乎，
没有恐惧，没有忧愁，
甚至没有死亡。

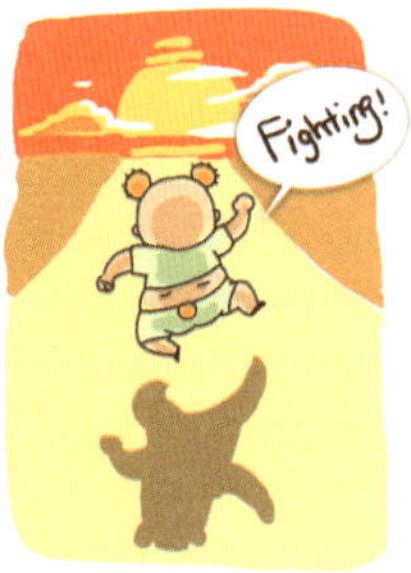
Fighting!

哪怕是冲动，
也就是后悔一
阵子，但要是
活得太尿呢，
就会后悔一辈子。

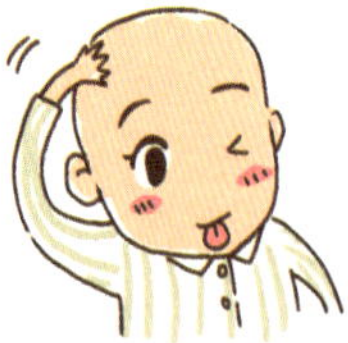

反正开心不开心，
都是活一天，
那就大摇大摆地活呗。

图书在版编目（CIP）数据

滚蛋吧！肿瘤君：爱的记录 / 微漫画，果实电影著. — 北京：北京理工大学出版社，2015.7

ISBN 978-7-5682-0772-0

Ⅰ. ①滚… Ⅱ. ①微… ②果… Ⅲ. ①散文集－中国－当代 Ⅳ. ①I267

中国版本图书馆CIP数据核字(2015)第128300号

北京理工大学出版社有限责任公司

责任校对　周瑞红　责任印制　边心超

（北京市海淀区中关村南大街5号　邮政编码：100081）

（010）68914775（总编室）

（010）82562903（教材售后服务热线）

（010）68948351（其他图书服务热线）

网址：http: //www. bitpress. com. cn

北京朗翔印刷有限公司印刷　全国各地新华书店经销

2015年7月第1版　2015年7月第1次印刷

880毫米×1230毫米　32开本　2.5印张

字数：20千字

定价：16.00元

滚蛋吧！肿瘤君

爱的记录

微漫画　果实电影 作品

ISBN 978-7-5682-0772-0

9 787568 207720 >

定价：16.00元

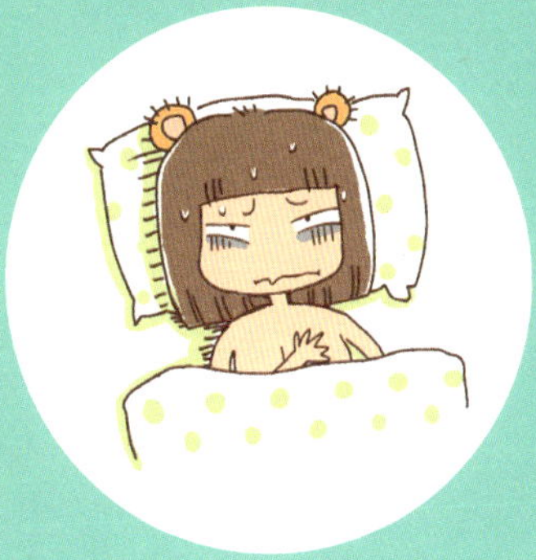

滚蛋吧！肿瘤君

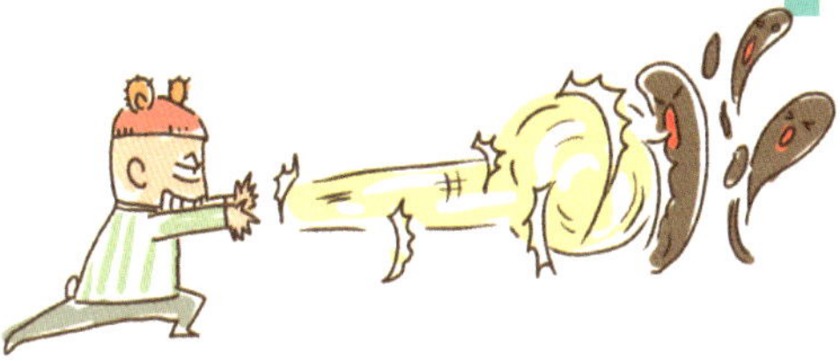

GET AWAY MR.TUMOUR

熊顿 作品

熊顿

北京理工大学出版社
BEIJING INSTITUTE OF TECHNOLOGY PRESS

我愿用微笑，

为你赶走这个世界的阴霾……

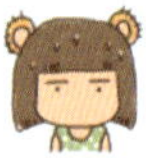

世间已无肿瘤君

熊顿从小生性顽皮，上山下海，无所不能。大学时代的她已极具艺术家风范——从五颜六色的头发到爷味儿十足的光头，从沾满油彩的牛仔服到风中凌乱的松糕鞋，走到哪里都是不折不扣的风云人物。

大学毕业后熊顿来到上海，做了朝九晚五的职业玩具设计师。一次偶然的机会，在天涯社区看到涂老鸦的《小老爷们那点事儿》漫画连载，引发她强烈的创作欲望，就也开帖画了女生版本，这就是她的出道作品《熟女养成日志》。

在上海的日子里，她收获了一堆好友，她们半夜到交大减肥跑步，凌晨满地找外卖各种海吃，一起血拼一起八卦一起看帅哥，各种搞怪拍照，这些点点滴滴大家都可以在她的作品《熟女单身日志》、《熟女房事心经》和《减肥侠》中看得到。

2010 年，熊顿为了参与更多“MJ 粉丝的活动”以及为了创作时间更自由，来到北京一家广告公司做插画师。工作很辛苦，但无论什么时候，她都是快乐的。在北京，她结识了艾米、老正、蔽蕊、

Jasmine，结识了更多喜爱她的朋友。她活泼开朗的性格让她无论走到哪里都被大家所围绕。

2011 年 8 月，突如其来的大病使熊顿不得不开始了艰难的抗癌历程。她以非凡的勇敢与常人难以想象的病痛折磨相抗争。她不愿意她的家人、朋友为她忧伤、为她担心，把那些苦和痛都默默自己承受，却只把微笑与欢乐留给大家。在这期间，她创作了《滚蛋吧！肿瘤君》，获得了巨大的反响，成为传递正能量的代表。是一个奇迹，一个如同她的向病魔抗争从而让医生惊讶的，也一样让读者惊讶的奇迹。

与此同时，由熊顿主笔的MJ 漫画同人本《Forever Land》及其周边全部收入都捐助给了联合国儿童基金会 MJ 项目。而此后，遵从她的遗愿，她治病期间接受的公益捐助资金剩余部分，也将捐助给更多需要帮助的人。

如果说，在得知患病的初期，熊顿还能意气自负，嬉笑怒骂，把肿瘤君当做一个呼之即来挥之即去的不受欢迎的朋友的话，那么到了后期，她的意志并未消沉，做好了和肿瘤君携手同去，让世间永无病魔的决心。她的乐观影响了亿万网友，让更多人从一时的自怨自艾中走出来再次拥抱生活。这也许就是《滚蛋吧！肿瘤君》的真正意义。

就在她离开的时候，一部叫做《熊出没》的动漫火遍全国，这也许是命运以另一种形式向这个被唤作“熊”的女孩儿致敬。是的，小心熊出没，熊顿从未离开，但是我们希望，世间已无肿瘤君。

没有人可以对突然而至的重疾无所畏惧，

但乐观爆棚的熊顿妹纸做到了。

她用幽默稀释苦难，

用自嘲抗击肿瘤，

用快乐渲染了生命。

继续加油吧，熊顿君。

你行的，你不是一般人！

——姚晨

让战胜病魔的雄心摧毁一切的烦恼，
加油，祝福你！

——陈坤

比癌症更顽强的是她的意志，
比漫画更动人的是她的心态。

——王小山

熊顿的漫画就是台风过后倔强的小草，
总能给你顽强的力量！

——慕容引刀

熊顿加油，相信自己，
你行的！坚持自己的梦想，
不要被邪恶的肿瘤君所打倒！

——黑背

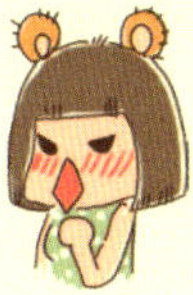

目录 /CONTENTS

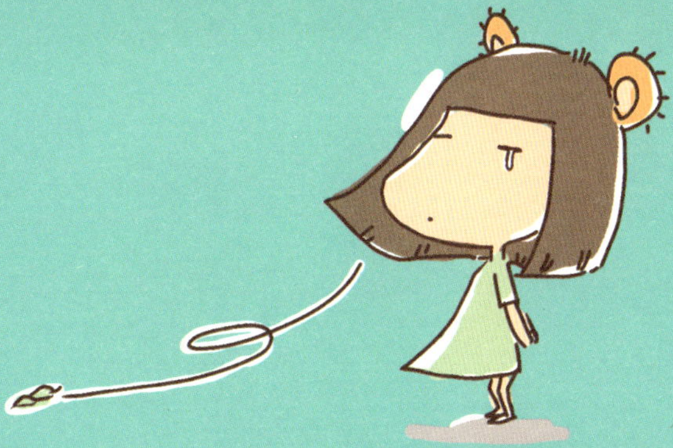

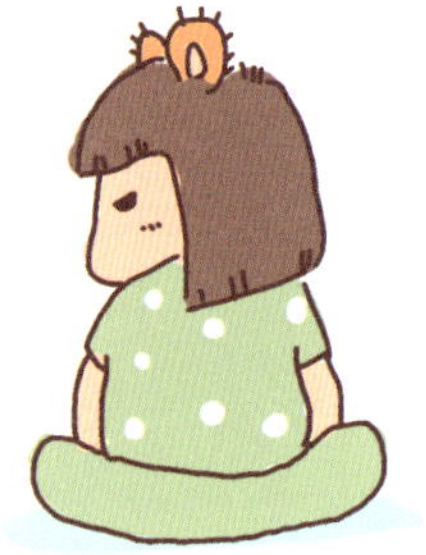

第一篇

我居然生病了

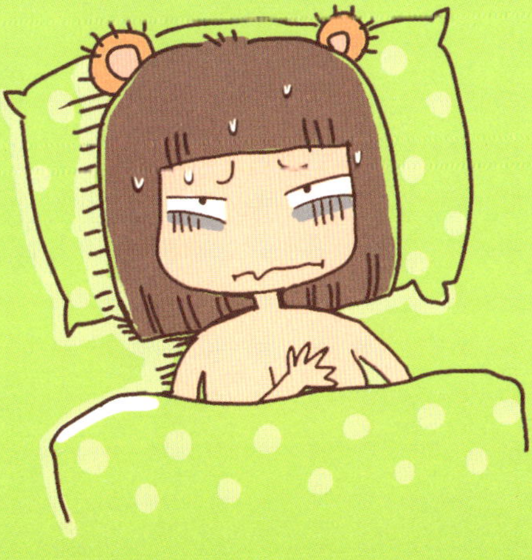

2011年8月21日清晨，我病了.

刚起床走到房门口就轰然倒下，

口吐白沫四肢抽搐.

完全不醒人事

并且……

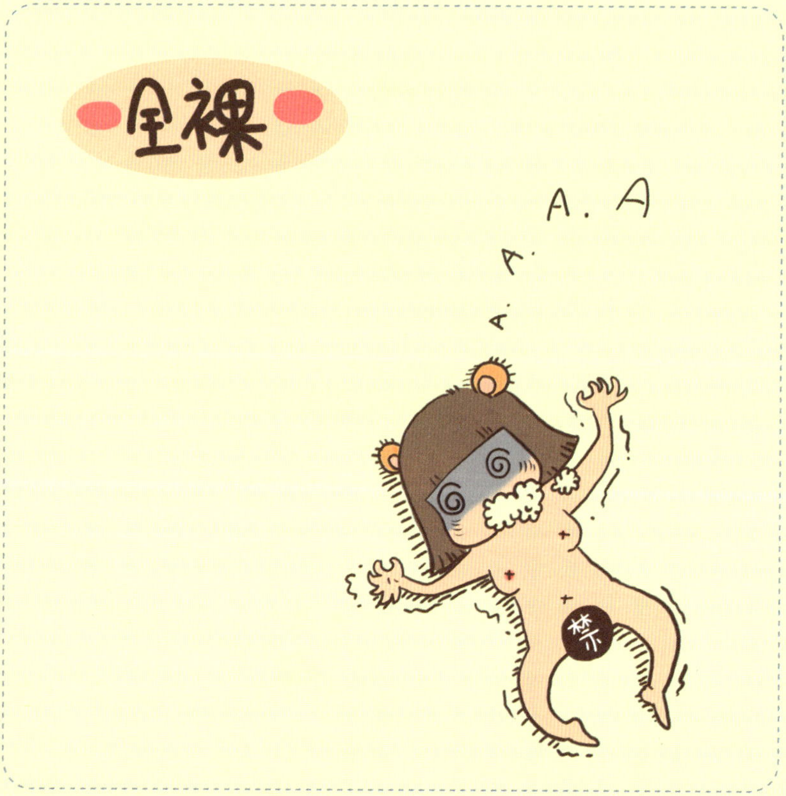

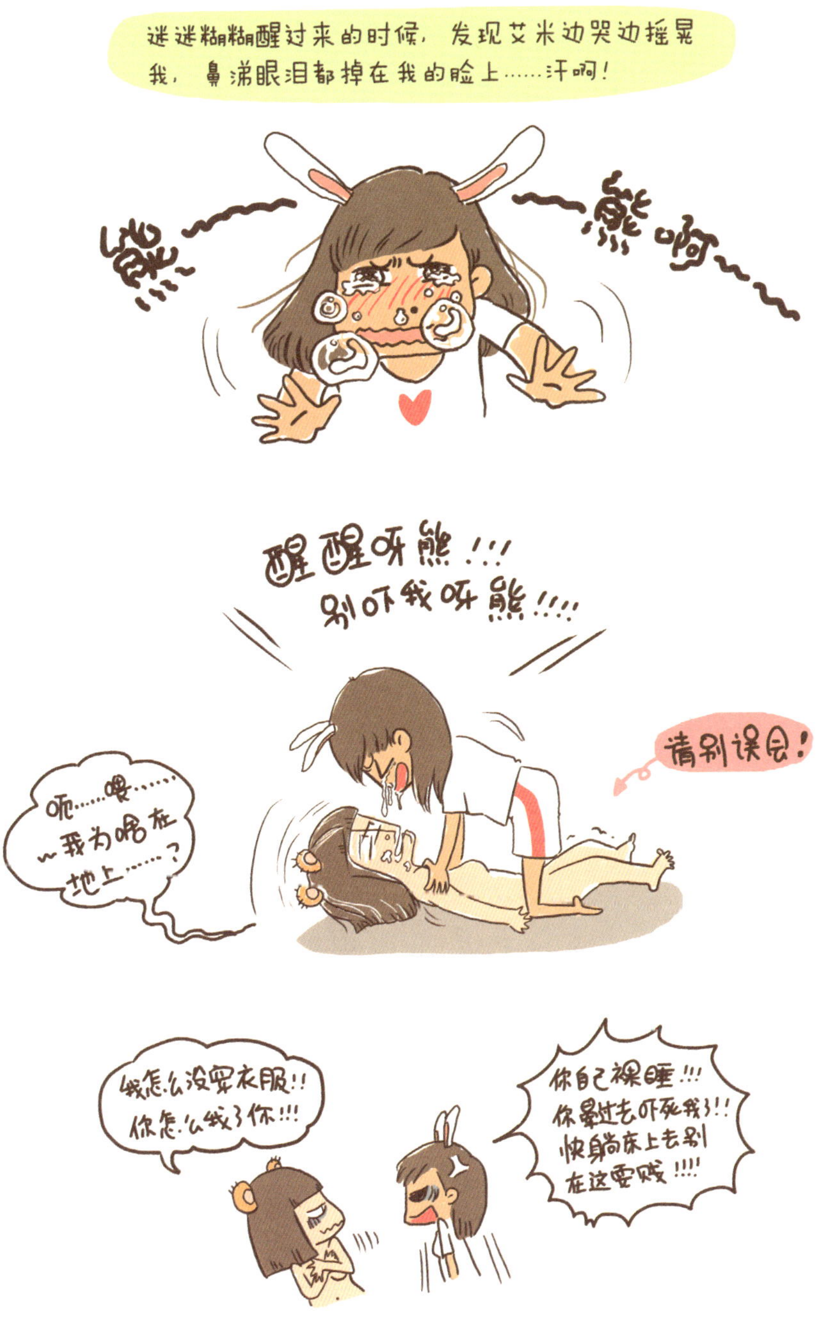
迷迷糊糊醒过来的时候，发现艾米边哭边摇晃我，鼻涕眼泪都掉在我的脸上……汗啊！
熊～～～
～熊啊～～～
醒醒呀熊!!!
别吓我呀熊!!!!
请别误会！
呃……嗯……～我为啥在地上……？
我怎么没穿衣服!!
你怎么我了你!!!
你自己裸睡!!!
你晕过去吓死我了!!
快躺床上去别在这耍贱!!!!

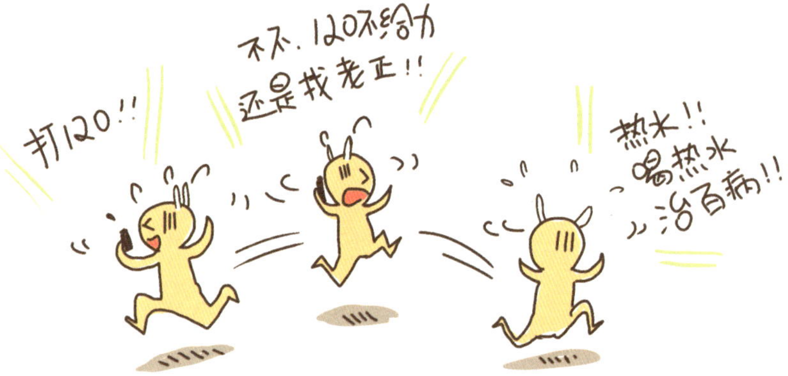

在艾米急的团团转的时候，我却瘫在床上，
脑子里只有一个念头……

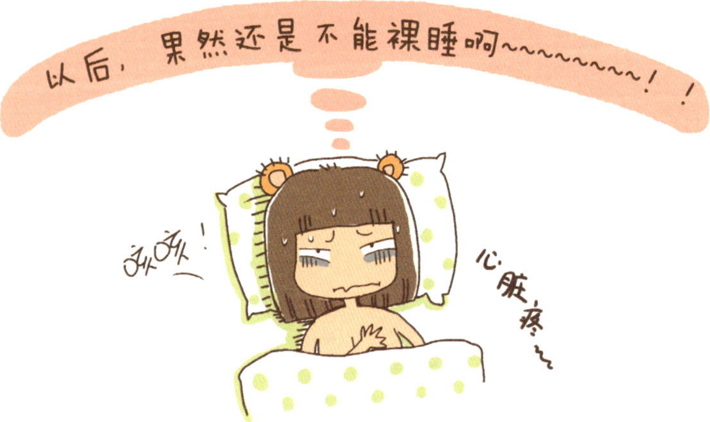

老正接到艾米的电话后火速赶来，
穿过东城区到朝阳区拥堵的车流，
如神一般只用了半个小时，牛逼！
……不过神还是吃了两张罚单……

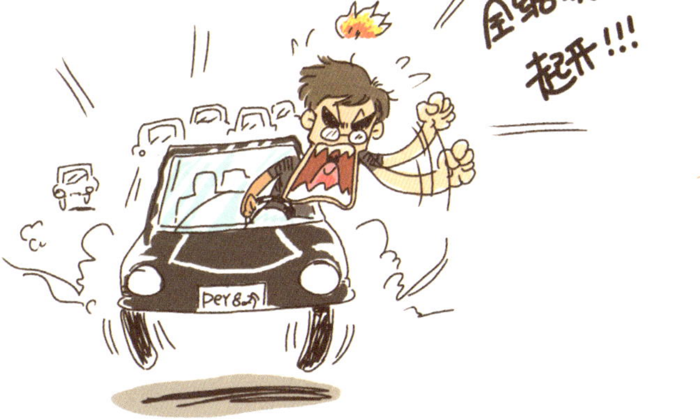

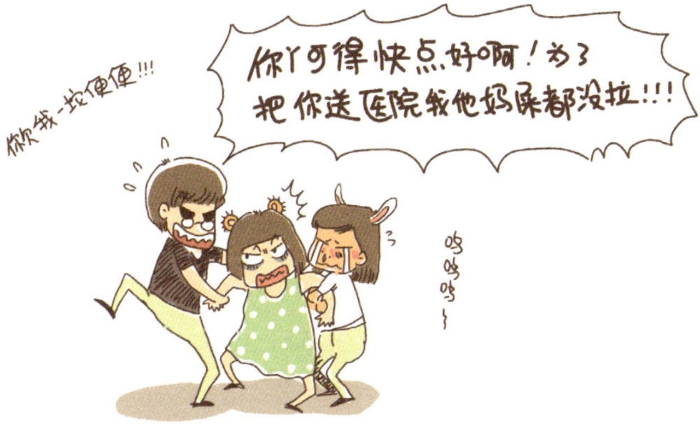

然后我们火速到了军区总院，离我上次去医院看病，
貌似已经隔了八九年。

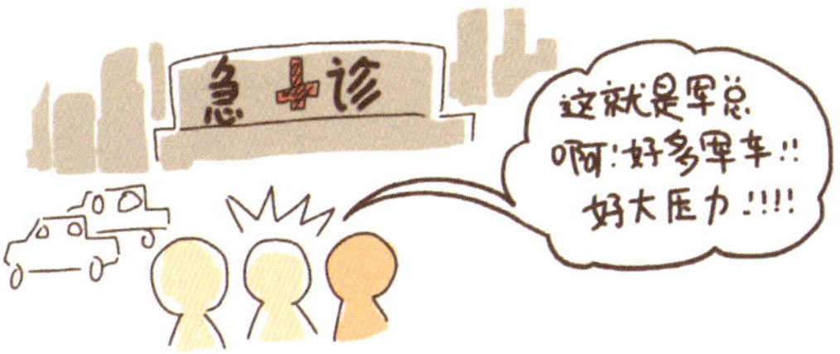

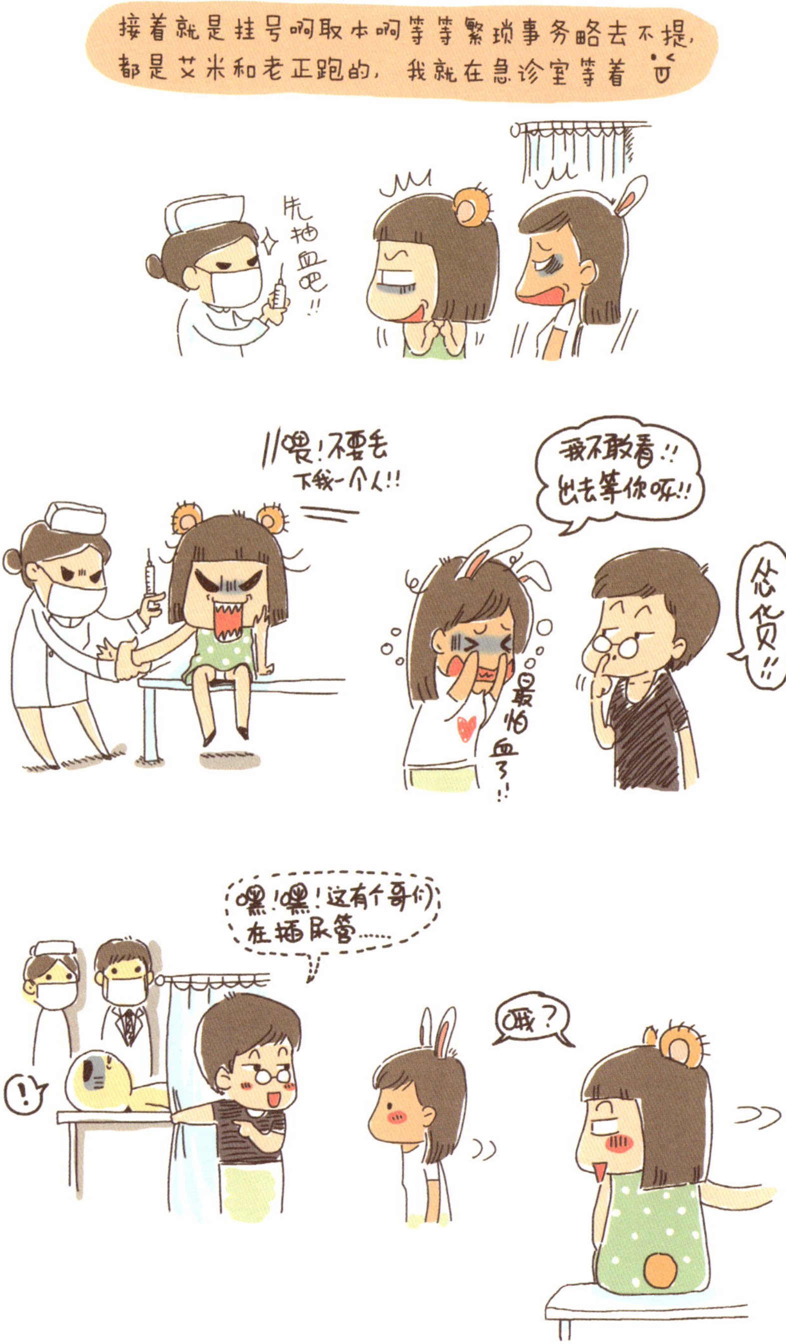
接着就是挂号啊取本啊等等繁琐事务略去不提，
都是艾米和老正跑的，我就在急诊室等着
先抽血吧！！
喂！不要丢下我一个人！！
我不敢看！！出去等你呀！！
最怕血了！！
怂货！！
嘿！嘿！这有个哥们在插尿管……
!
哦？

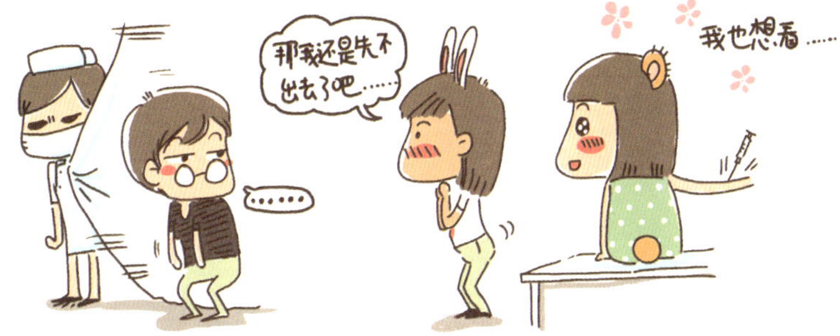

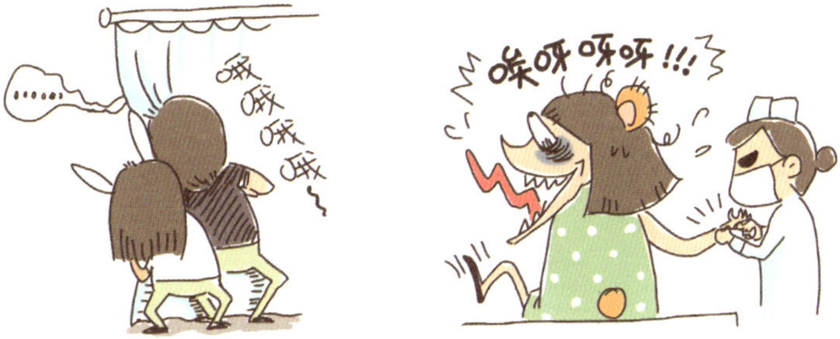

经过了抽血，做心电图，照X光等一系列无聊的程序后，急诊室医生请来了胸外科的梁医生，诶玛，真叫人眼前一亮！

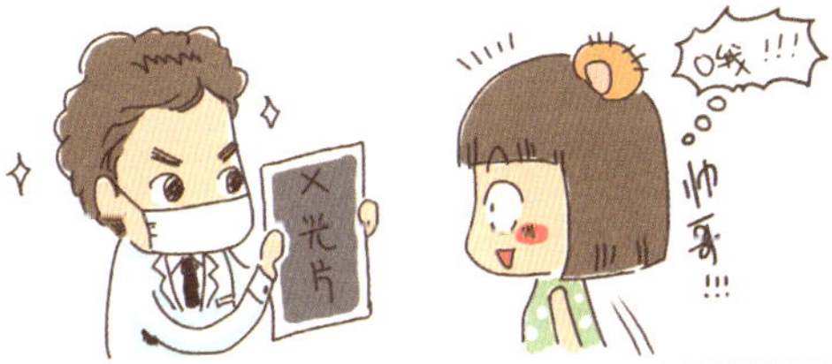

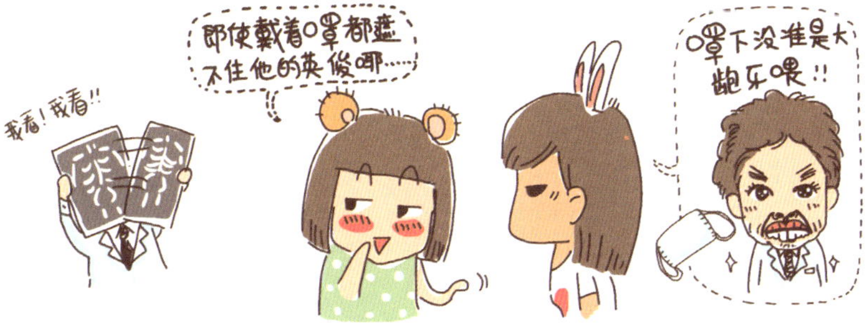

梁医生看了一会X光片，说要先住院，此言一出，
我们的反应完全体现了各自的性格……

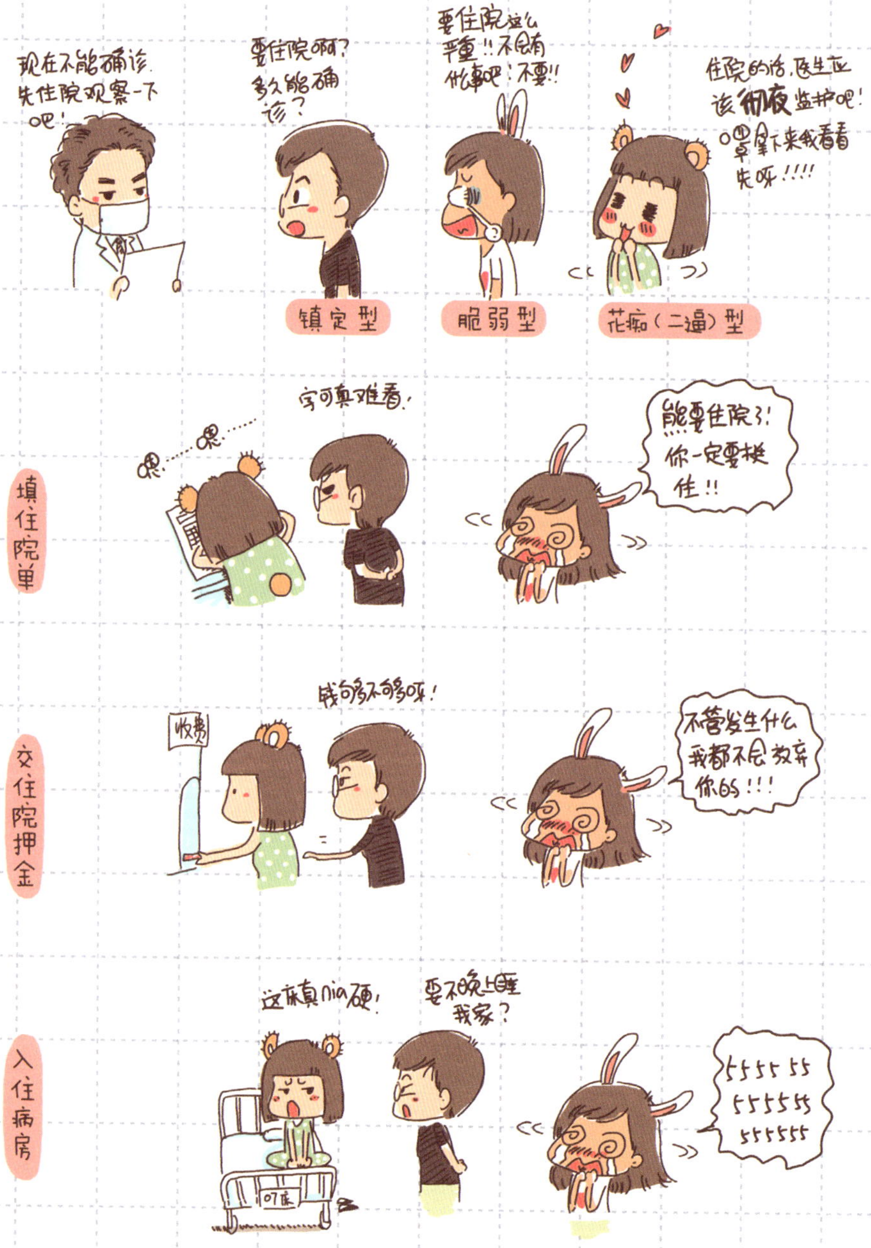

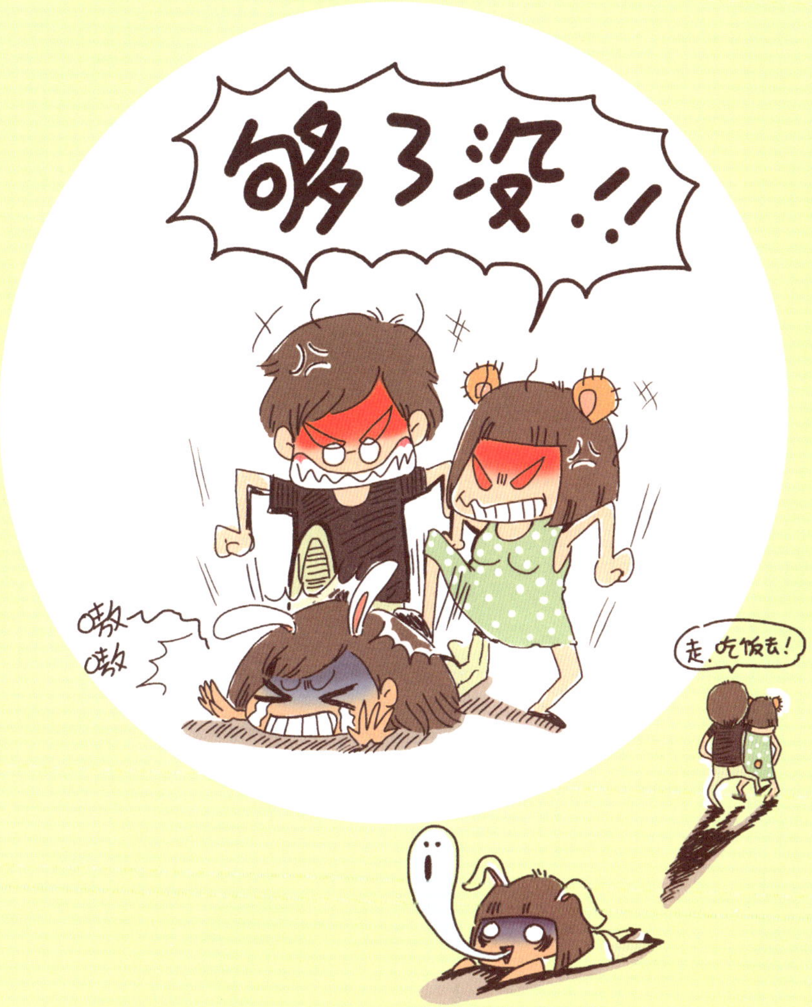

于是，就这么住院了，那时候还完全没有意识到自己得了什么病呢，连想都没想过，之后会受多少罪……

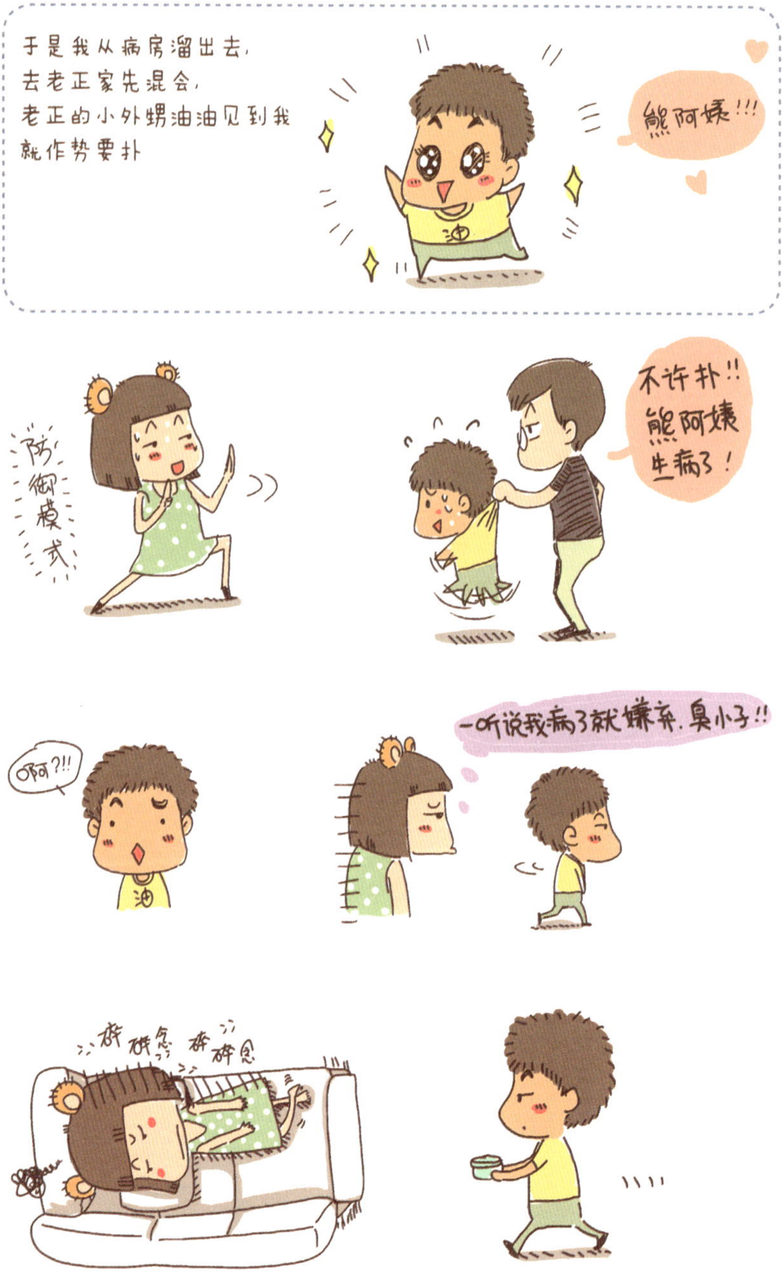
于是我从病房溜出去，
去老正家先混会，
老正的小外甥油油见到我
就作势要扑
熊阿姨!!!
油
防御模式
不许扑!!
熊阿姨
生病了!
啊?!!
油
一听说我病了就嫌弃.臭小子!!
碎碎念 碎碎念

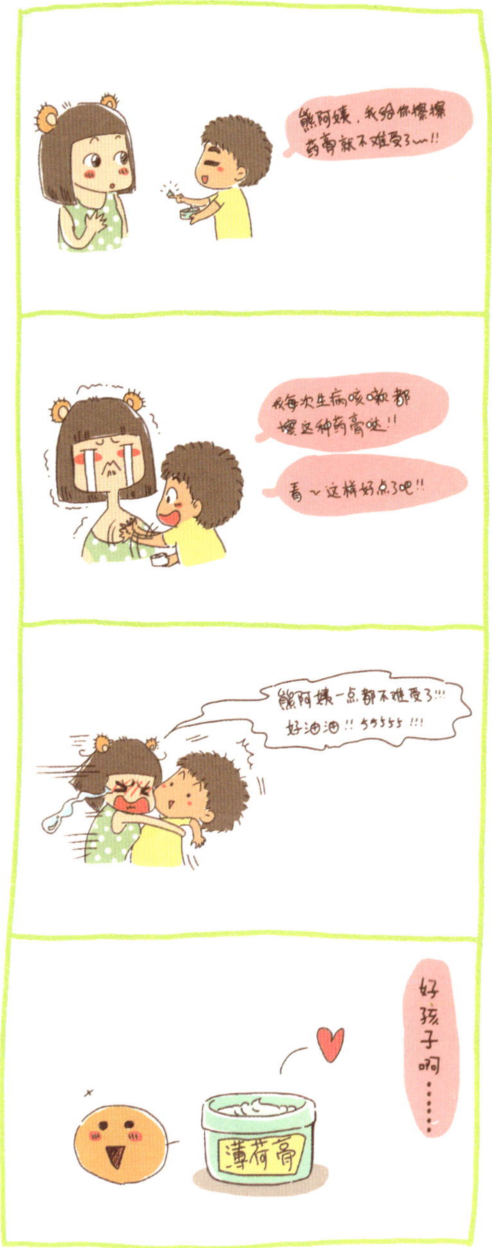
熊阿姨，我给你擦擦药膏就不难受了~~!!
我每次生病咳嗽都擦这种药膏哒!!
看~这样好点了吧!!
熊阿姨一点都不难受了!!!
好油油!! 55555 !!!
好孩子啊……
薄荷膏

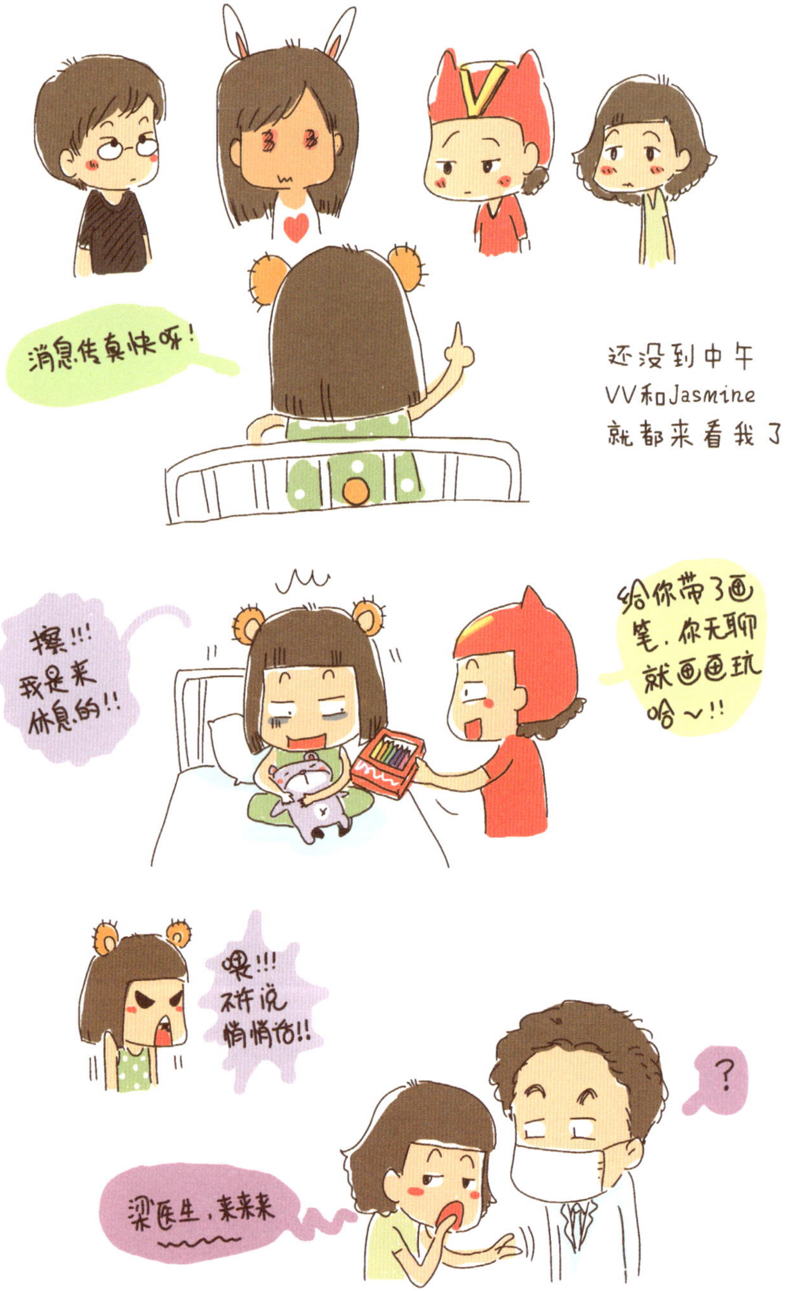
消息传真快呀!
还没到中午
VV和Jasmine
就都来看我了
擦!!!
我是来
休息的!!
给你带了画
笔，你无聊
就画画玩
哈~!!
喂!!!
不许说
悄悄话!!
?
梁医生，来来来

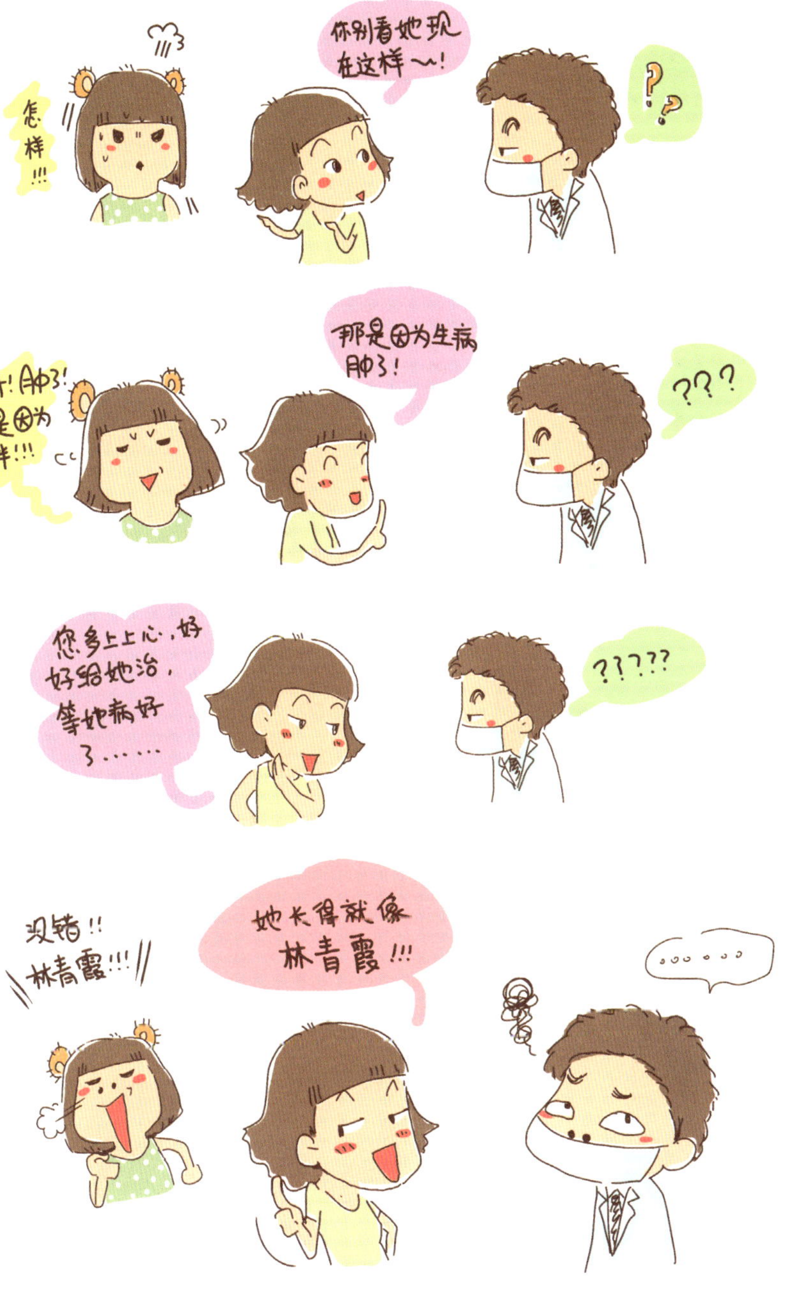
你别看她现在这样~~!
怎样!!!
?
?
那是因为生病肿了!
对!肿了!不是因为胖!!!
???
您多上上心，好好给她治，等她病好了……
?????
她长得就像林青霞!!!
没错!!林青霞!!!
……

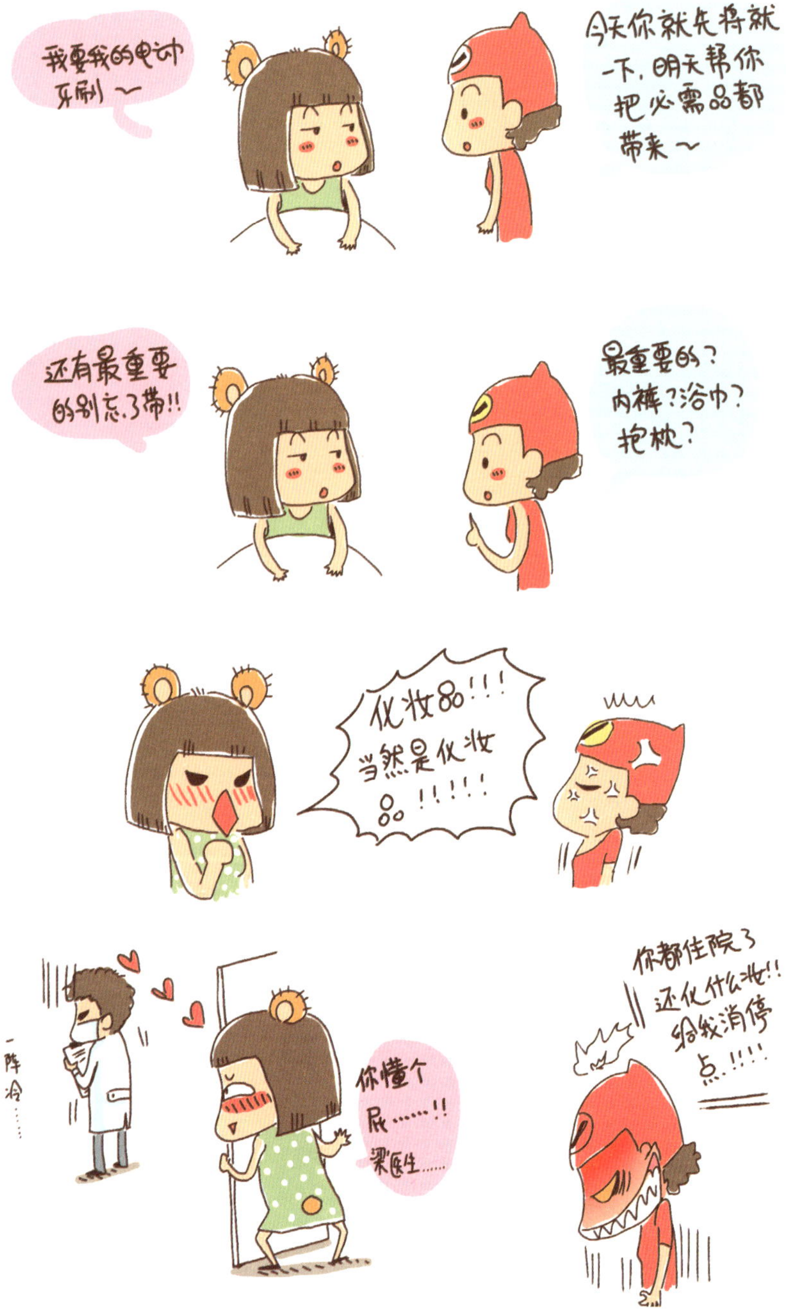

我要我的电动牙刷～
今天你就先将就一下，明天帮你把必需品都带来～
还有最重要的别忘了带!!
最重要的？内裤？浴巾？抱枕？
化妆品!!!
当然是化妆品!!!!
你都住院了还化什么妆!! 给我消停点.!!!!
你懂个屁……!!
梁医生……
一阵冷……

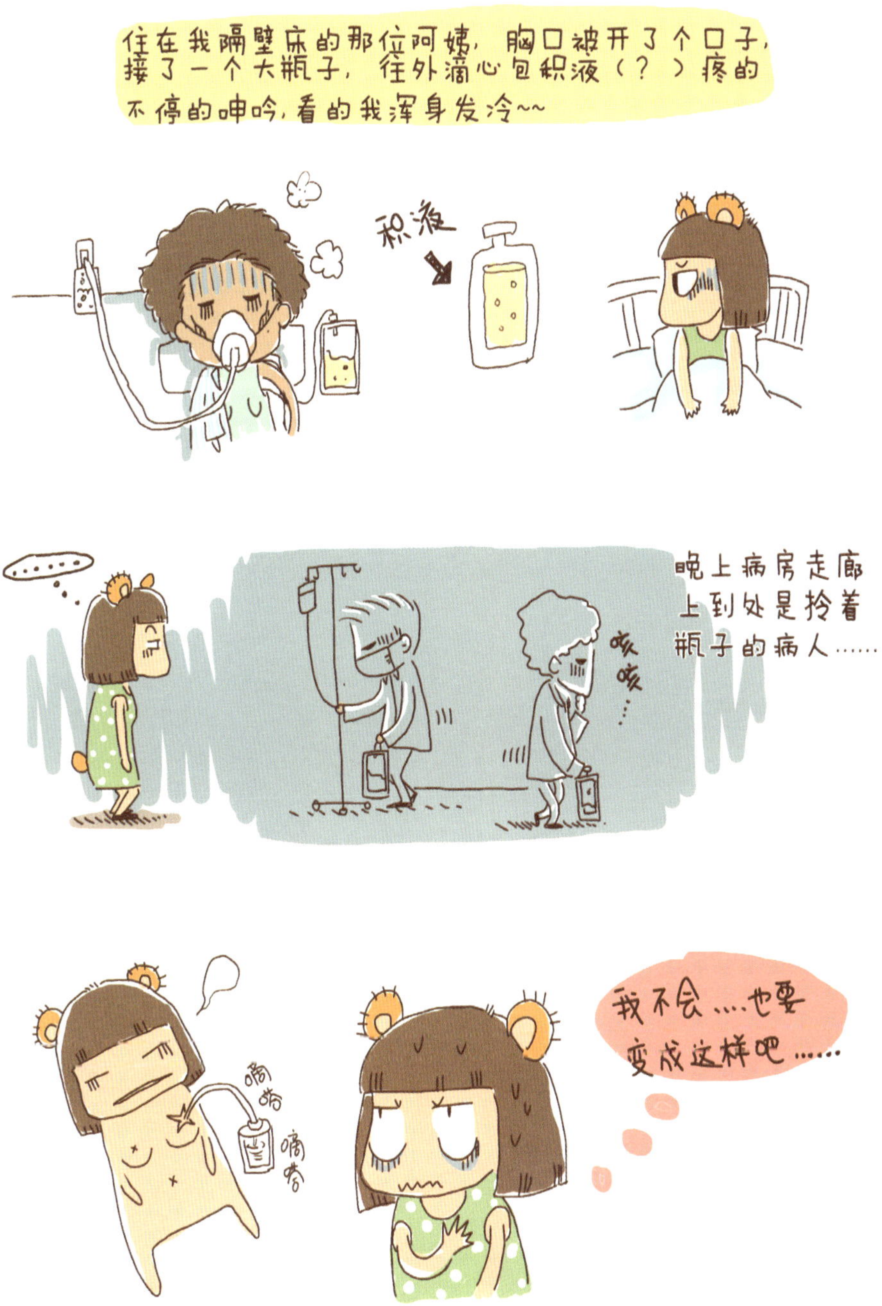
住在我隔壁床的那位阿姨，胸口被开了个口子，接了一个大瓶子，往外滴心包积液（？）疼的不停的呻吟，看的我浑身发冷~~
积液
晚上病房走廊上到处是拎着瓶子的病人……
咳咳……
嘀嗒
嘀嗒
我不会....也要变成这样吧……

要是以后胸口上有个大口子，怎么面对我未来的老公啊！！！！！！！我的脑内在呐喊……

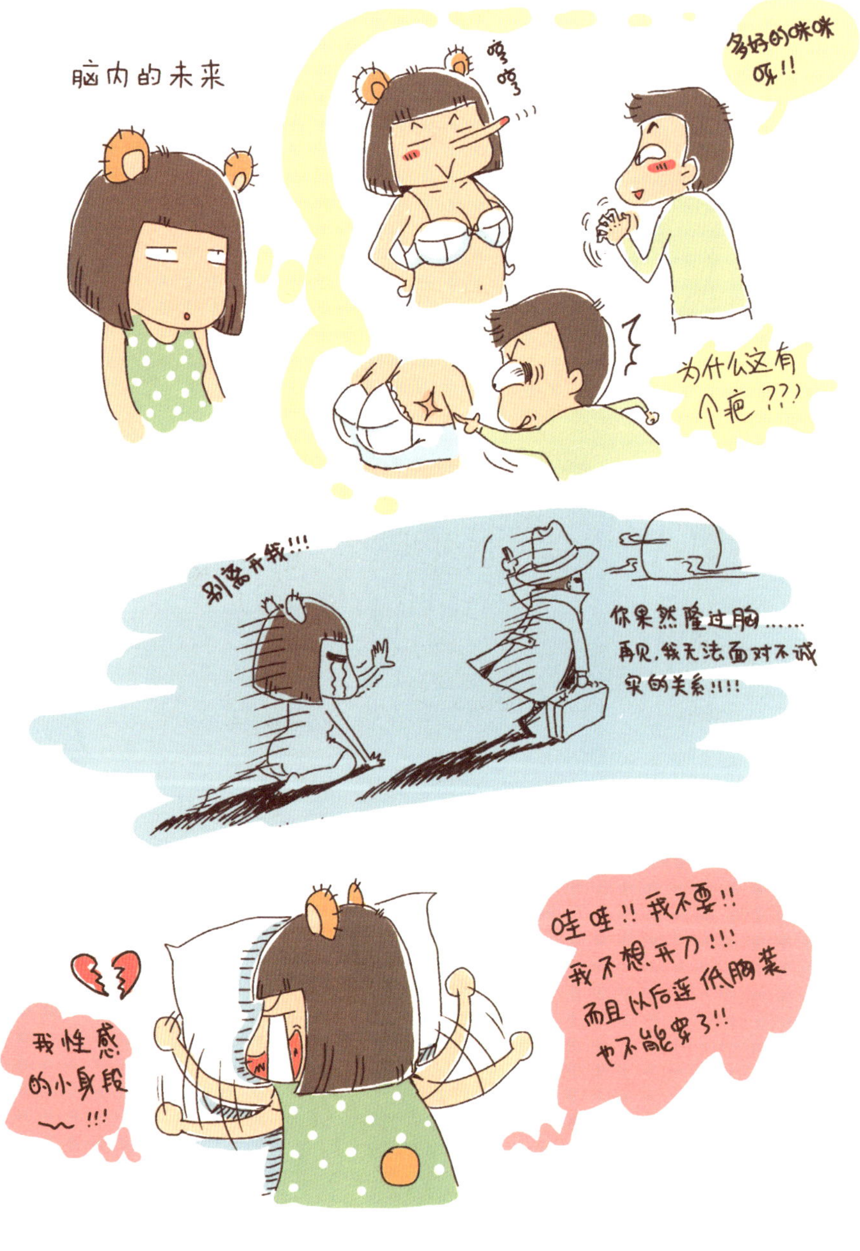

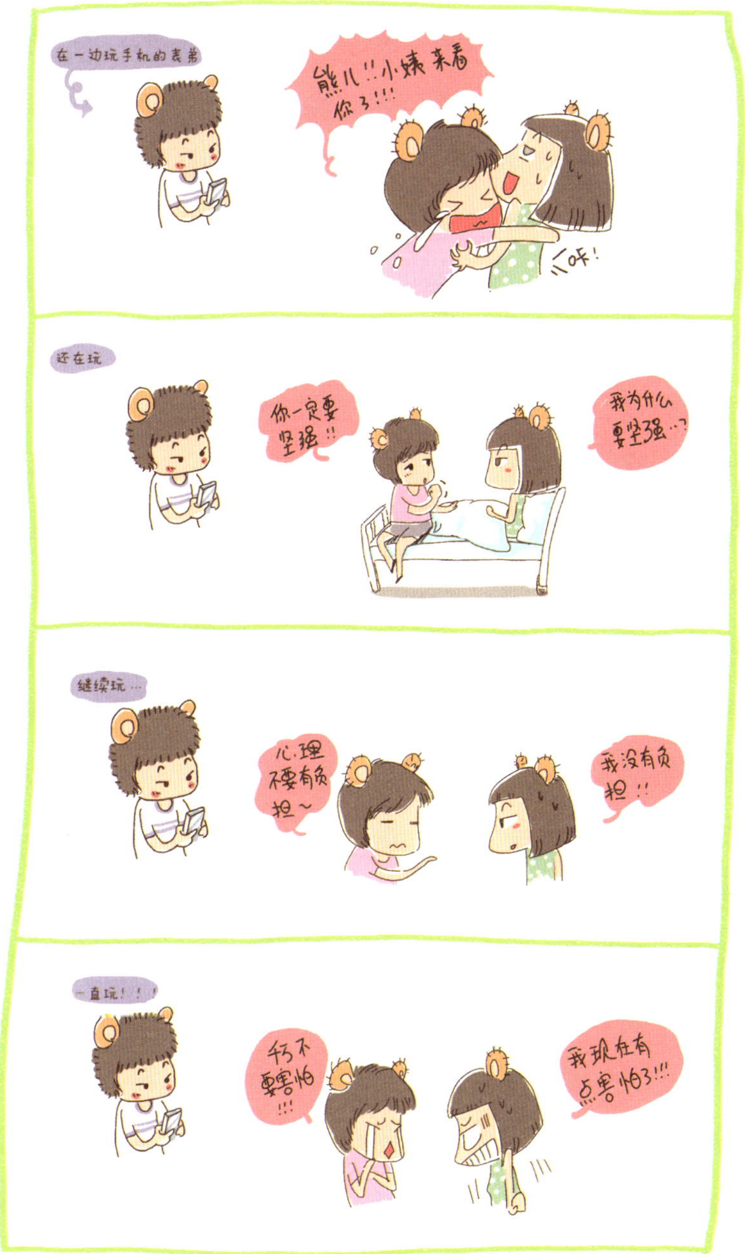
在一边玩手机的表弟
熊儿!!小姨来看你了!!!
吓!
还在玩
你一定要坚强!!
我为什么要坚强…?
继续玩…
心理不要有负担~
我没有负担!!
一直玩!!!
千万不要害怕!!!
我现在有点害怕了!!!

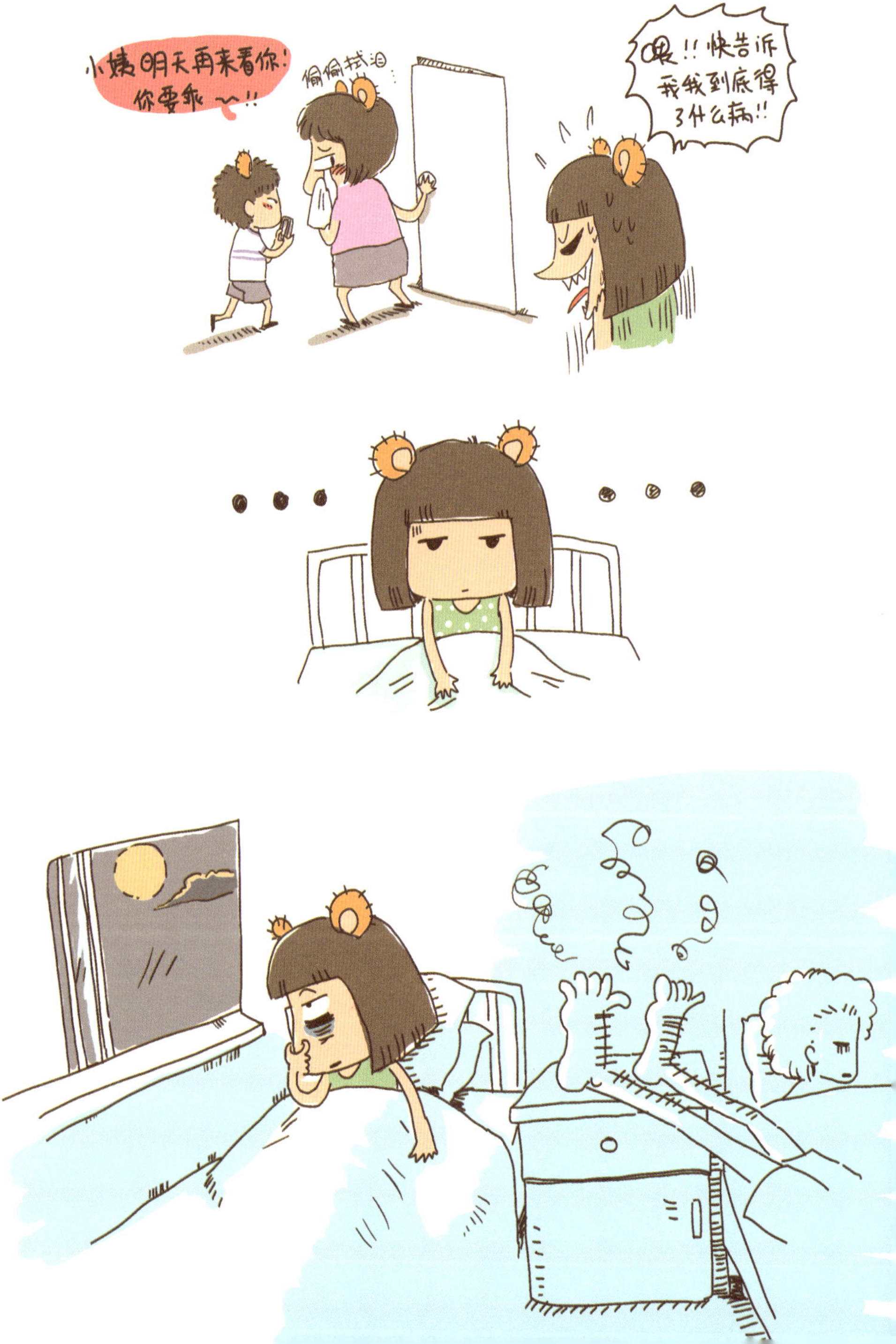
小姨明天再来看你！
你要乖~~!!
偷偷拭泪…
喂!! 快告诉我我到底得了什么病!!

第二篇

爸妈来了

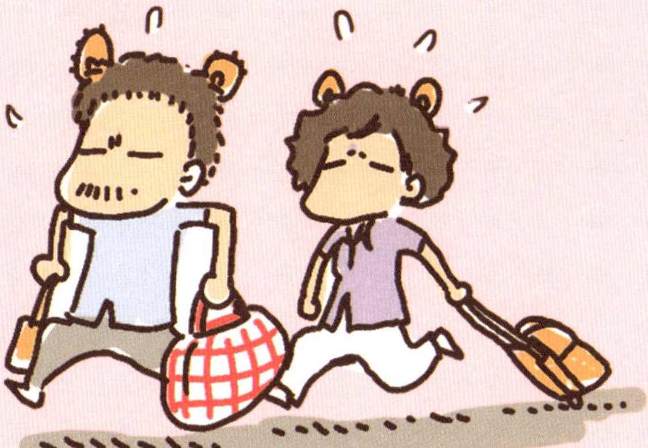

像我们这样常年在外讨生活的孩子，
对父母从来是报喜不报忧的~

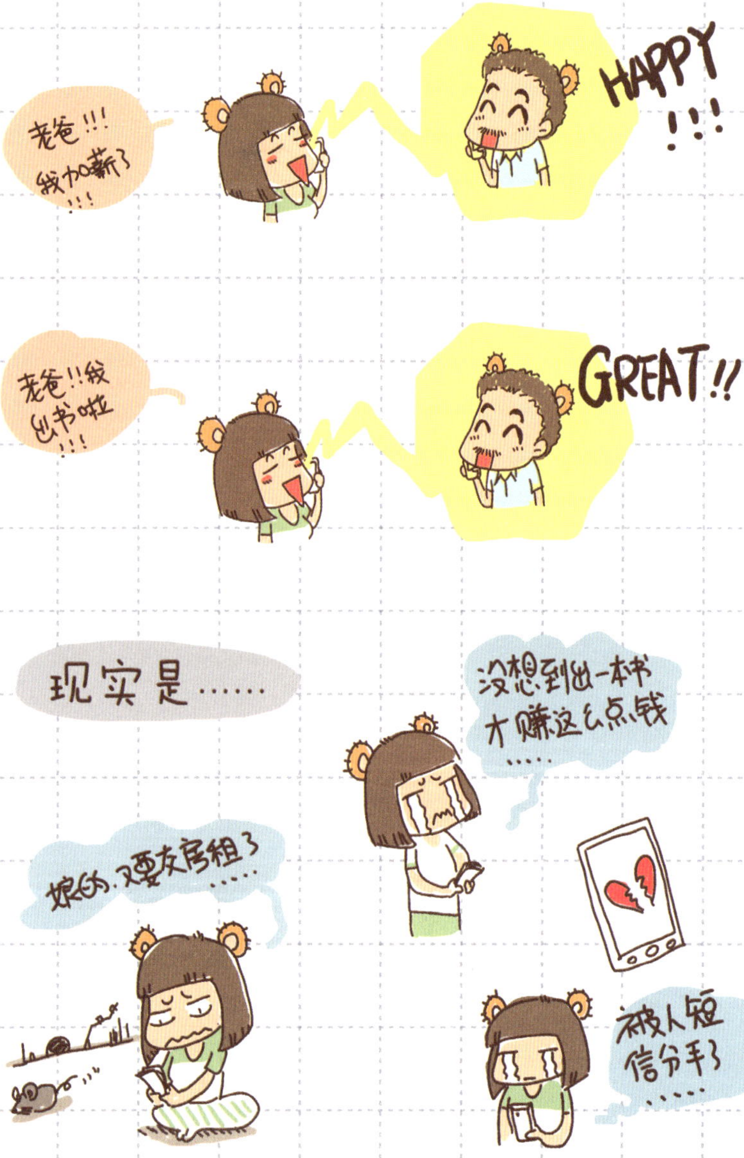

所以这次生病，我的第一反应也是不要告诉爹妈。

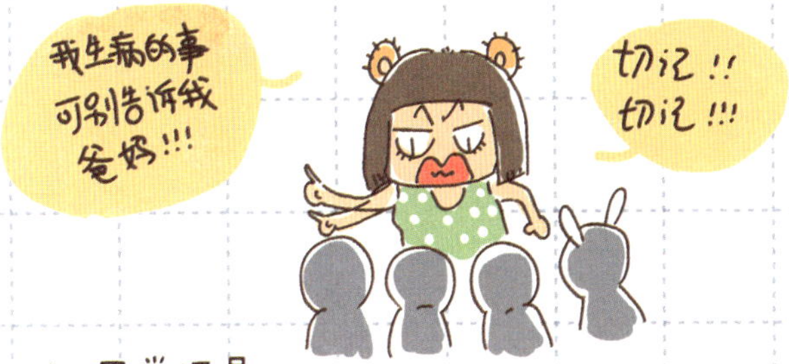

可是Jasmine同学还是背叛了我，偷偷给我爸打了电话。

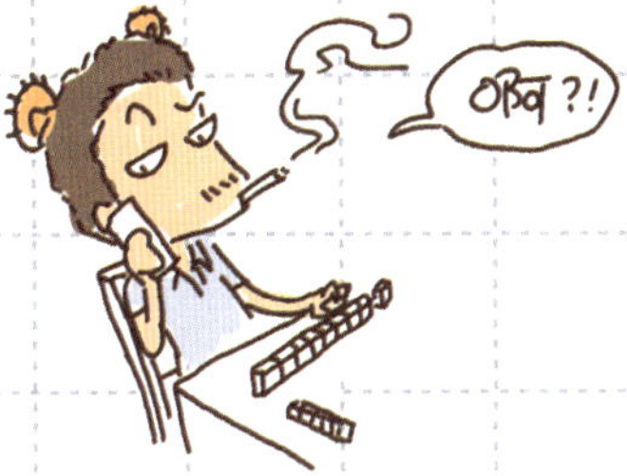

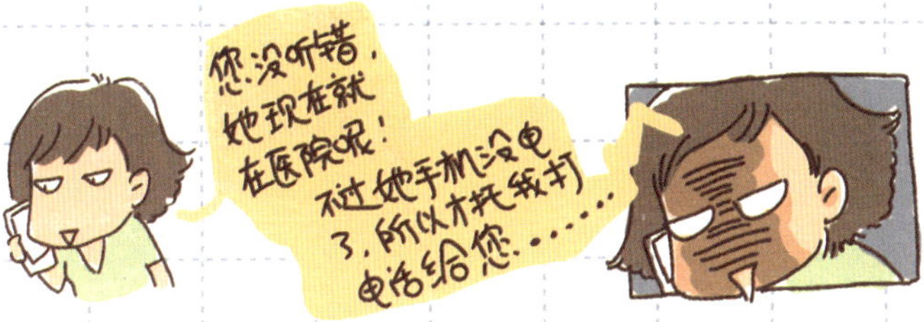

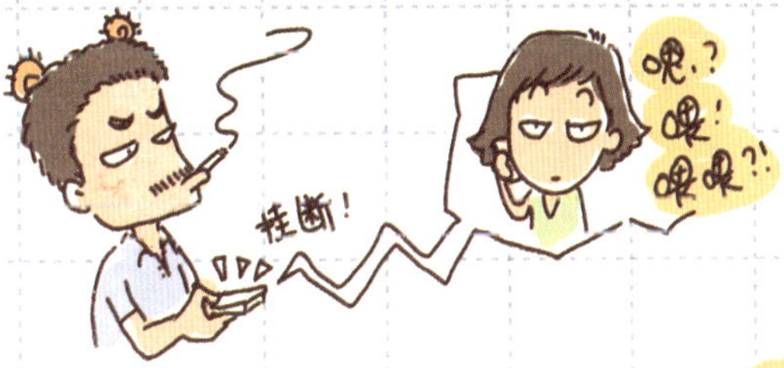

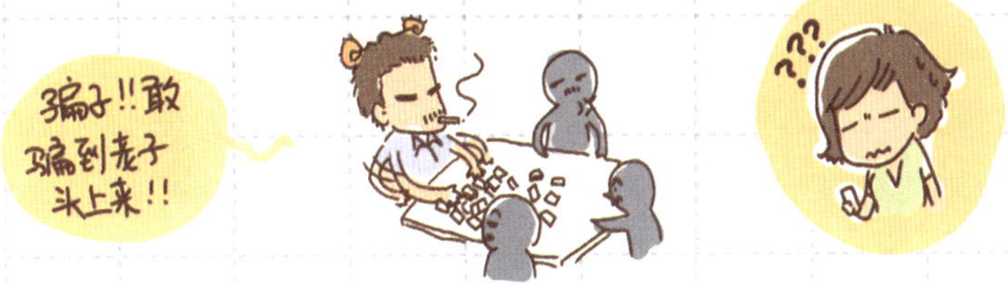

最终，小骗子Jasmine还是打给我妈妈，并把她讲信了。然后我妈又去讲信了我爸，而我的电话也终于充电开机…真是无巧不成书！

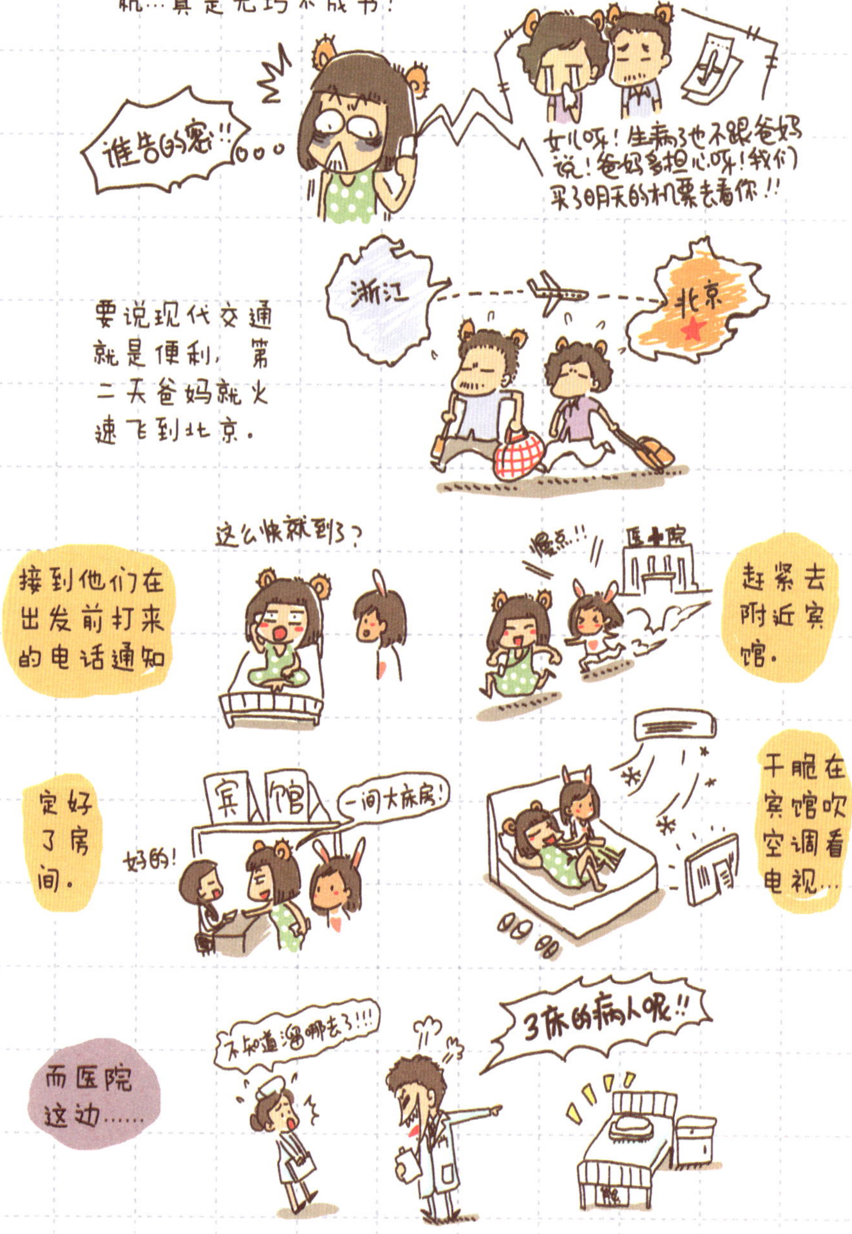

于是乎我在宾馆接见了第二批亲友团

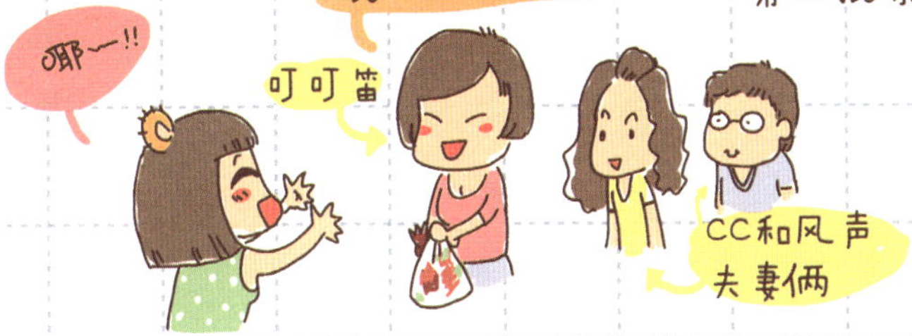

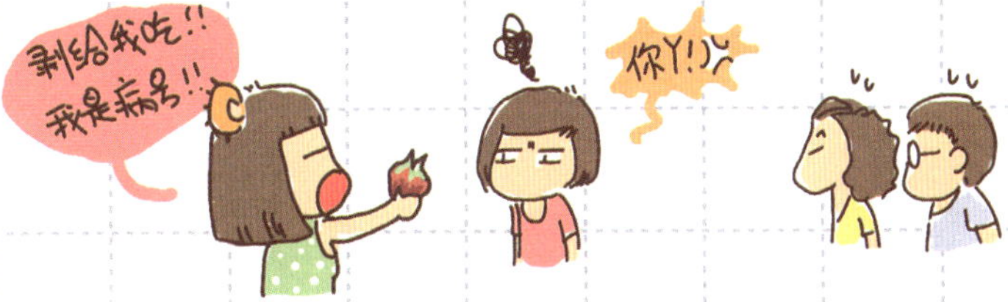

吃饱喝足后，一帮人浩浩荡荡的回医院，梁医生都快崩溃了……

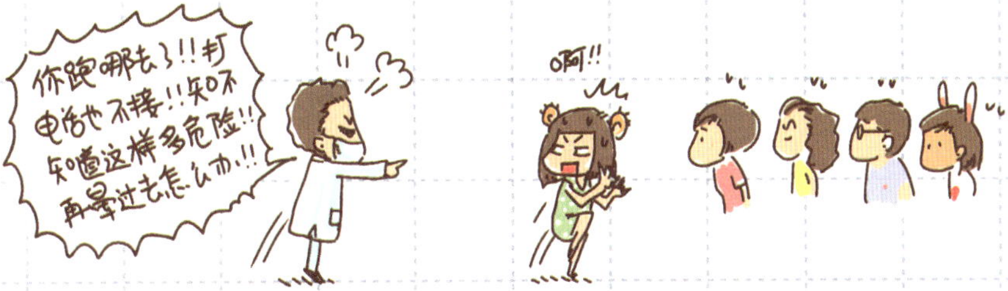

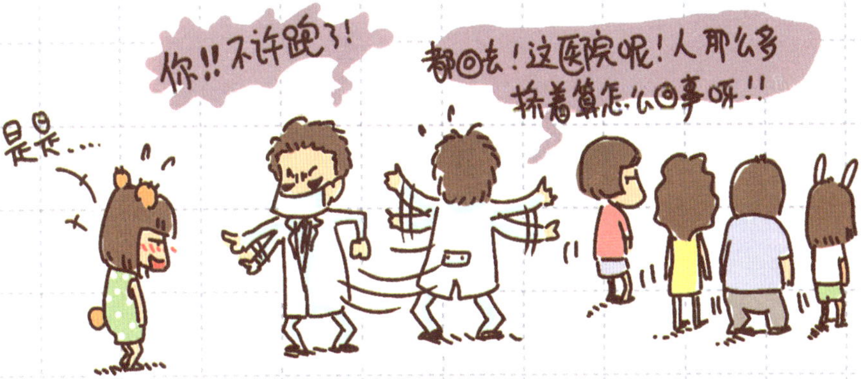

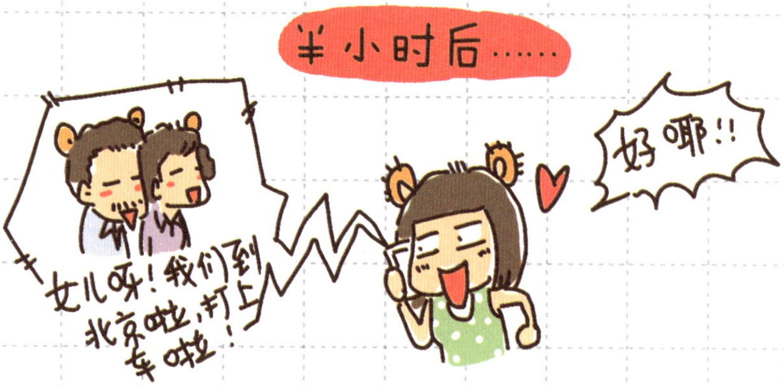
半小时后……
女儿呀！我们到北京啦，打上车啦！
好哪!!

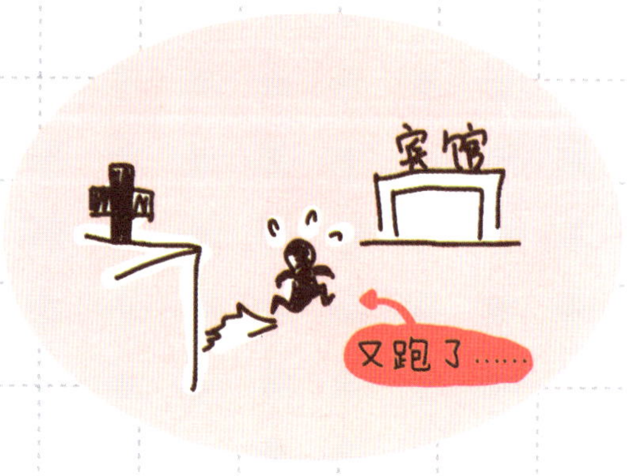
宾馆
又跑了……

第三篇

我所不知道的危机

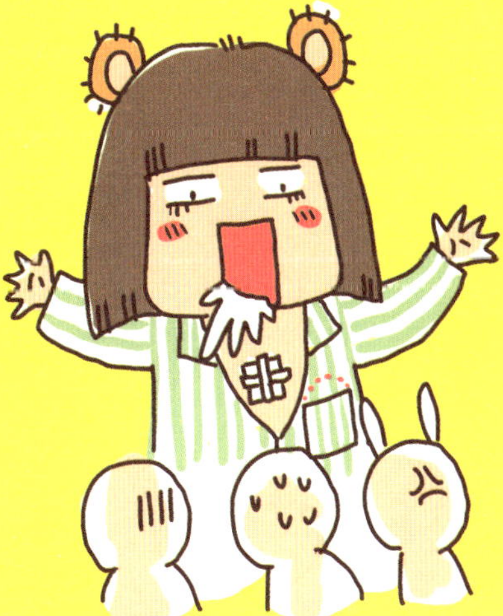

胸腔穿刺

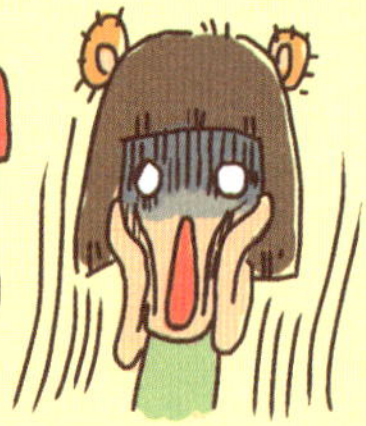

嘘嘘什么的都是小事，真正要面对的恐怖来了！

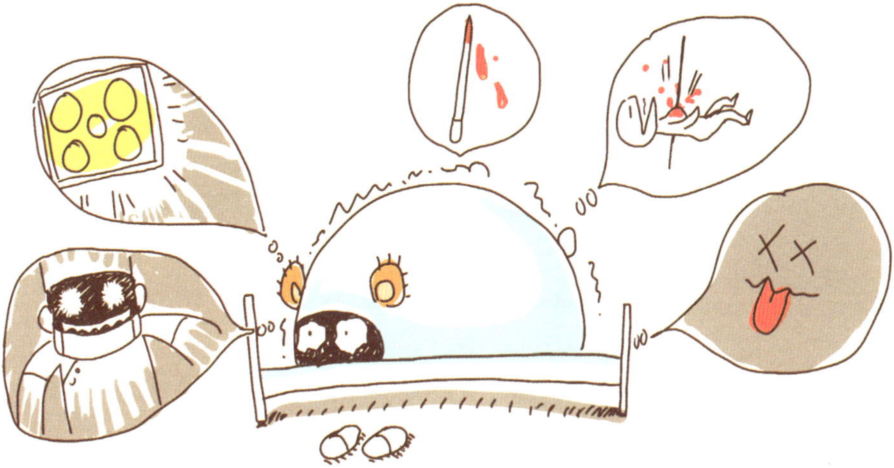

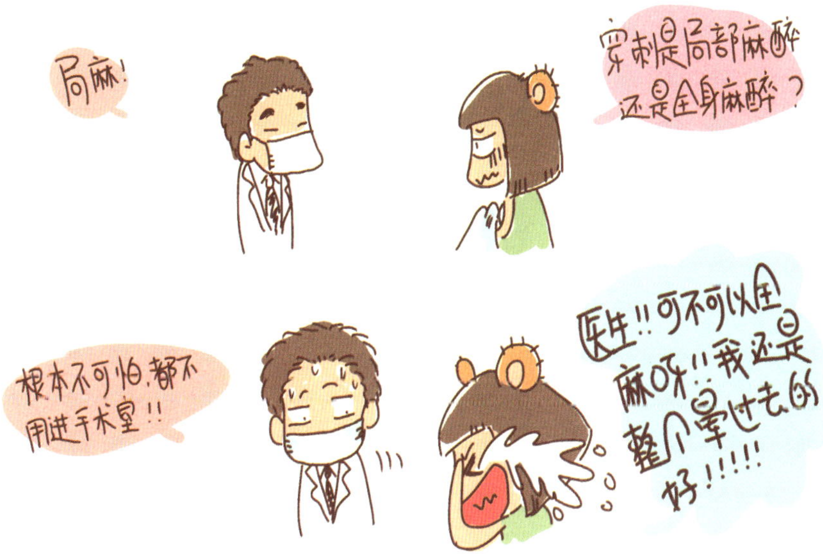
穿刺是局部麻醉还是全身麻醉?
局麻!
根本不可怕,都不用进手术室!!
医生!!可不可以全麻呀!!我还是整个晕过去的好!!!!!

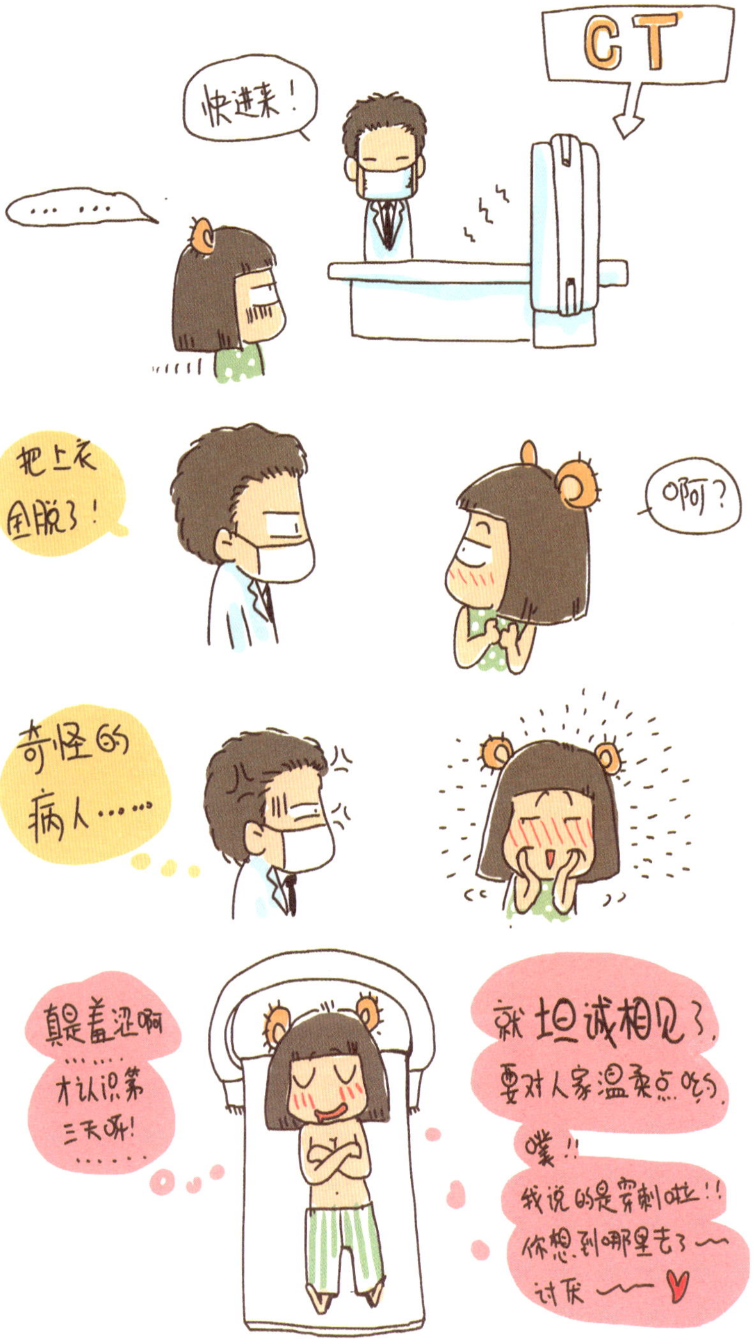
CT
快进来！
……
把上衣全脱了！
啊？
奇怪的病人……
真是羞涩啊……才认识第三天呀！……
就坦诚相见了，要对人家温柔点哟。
噗！！
我说的是穿刺啦！！你想到哪里去了～讨厌～

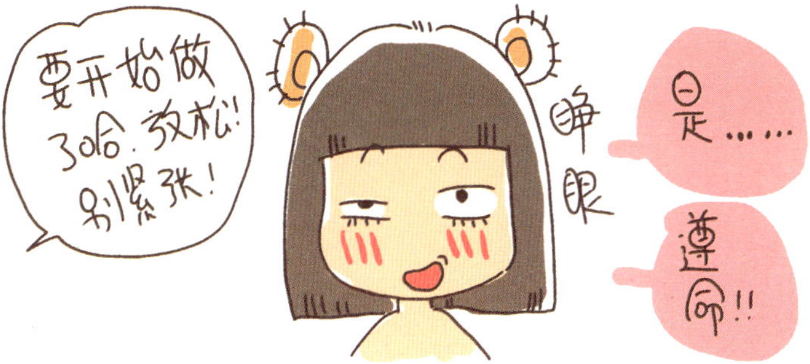
要开始做了哈，放松！
别紧张！
睁眼
是……
遵命!!

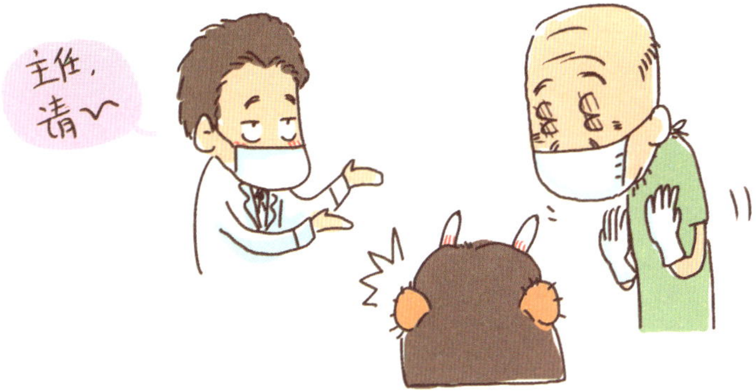
主任，
请~

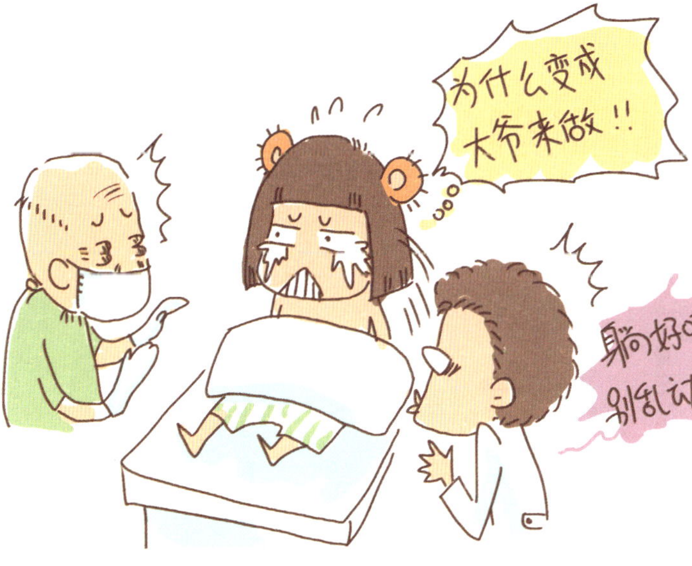
为什么变成
大爷来做!!
躺好呀!!
别乱动!!!

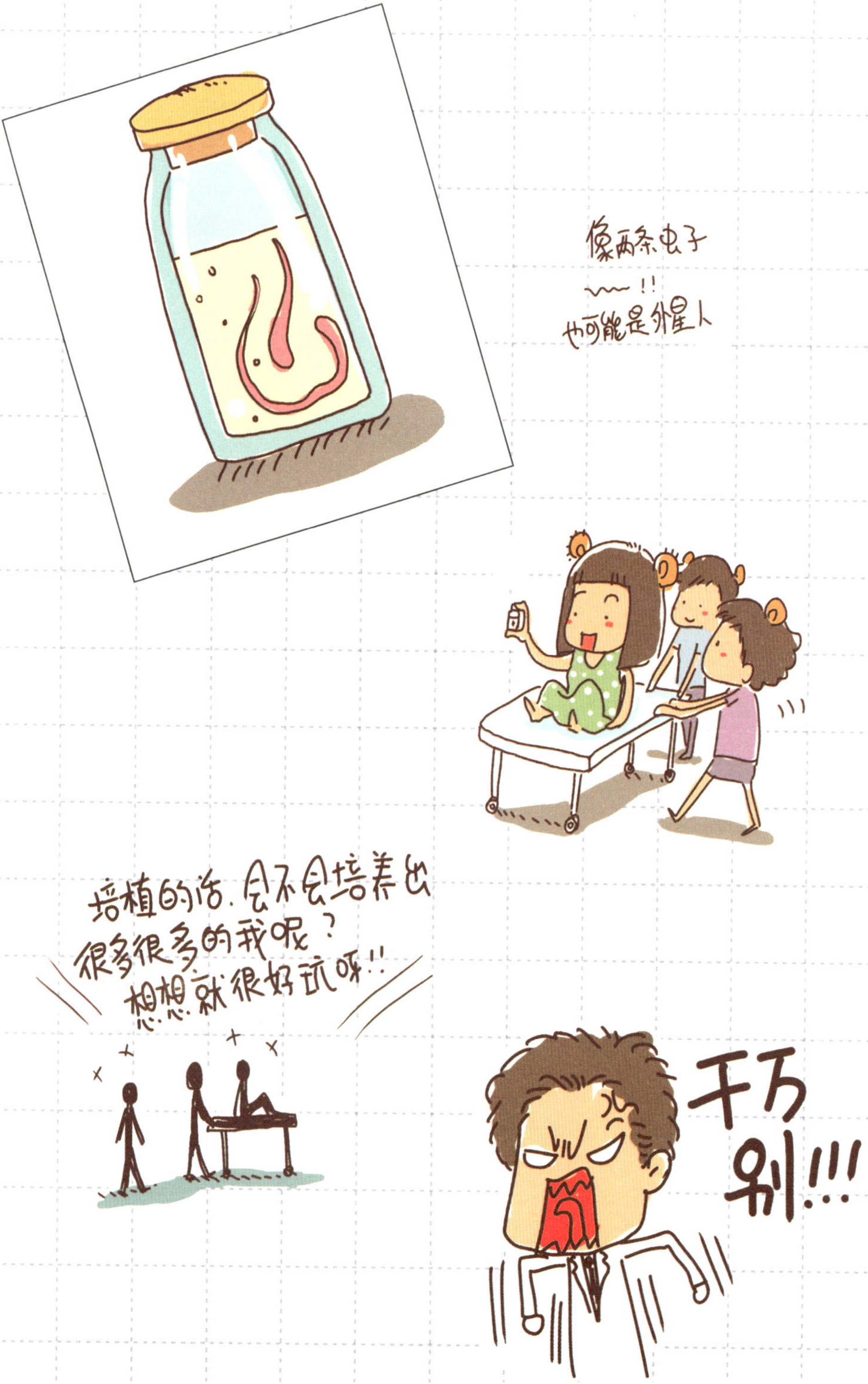
像两条虫子~~!!
也可能是外星人
培植的话.会不会培养出很多很多的我呢?
想想就很好玩呀!!
千万别!!!

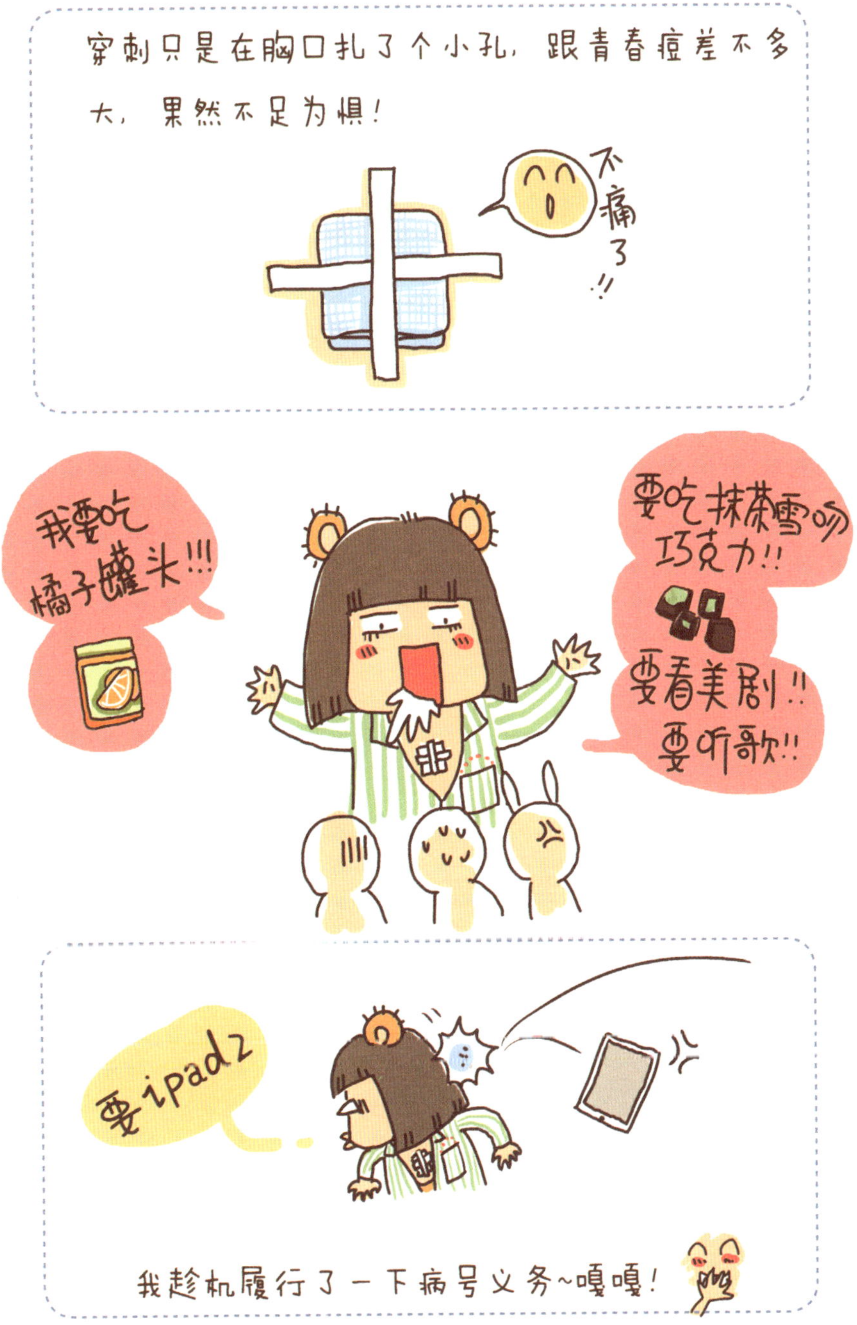
穿刺只是在胸口扎了个小孔，跟青春痘差不多大，果然不足为惧！
不痛了!!
我要吃橘子罐头!!!
要吃抹茶雪吻巧克力!!
要看美剧!!
要听歌!!
要ipad2
我趁机履行了一下病号义务~嘎嘎！

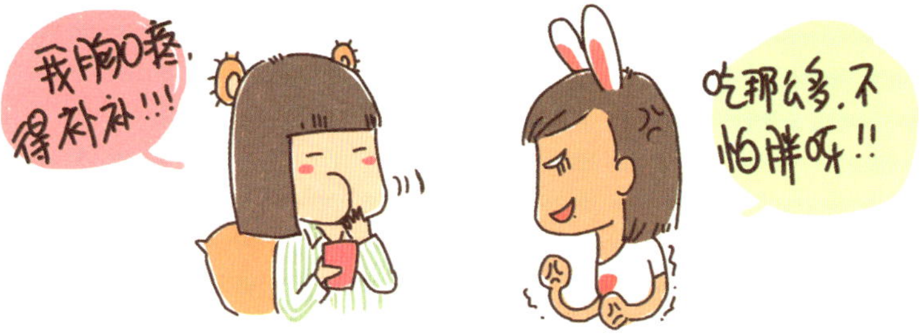

而我不知道的是，病情比我所知的严重的多。

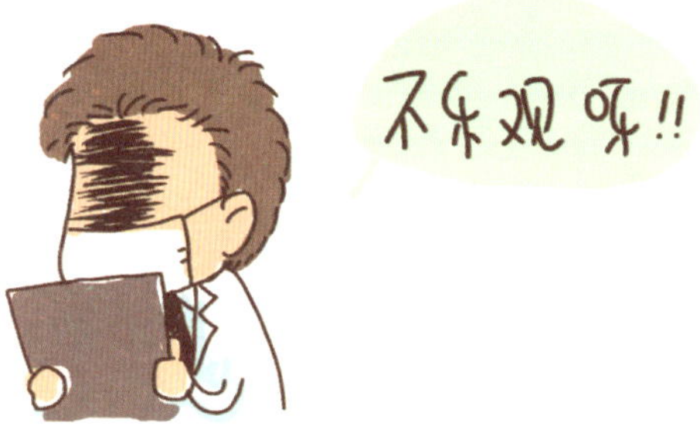

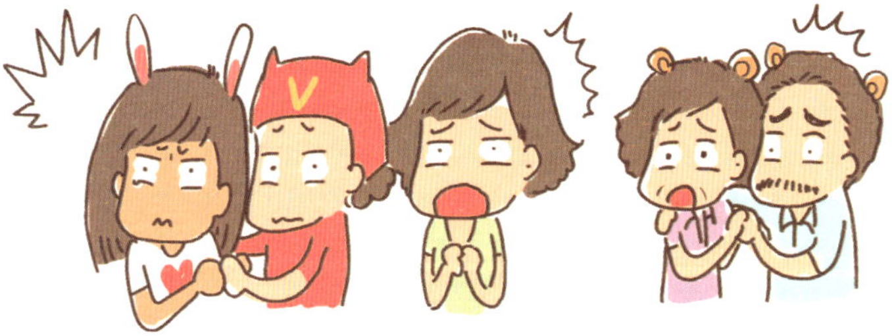

在我的CT片里显示的是有一个巨大的肿物，
大概是12×10×7，比心脏还大！！！

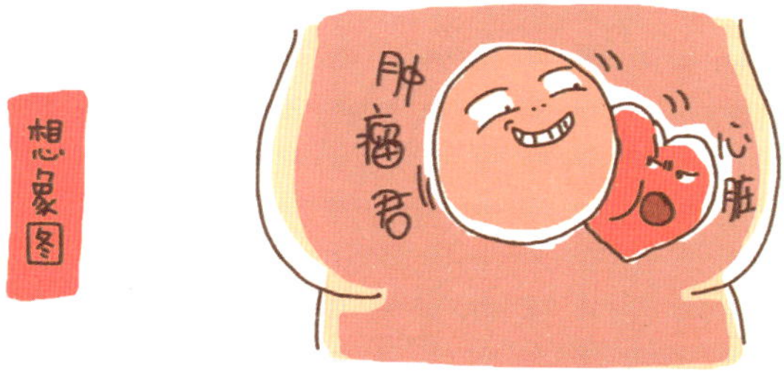

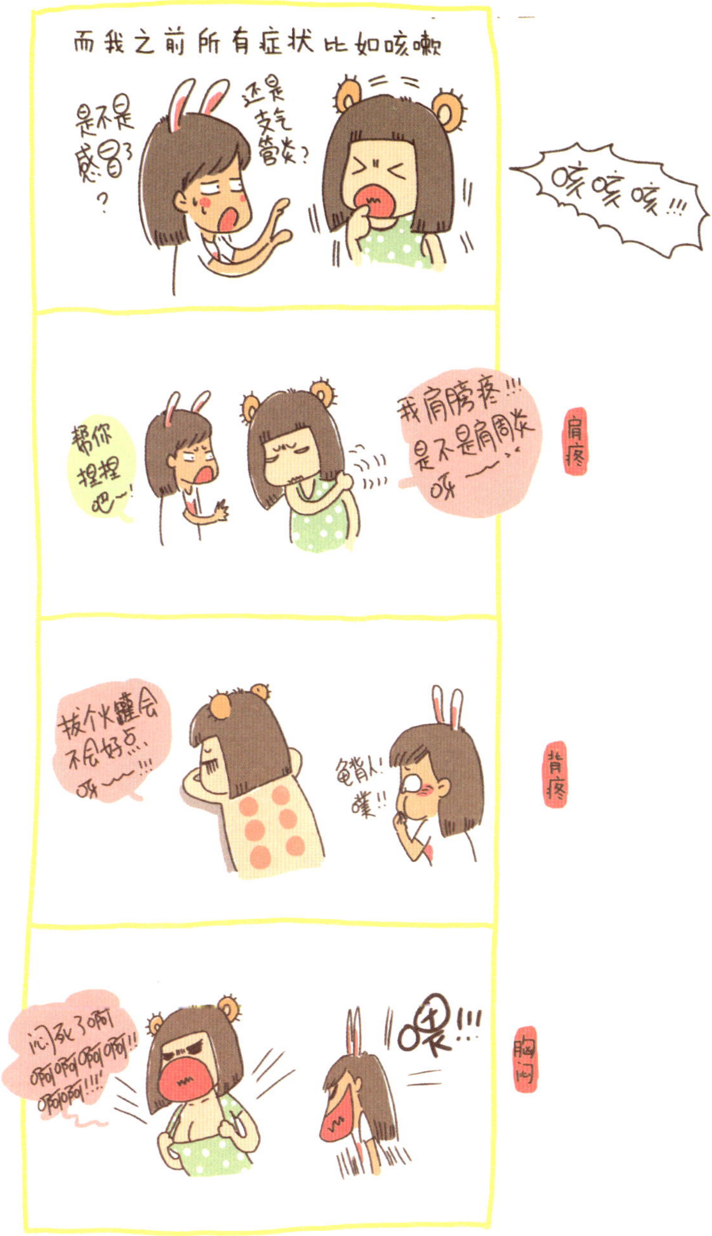

而我之前所有症状比如咳嗽
是不是感冒？
还是支气管炎？
咳咳咳!!!
帮你捏捏吧~!
我肩膀疼!!! 是不是肩周炎呀~~
肩疼
拔个火罐会不会好点呀~~!!!
龟背! 噗!!
背疼
闷死了啊啊啊啊啊!!! 啊啊啊!!!
喂!!!
胸闷

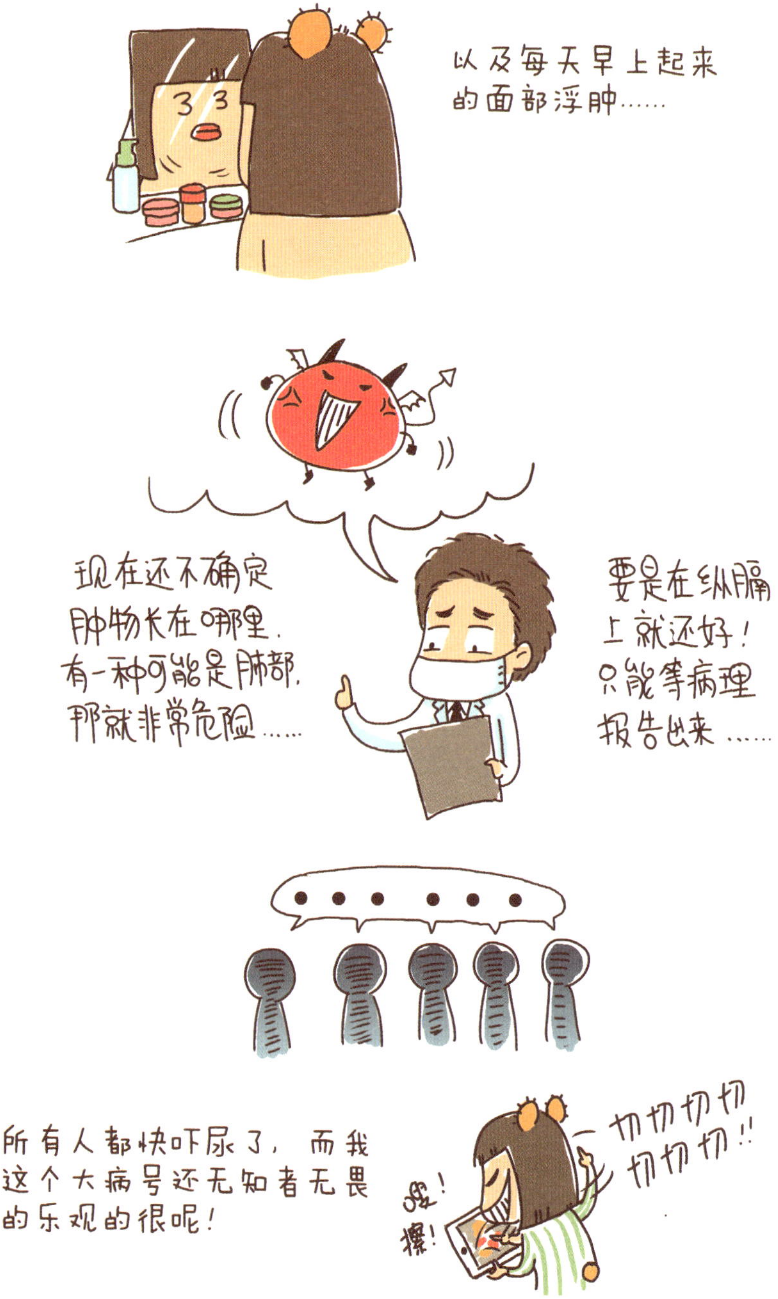
以及每天早上起来
的面部浮肿……
现在还不确定
肿物长在哪里，
有一种可能是肺部，
那就非常危险……
要是在纵膈
上就还好！
只能等病理
报告出来……
……
所有人都快吓尿了，而我
这个大病号还无知者无畏
的乐观的很呢！
切切切切
切切切！！
嘿！
擦！

第四篇

妈妈的手好温暖

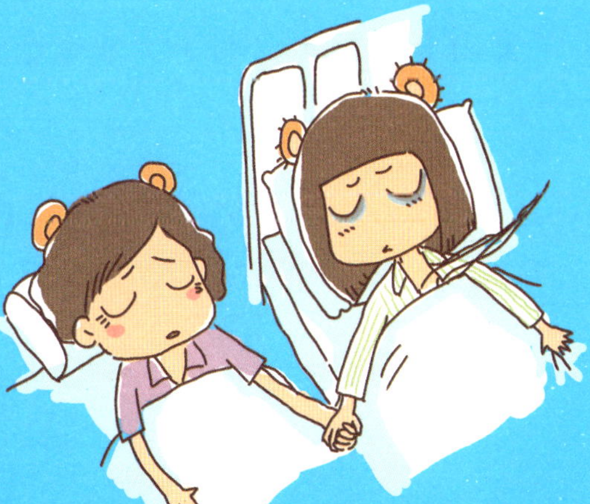

我对得病这件事一直没有太在意，倒不是因为我心理素质高，而是还没感受到疾病的可怕。

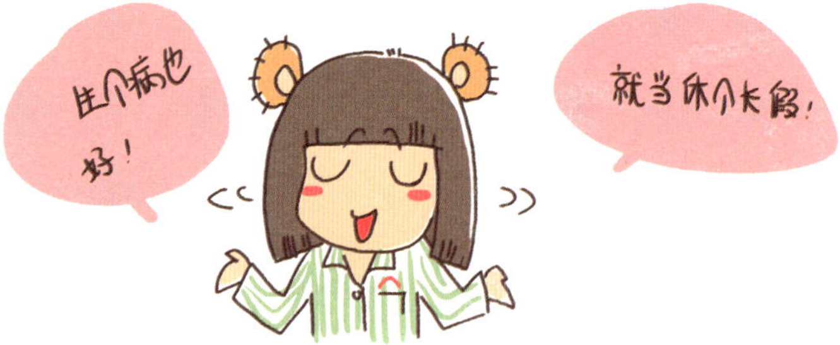

症状虽然明显，但是没有电视里演的痛苦。

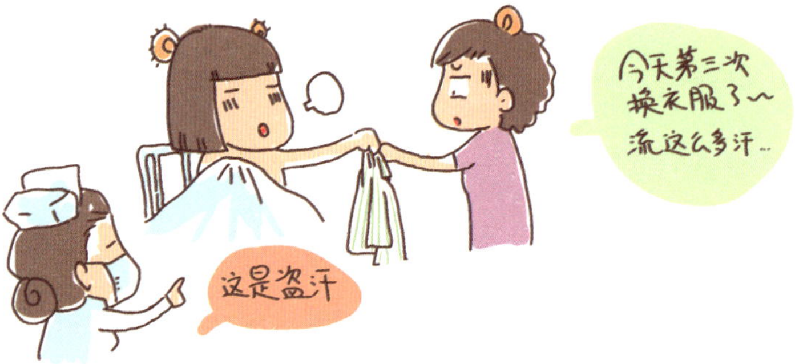

最难受的就是咳嗽了，但咳着咳着也就习惯了……

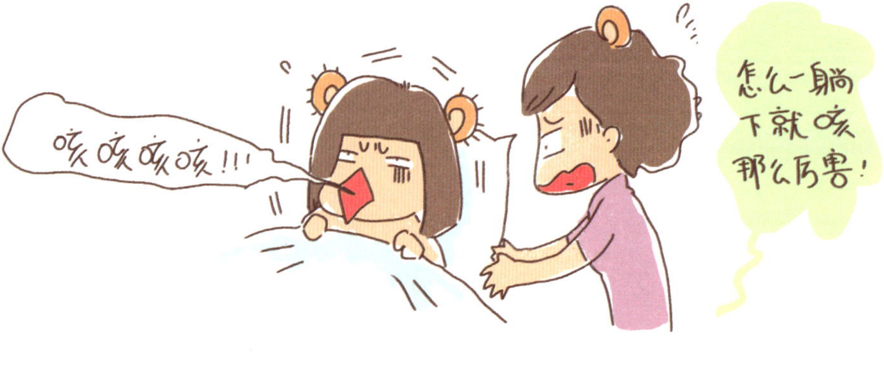

在妈妈陪床的第一个晚上，我终于领教了肿瘤君的厉害……

一开始只是普通的肩背酸。

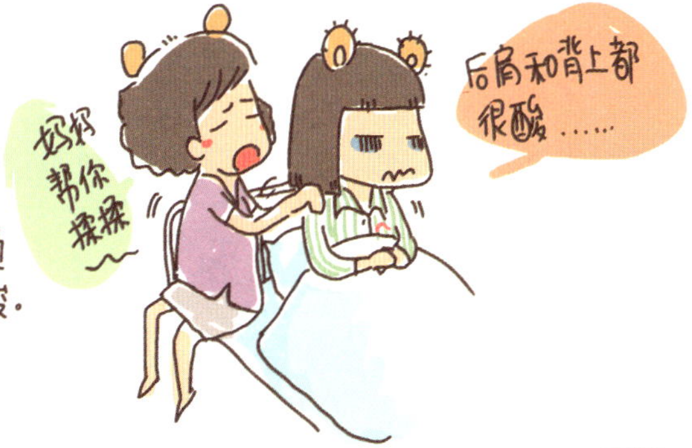

突然就剧痛起来。

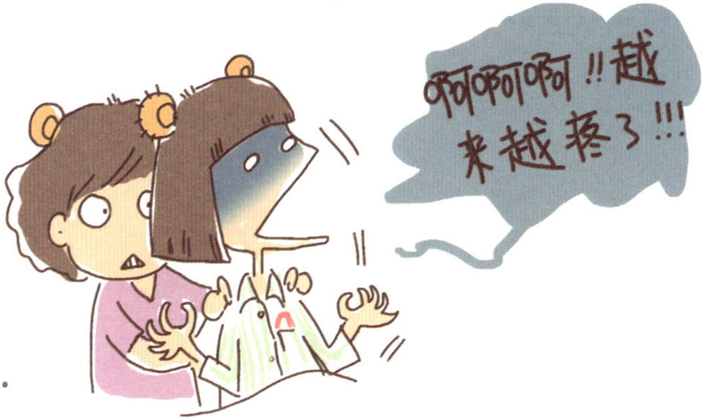

就像是有人把手伸进我胸口使劲捏我的心脏一样……

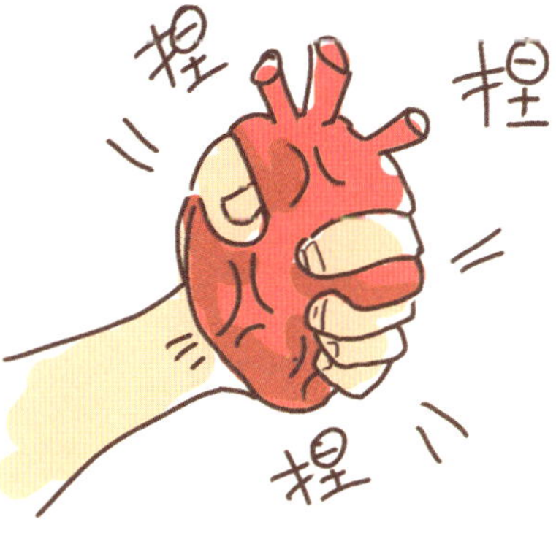

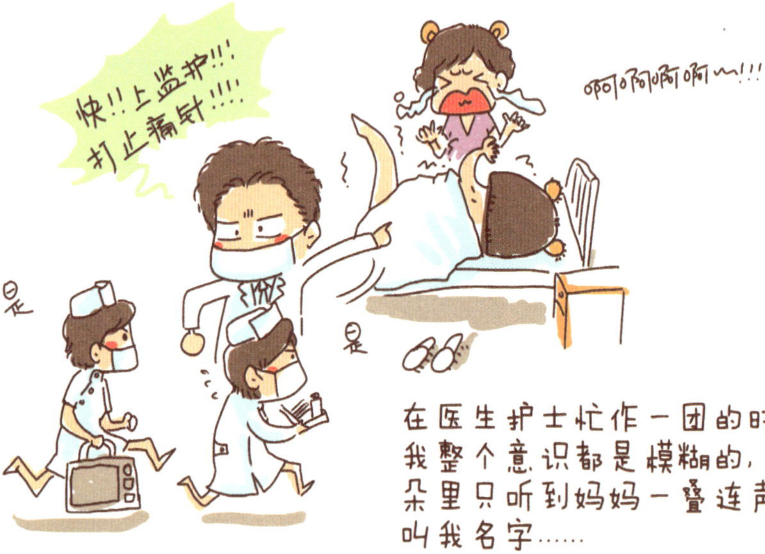

在医生护士忙作一团的时候，我整个意识都是模糊的，耳朵里只听到妈妈一叠连声的叫我名字……

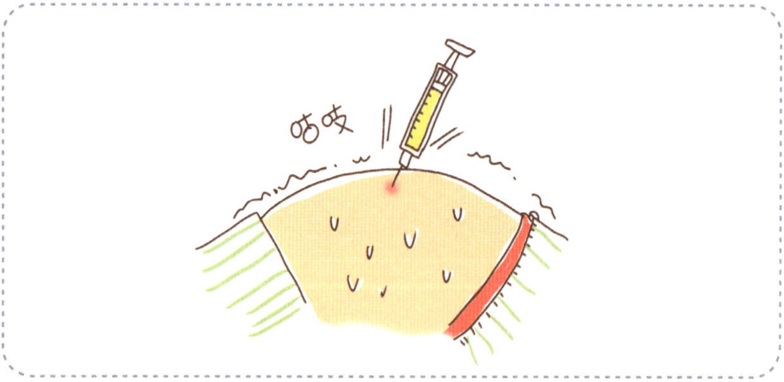

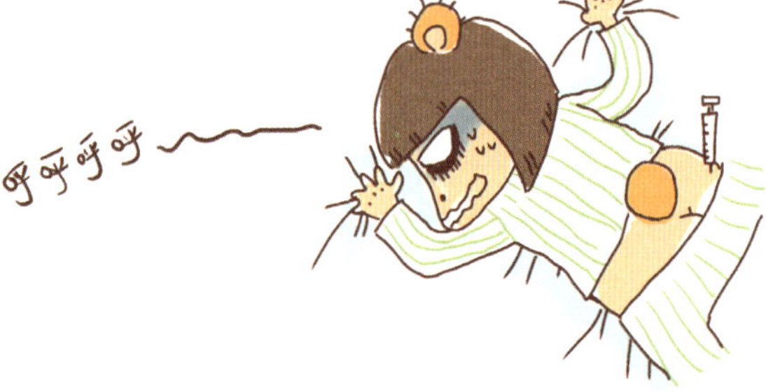

折腾了大半夜才慢慢平静下来…这是我有生以来第一次经历了一场死去活来的疼痛……

上了监控，我就
彻底不能也不敢
下床了。

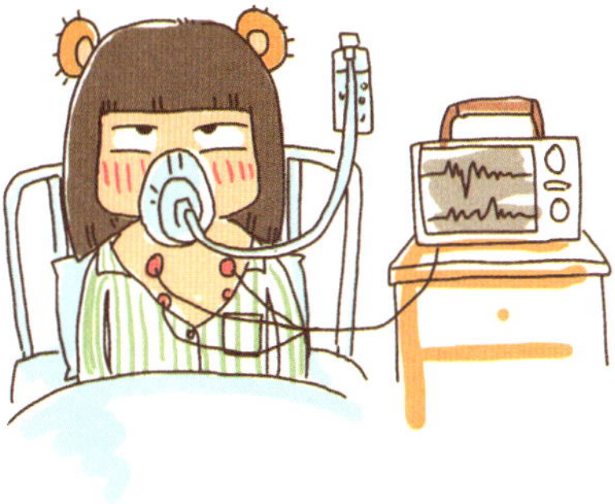

妈妈担心的一夜没睡，所以第二天就换
艾米陪床。

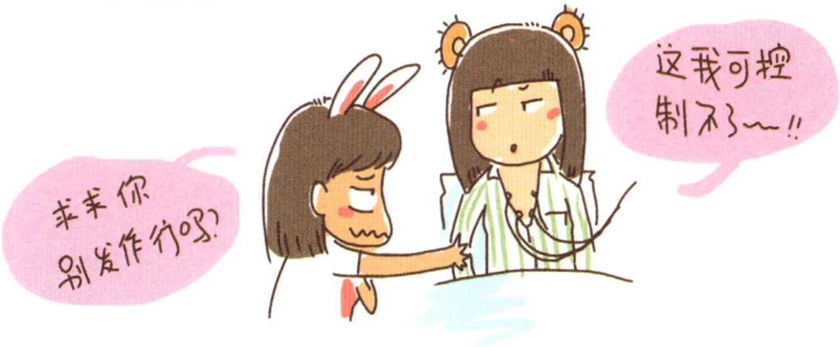

竟一夜没事

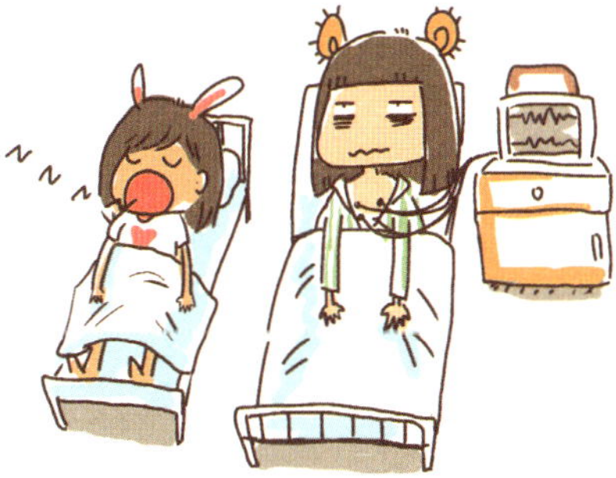

第三天换老妈陪，
就又发作了，
我这是跟
我妈过不去啊~~！！

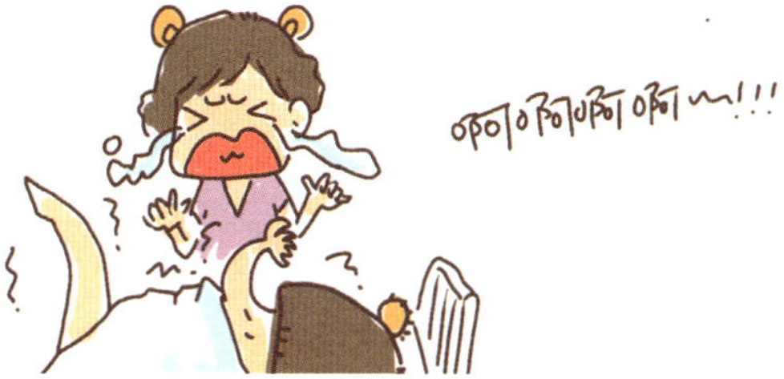

不知道大家小时候和妈妈睡觉时有没有什么特别的癖好。

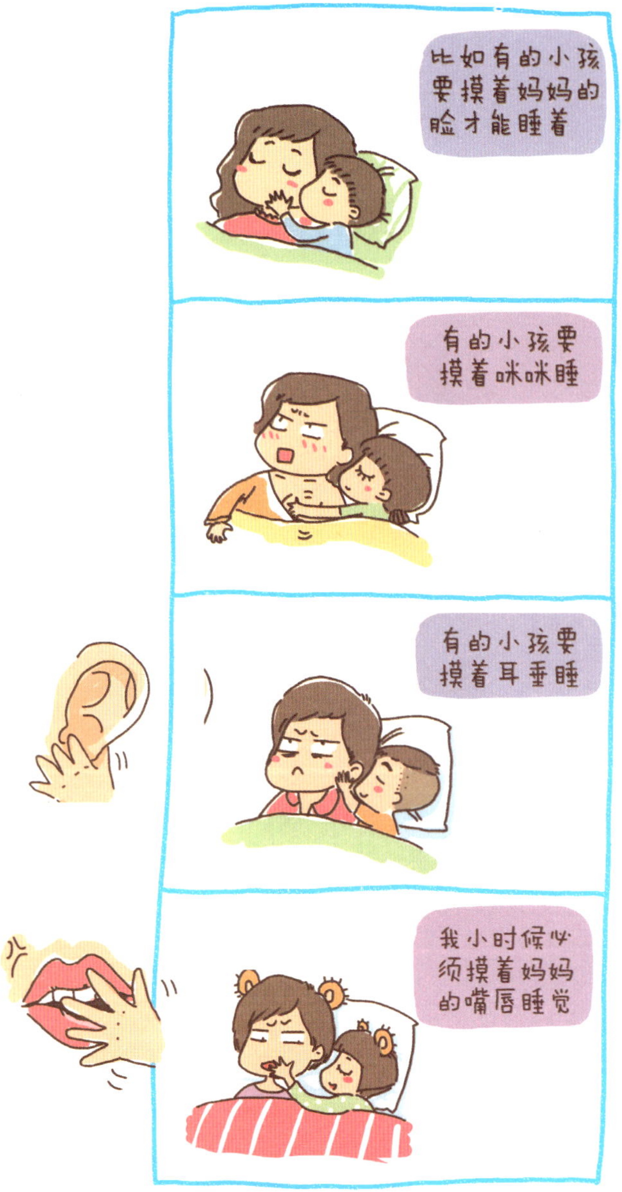

可长大后基本很少跟老妈睡了，就算非常偶尔一起睡，也各据床的一边，分开老远。

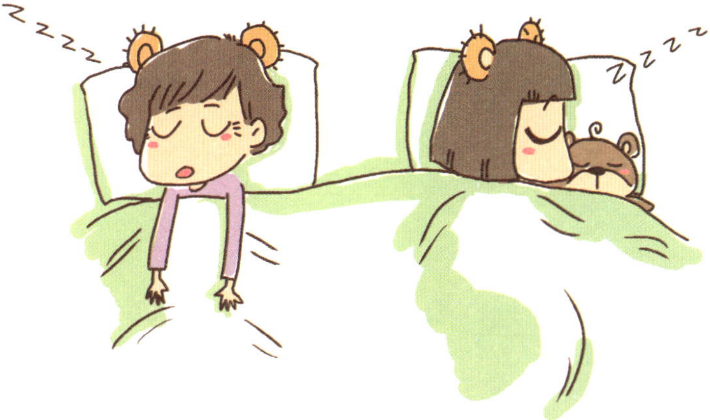

我妈常感叹我长大后就不跟爹娘亲了。

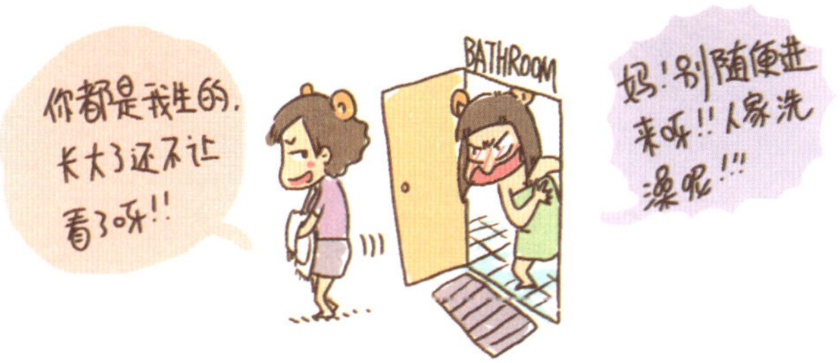

我也以为长大后就不会依赖妈妈了，可是……

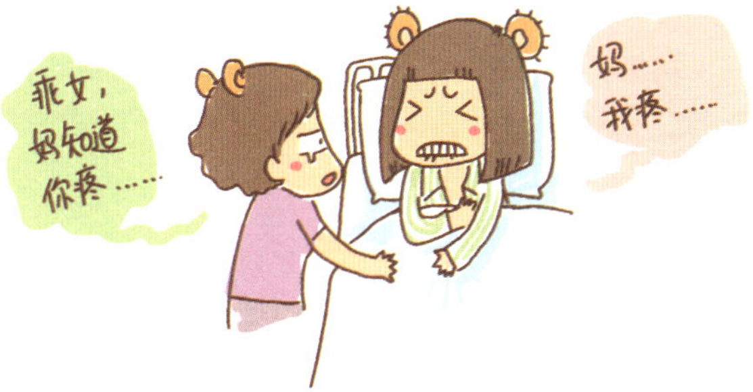

在发病后特痛苦的那几天晚上，我却一定要牵着妈妈的手才能入睡。

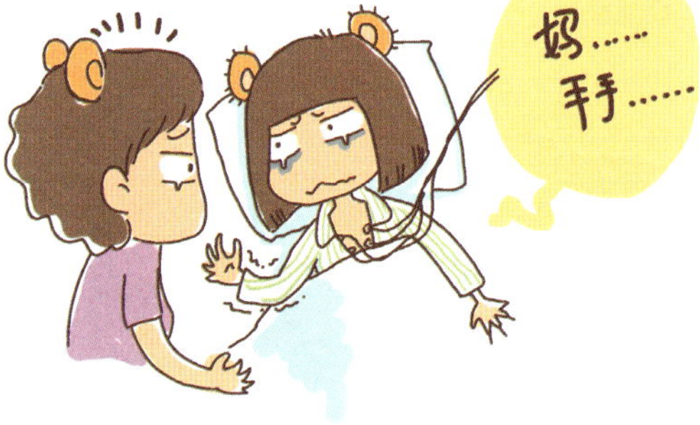

老妈的手温暖粗糙，却是让我安然入睡的慰藉……

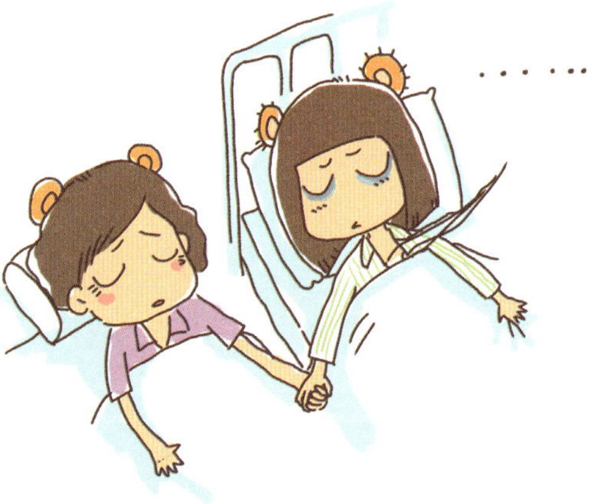

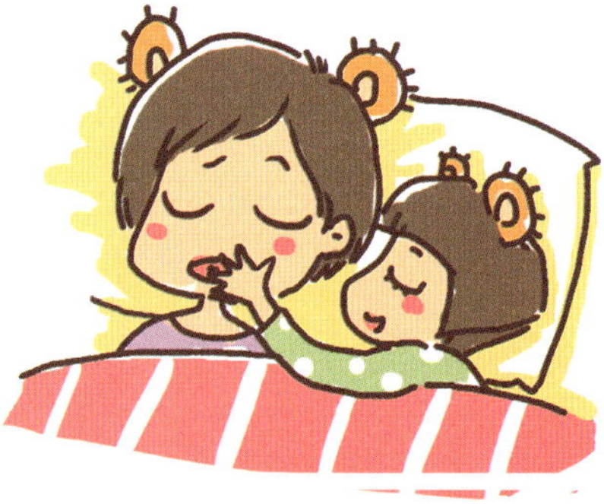

就像小时候摸着妈妈的嘴唇入睡一样安心……

第五篇

拜拜胸外科，拜拜医生

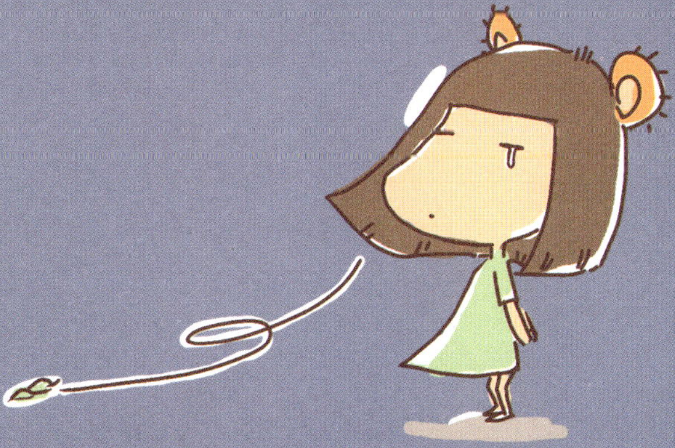

白天不发作的时候就还好，我也有精神调戏医生护士^_^

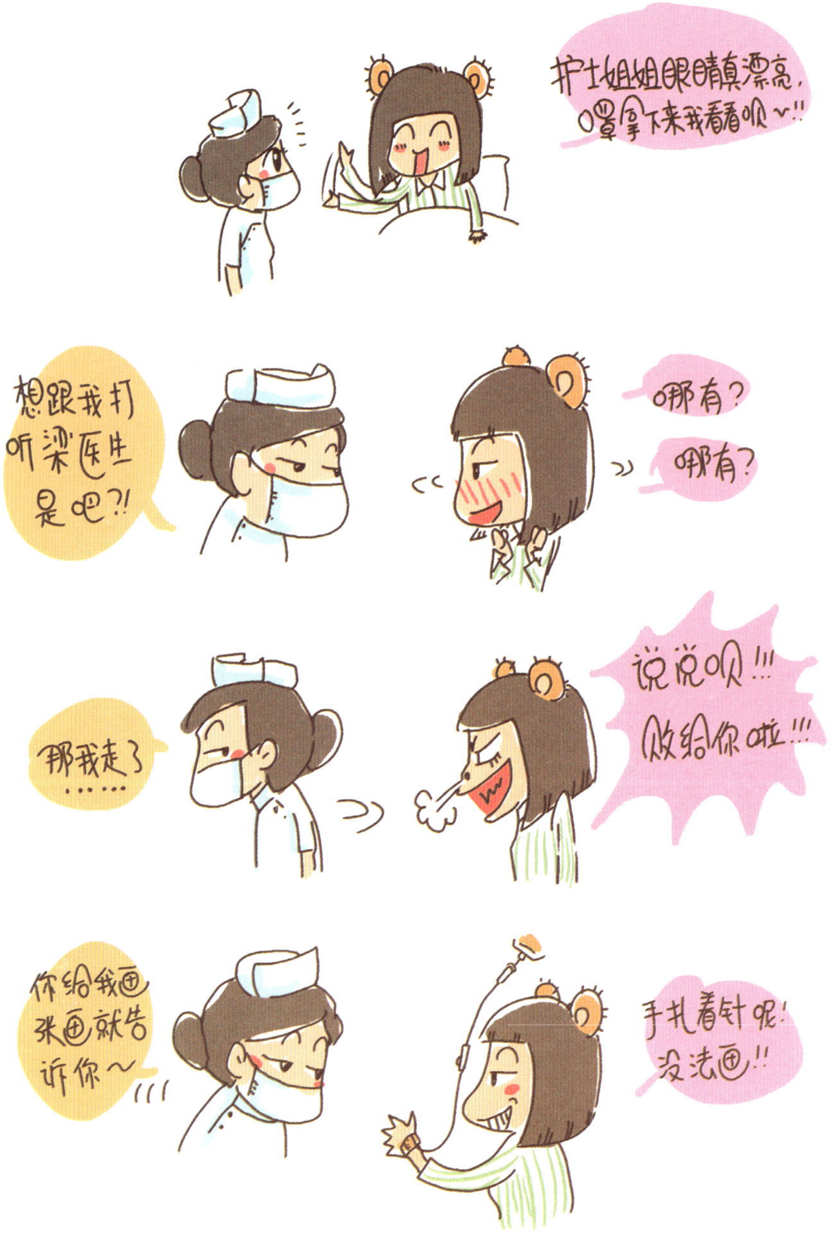

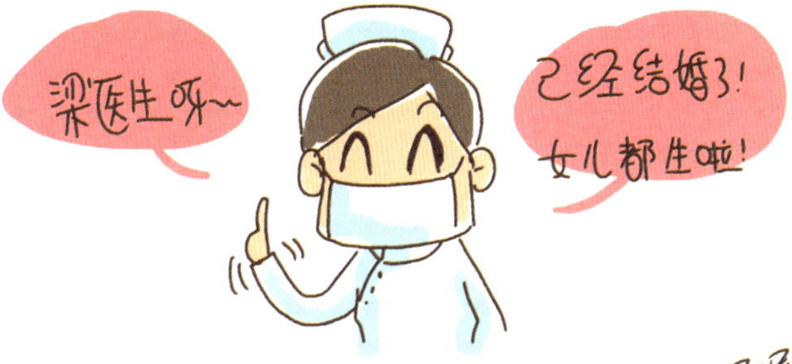

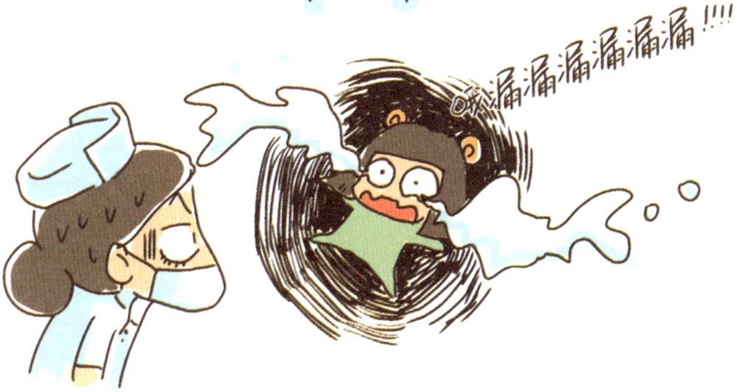

好男人都有主了……残念……

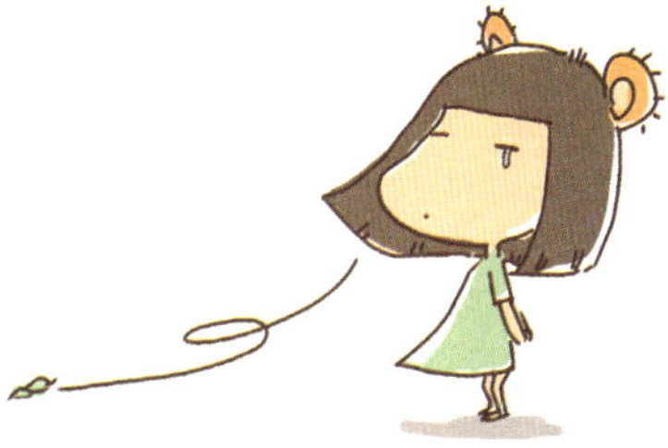

没两天我的诊断书就下来了，梁医生兴高采烈的把我转手给了血液科的—郭医生.

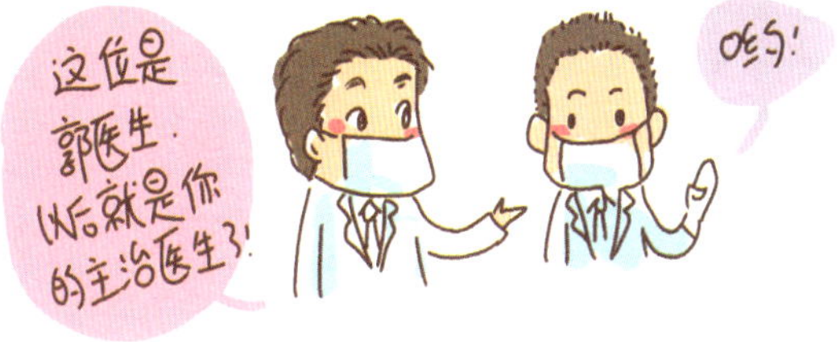

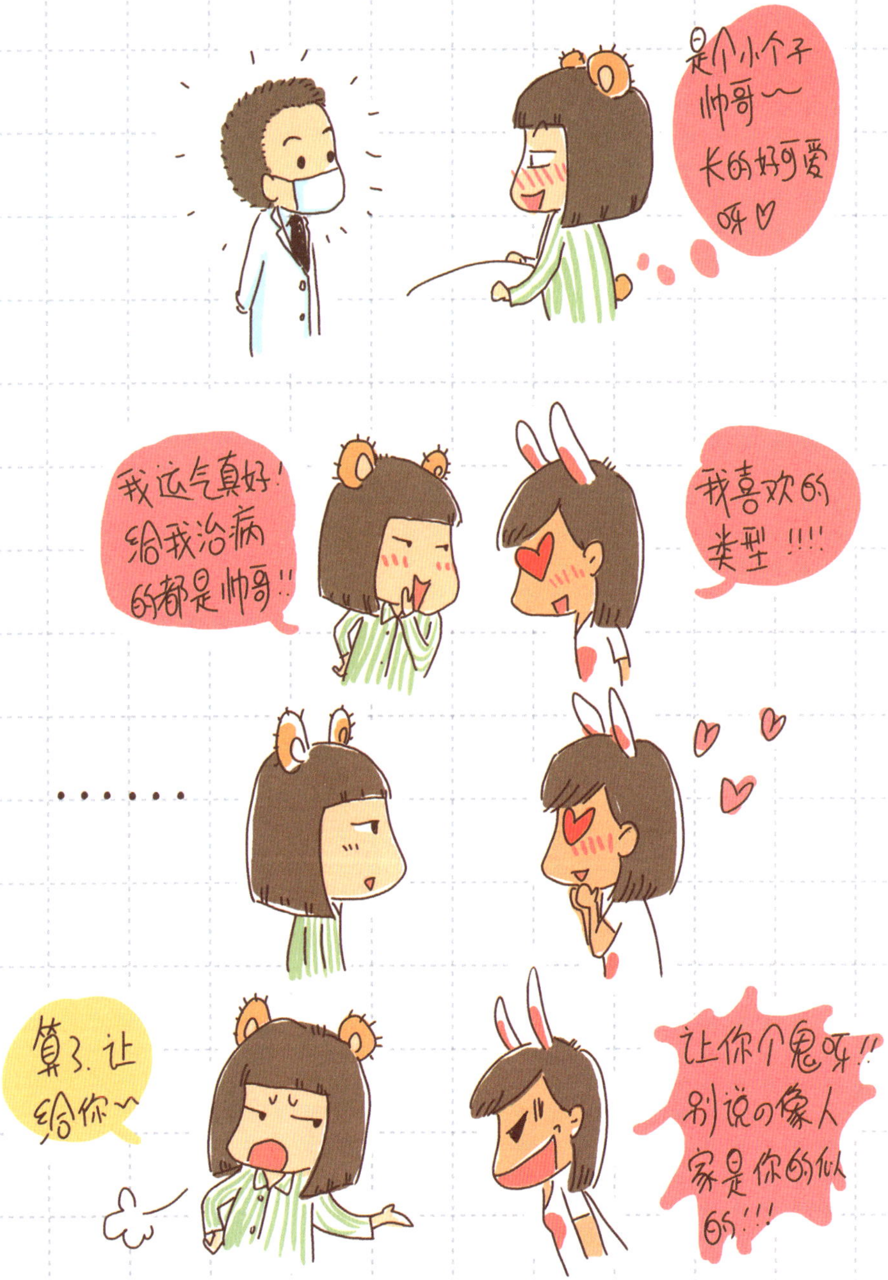
是个小个子帅哥~长的好可爱呀♡
我运气真好！给我治病的都是帅哥！！
我喜欢的类型！！！！
·······
算了.让给你~
让你个鬼呀!!别说の像人家是你的似的!!!

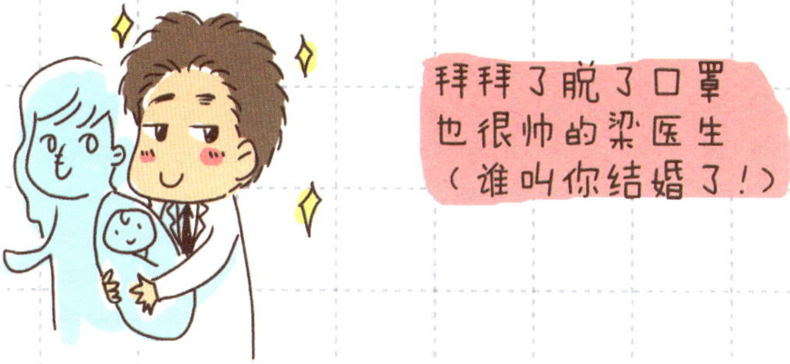
拜拜了脱了口罩
也很帅的梁医生
（谁叫你结婚了！）

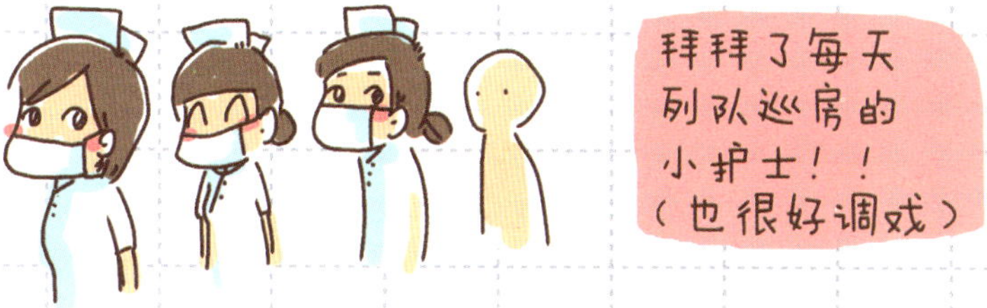
拜拜了每天
列队巡房的
小护士！！
（也很好调戏）

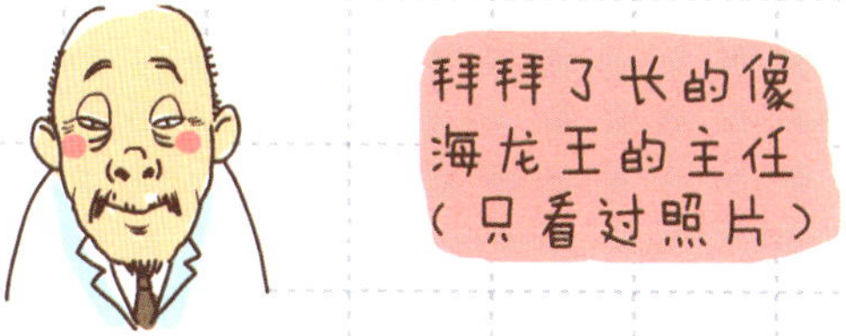
拜拜了长的像
海龙王的主任
（只看过照片）

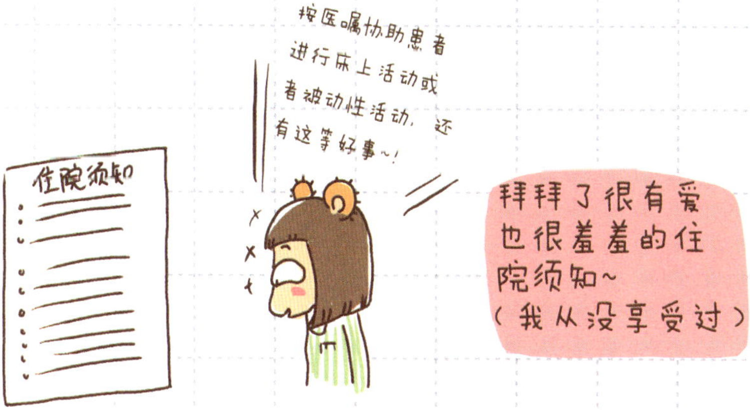
住院须知
按医嘱协助患者
进行床上活动或
者被动性活动，还
有这等好事~！
拜拜了很有爱
也很羞羞的住
院须知~
（我从没享受过）

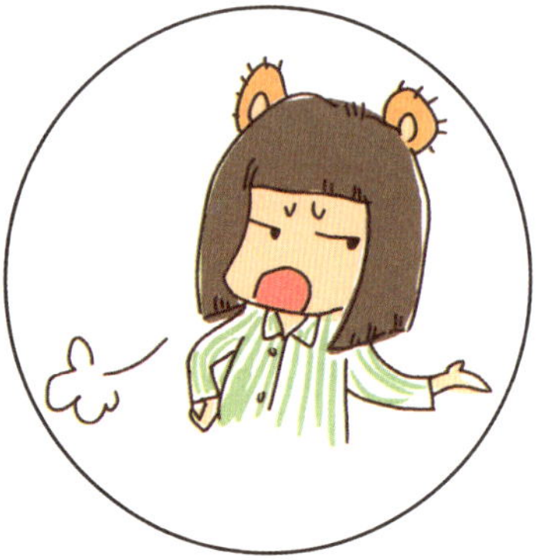

第六篇

才不是韩剧女主得的病
思密达

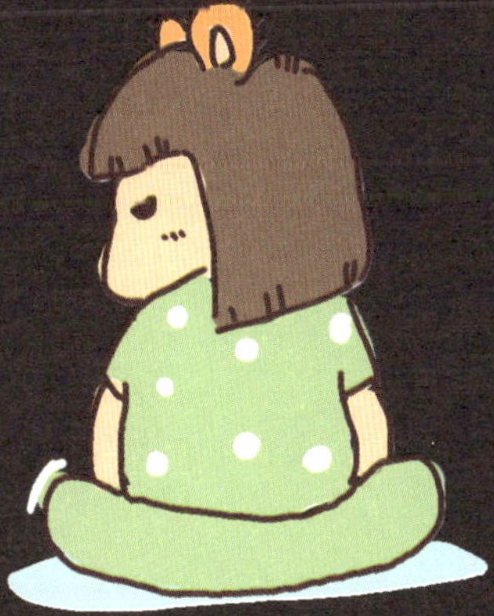

别看我在漫画里把自己画的小细胳膊小细腿儿的，现实中我可是很壮硕的~

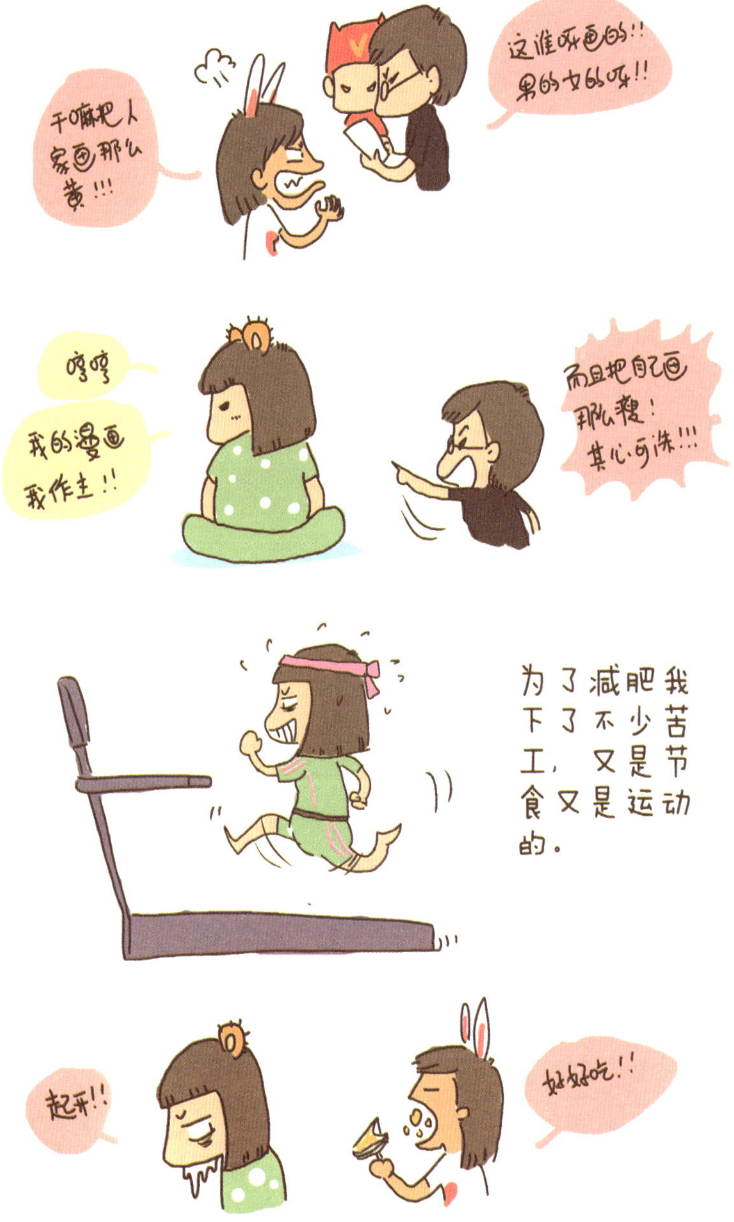

谁知道住院后，不得不过上了猪一样的生活。

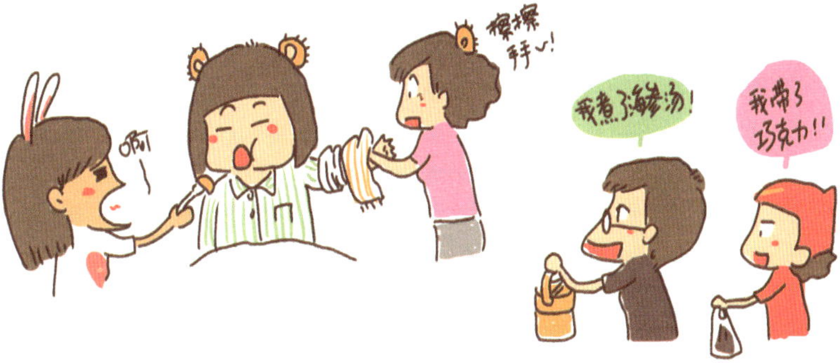

而且，因为肿瘤影响，我整个脸和脖子肿成了一片。

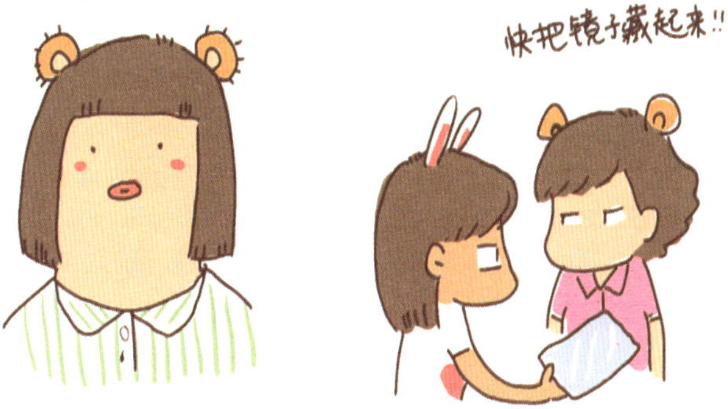

转到血液科要先上称记录体重，一看重量差点我没给气死。

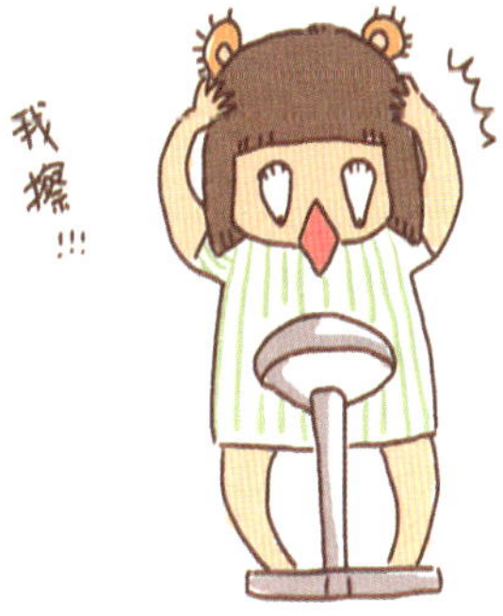

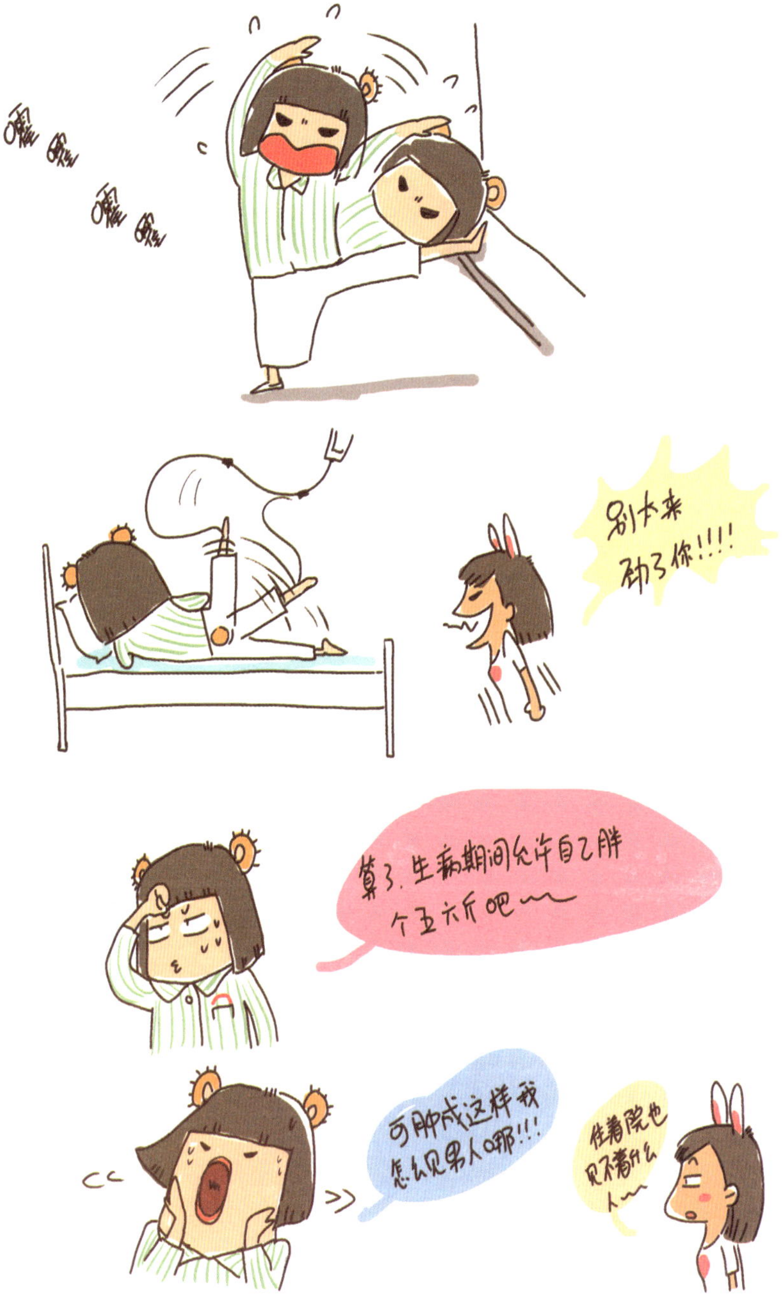
别太来劲了你!!!!
算了，生病期间允许自己胖个五六斤吧~~
可肿成这样我怎么见男人哪!!!
住着院也见不着什么人~~

结果还真有一哥们来看我，在我最丑的时候！！

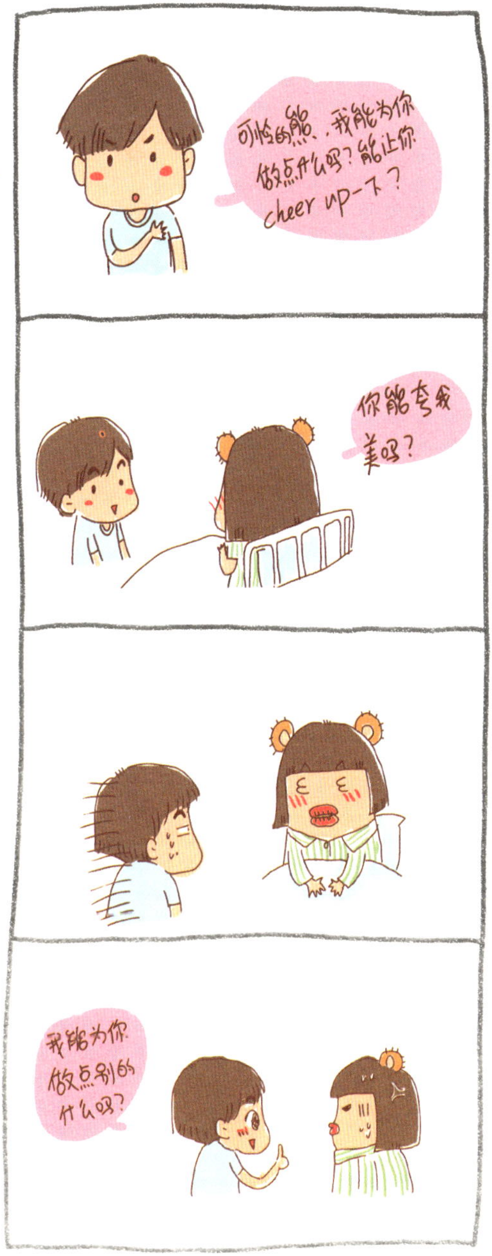

血液科的床位比胸外科紧张多了，我等了一天才被安排到“军人病房”，诶？

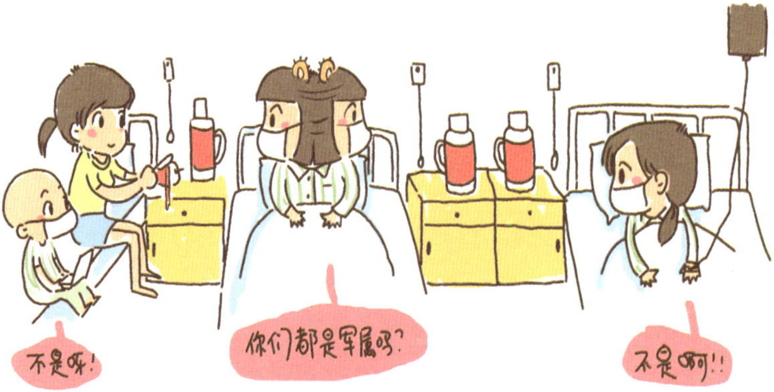

因为病人太多，也不管是不是军人了 ~~

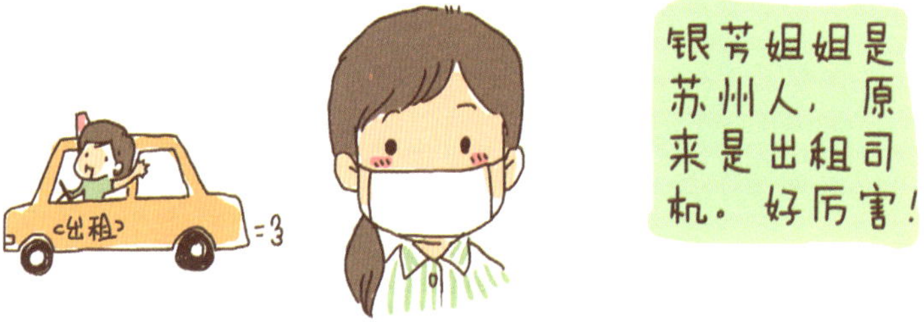

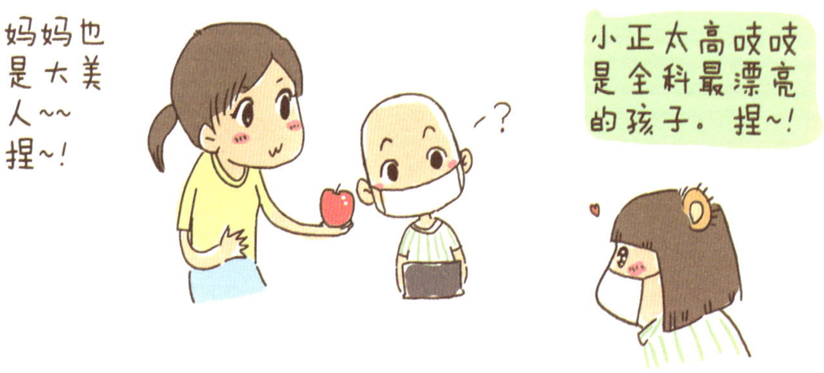

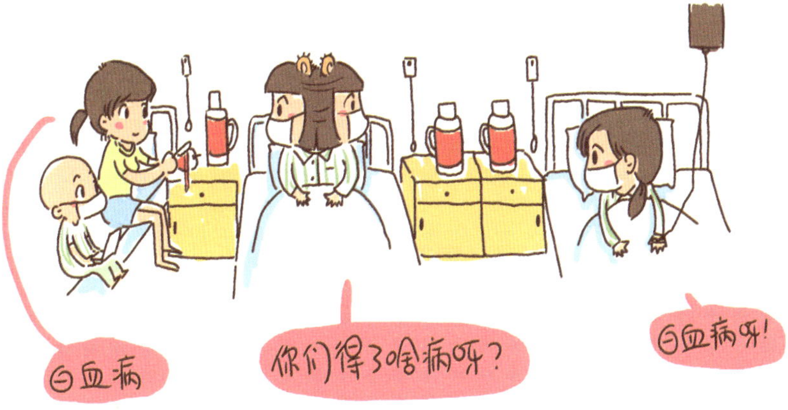
你们得了啥病呀？
白血病
白血病呀！

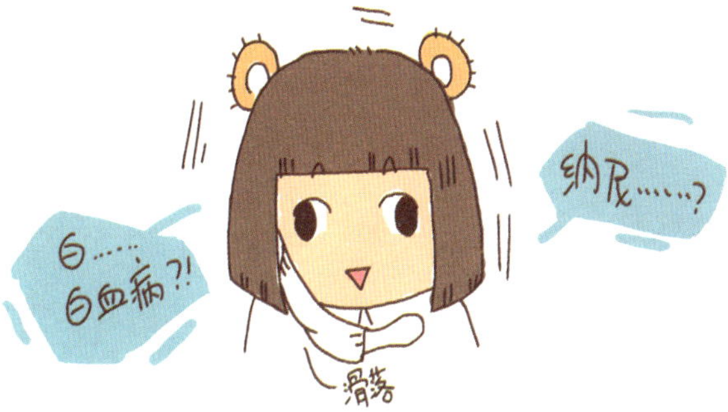
白……
白血病?!
纳尼……?
滑落

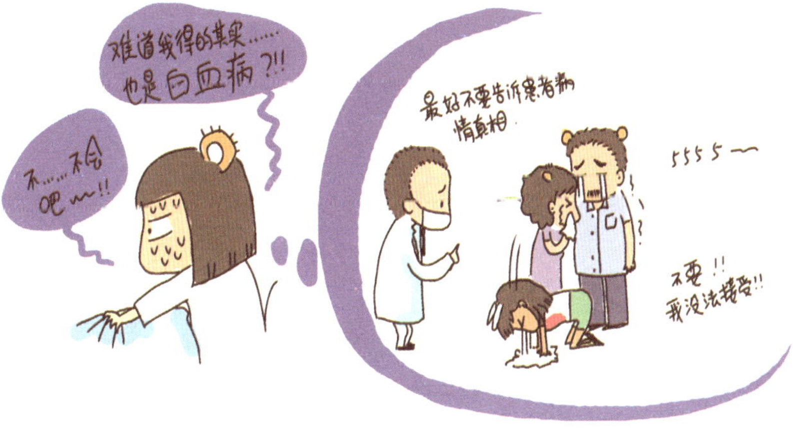
难道我得的其实……
也是白血病?!!
不……不会
吧~!!
最好不要告诉患者病
情真相.
5555~
不要!!
我没法接受!!

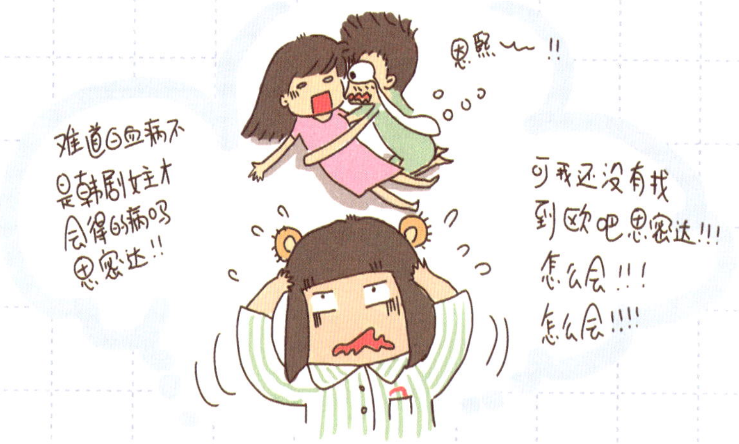

但是这种时候我也不能去逼问我爹妈~~

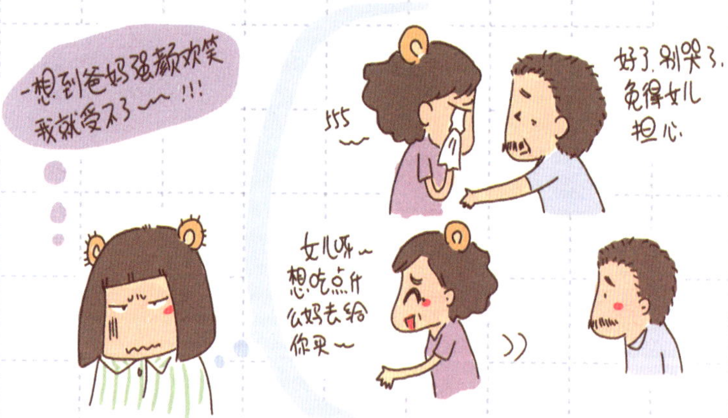

于是趁着爸妈不注意偷偷去问郭医生——

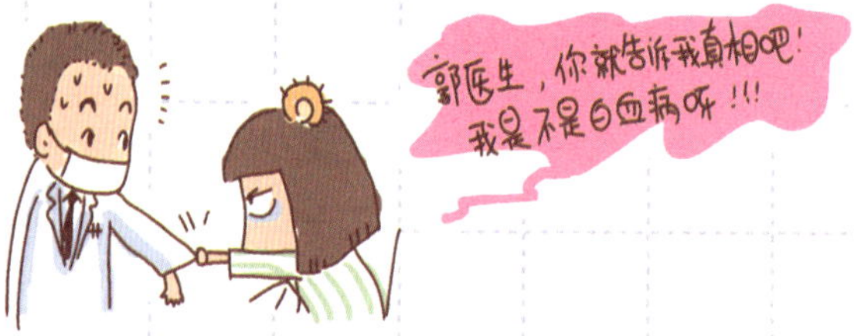

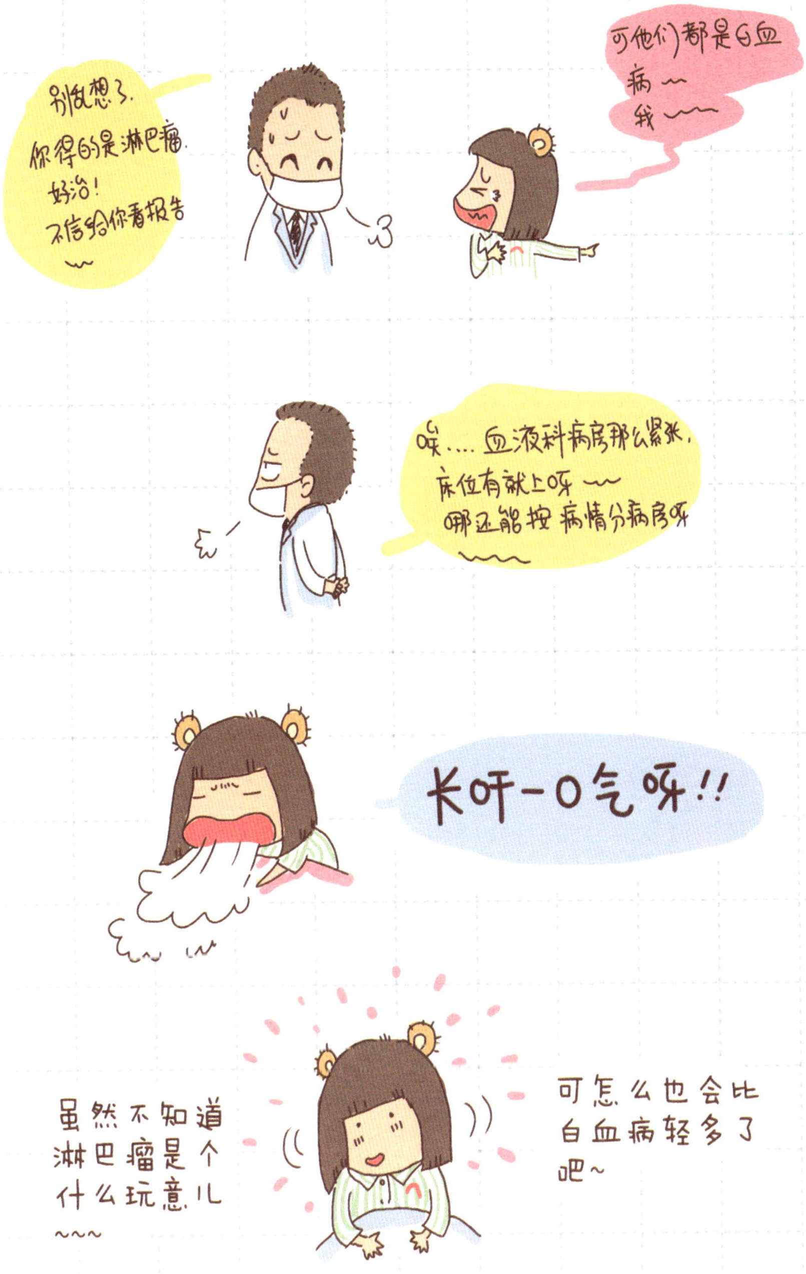
别乱想了. 你得的是淋巴瘤. 好治! 不信给你看报告~
可他们都是白血病~ 我~~
唉…. 血液科病房那么紧张, 床位有就上呀~ 哪还能按病情分病房呀~
长吁一口气呀!!
虽然不知道淋巴瘤是个什么玩意儿~~~
可怎么也会比白血病轻多了吧~

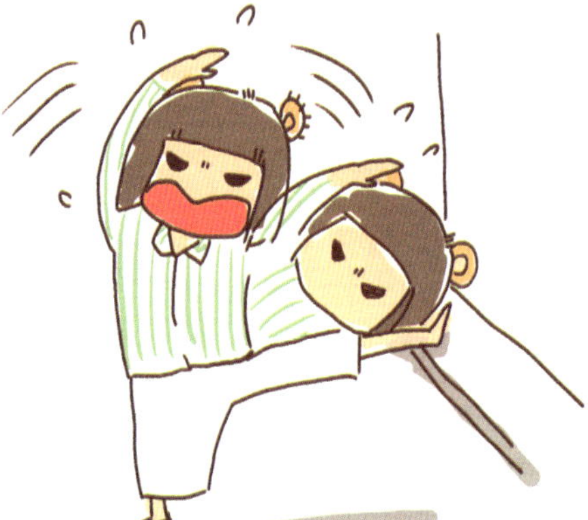

第七篇

化疗前的准备工作

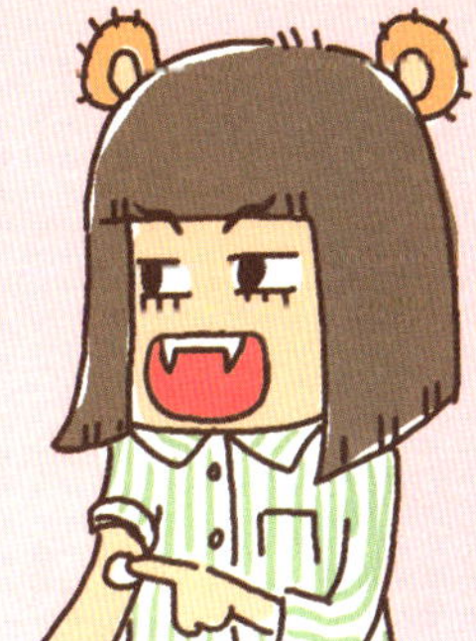

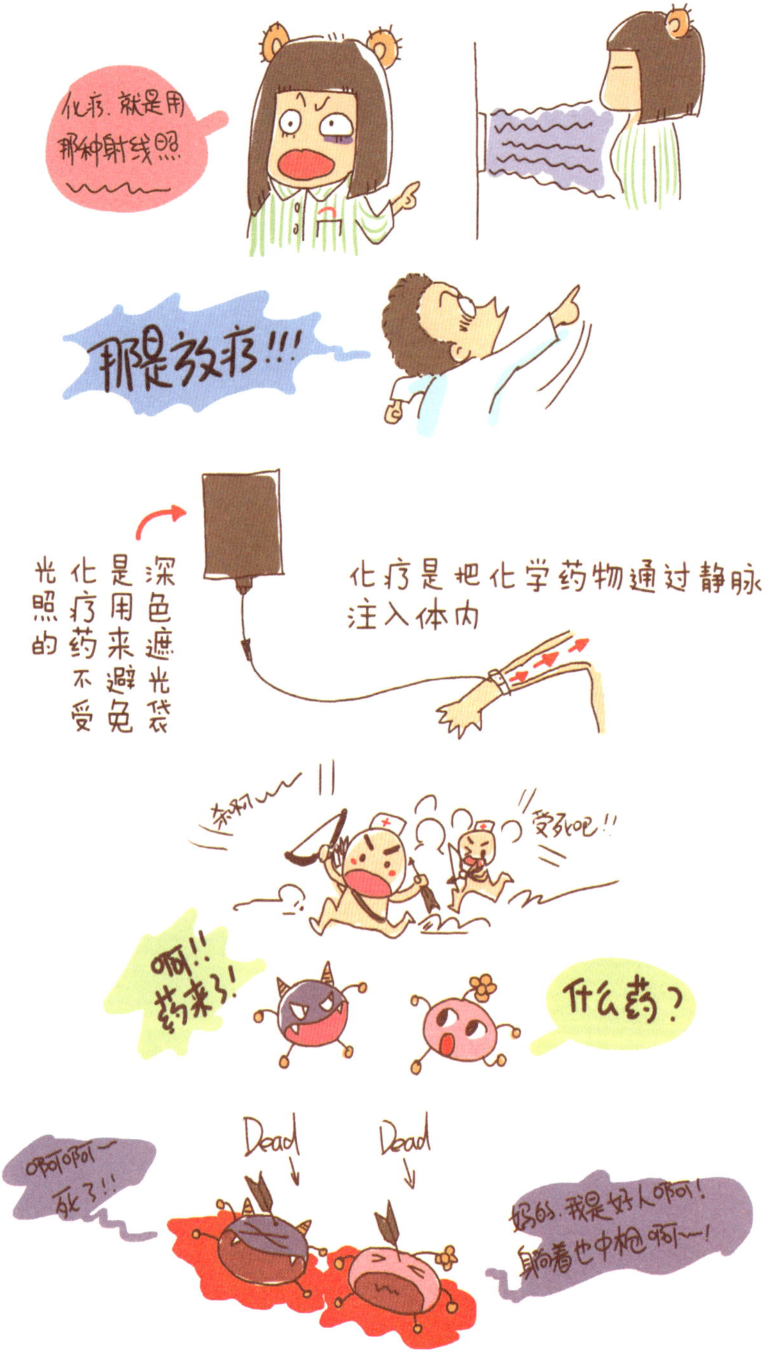
化疗，就是用那种射线照
那是放疗!!!
深色遮光袋是用来避免化疗药不受光照的
化疗是把化学药物通过静脉注入体内
杀啊
受死吧!!
啊!!药来了!
什么药?
Dead
Dead
啊啊啊~死了!!
妈的，我是好人啊!躺着也中枪啊~!

所以化疗在治疗病症的过程中也是极其伤身的……

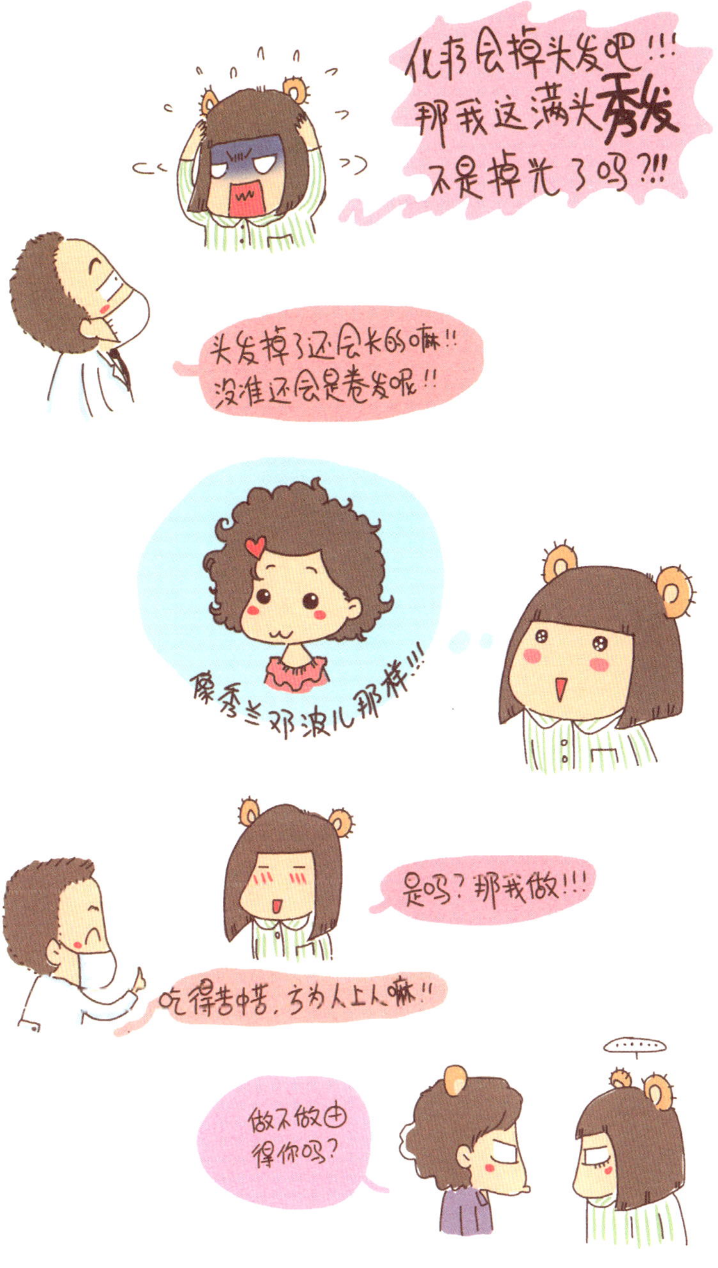

但在化疗前还有一系列准备工作，比如
查血啊~骨穿啊~咿咿咿咿咿咿咿~

查血

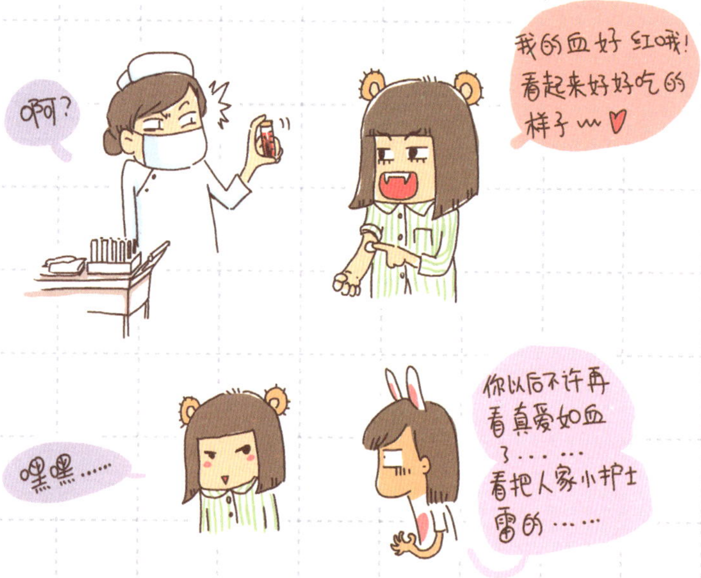

骨穿

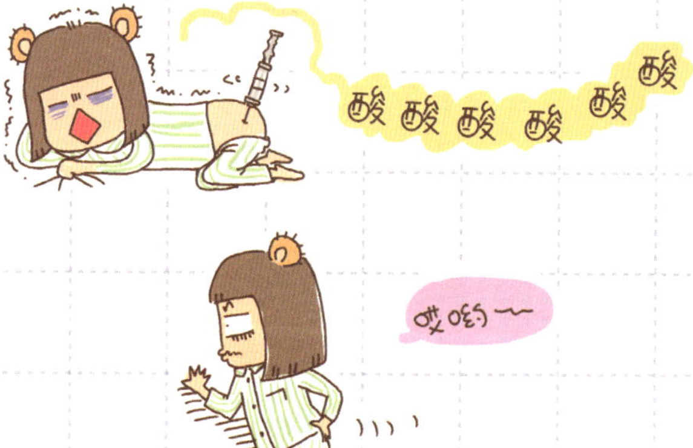

这次我刚刚下手术台就能自己走回去了~
比上次做胸穿有所进步呦~

最让我烦恼的是，我脸和脖子肿的越来越厉害了，而且一躺下就猛咳，只好一直靠着~!

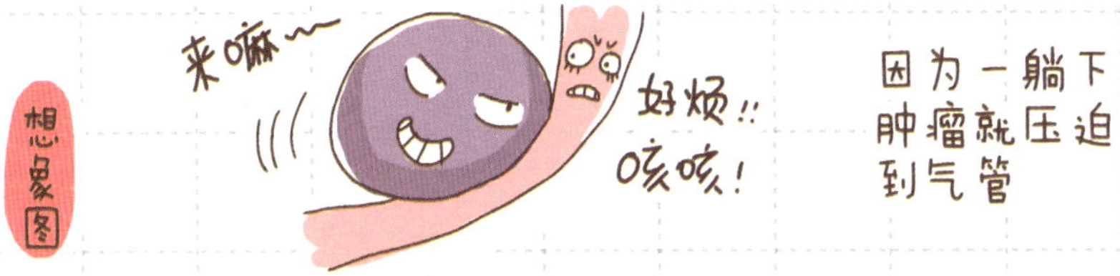

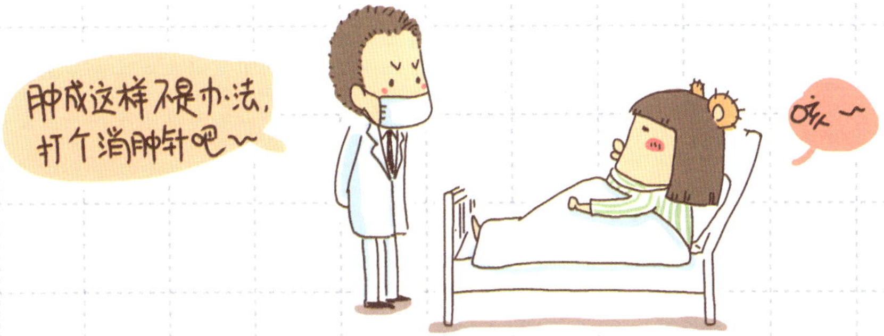

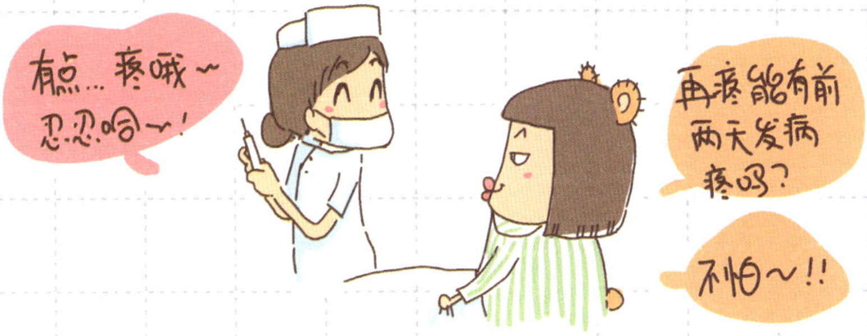

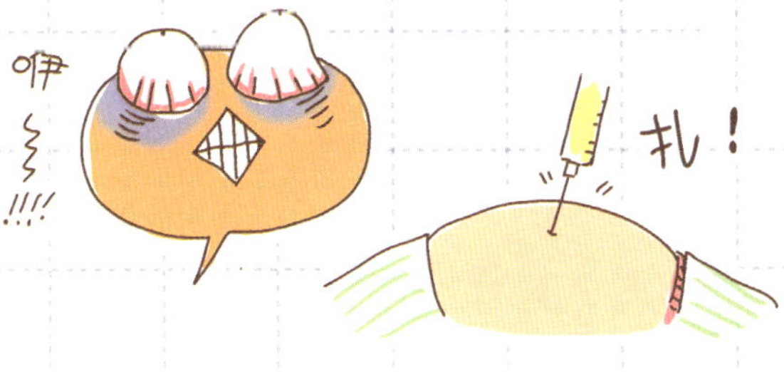

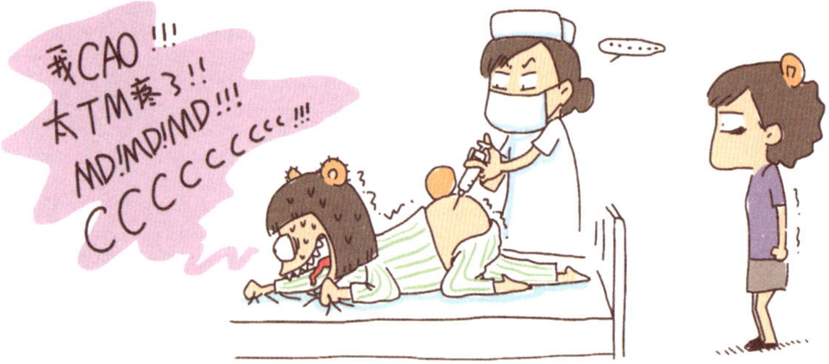

在我狂飙了一大串粗口后，终于打完了消肿针，啊，却发现老妈一脸挂不住的站在一边。

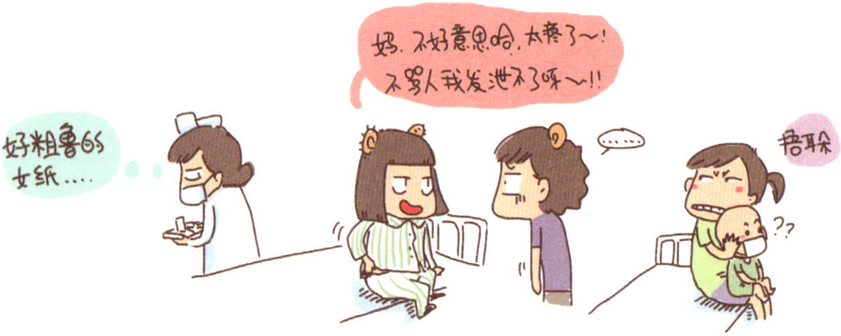

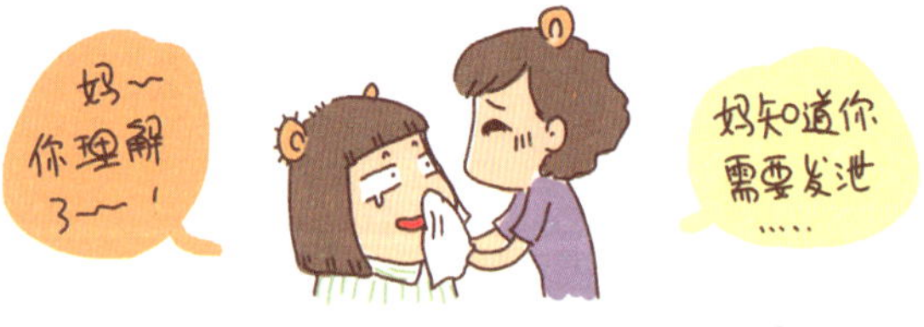

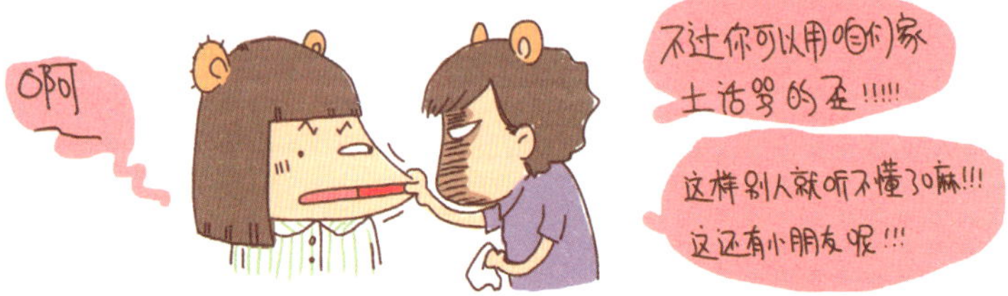

妈妈，你怎么能理解这时候说点三字经多止疼啊~~~

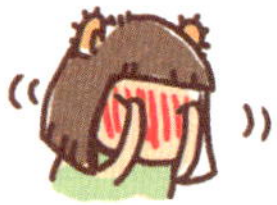

第八篇

父女二人组

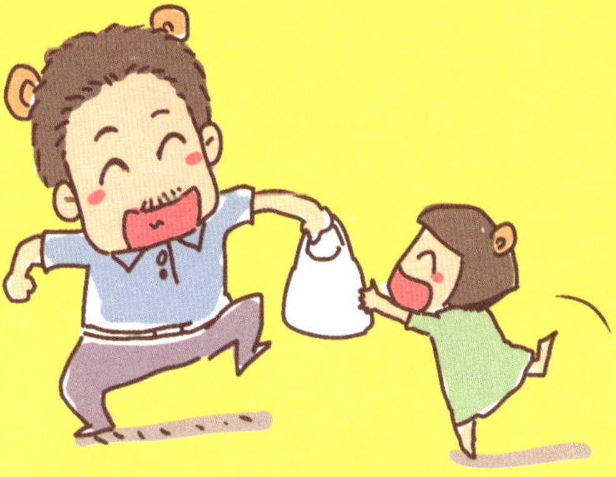

我以前总在漫画里把我爸画成一个乐呵呵的
慈祥大叔，其实现实中他是个特传统的大家长形象。

漫画里

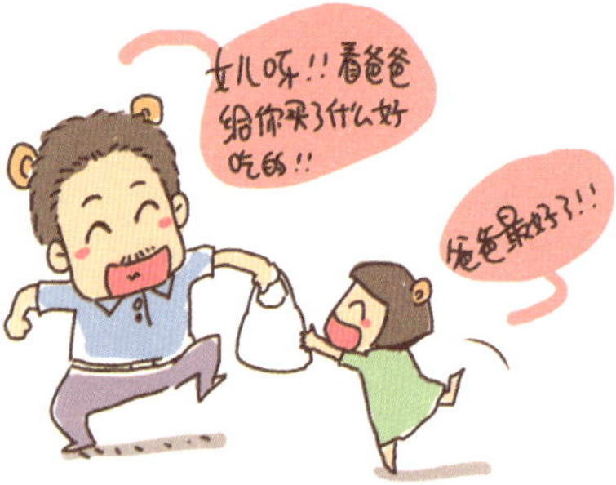

现实中

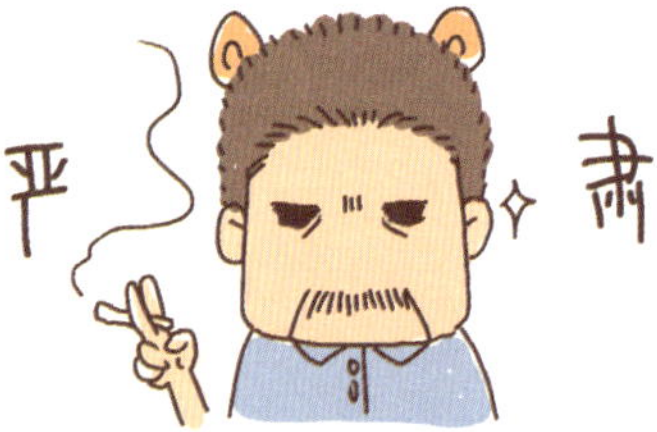

奶奶生了七个孩子，他是唯一的男丁，全家
大小事都听他的，所以在我眼里特权威。

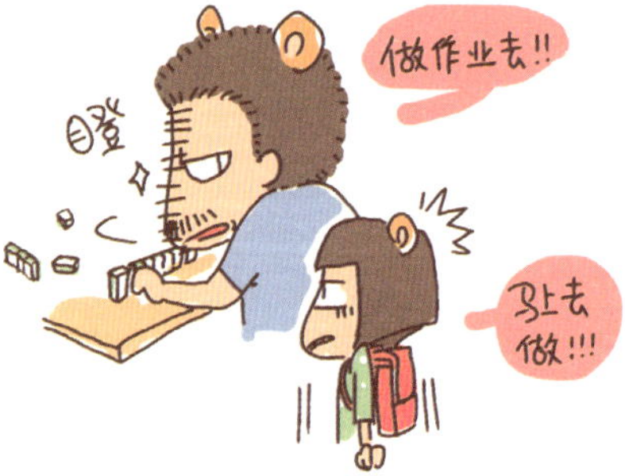

他要是做点家务，我就惶恐的要命~

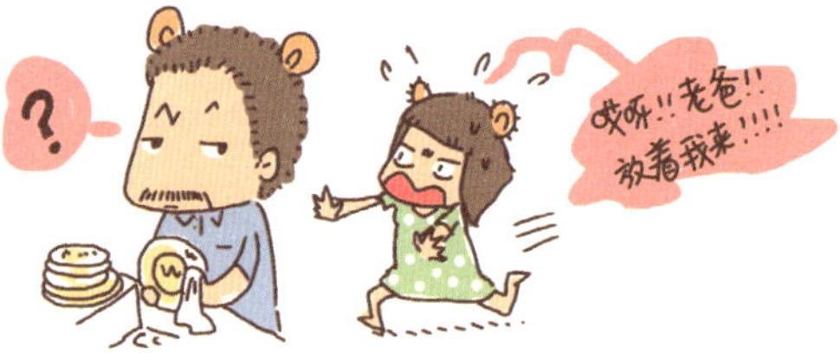

春天的时候老爸上山挖笋，不小心摔伤了脚，做了接骨手术，住了一个星期院。

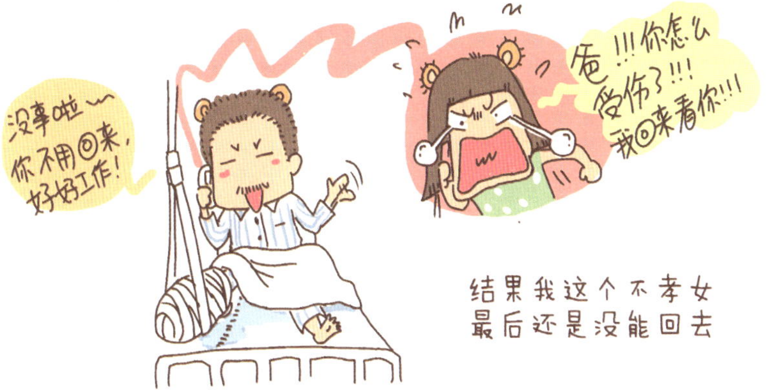

结果我这个不孝女
最后还是没能回去

这次生病，爸妈大老远来了北京，妈妈负责在医院贴身照料，爸爸也帮不上太多忙。

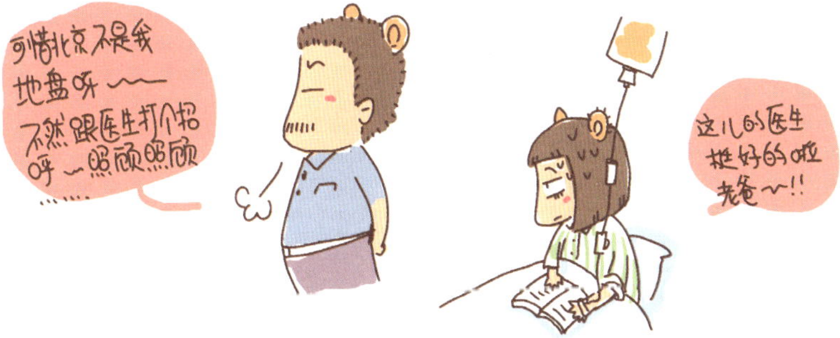

也就三餐买买饭

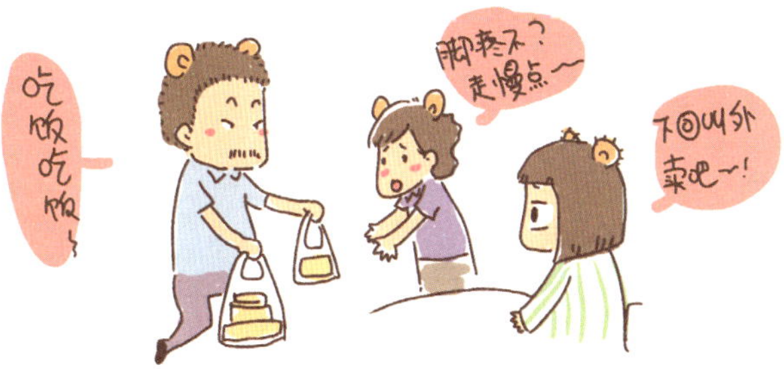

除了买饭外，爸爸就是没事呆在病房跟各位病人家属聊天，跟大家都混挺熟~！

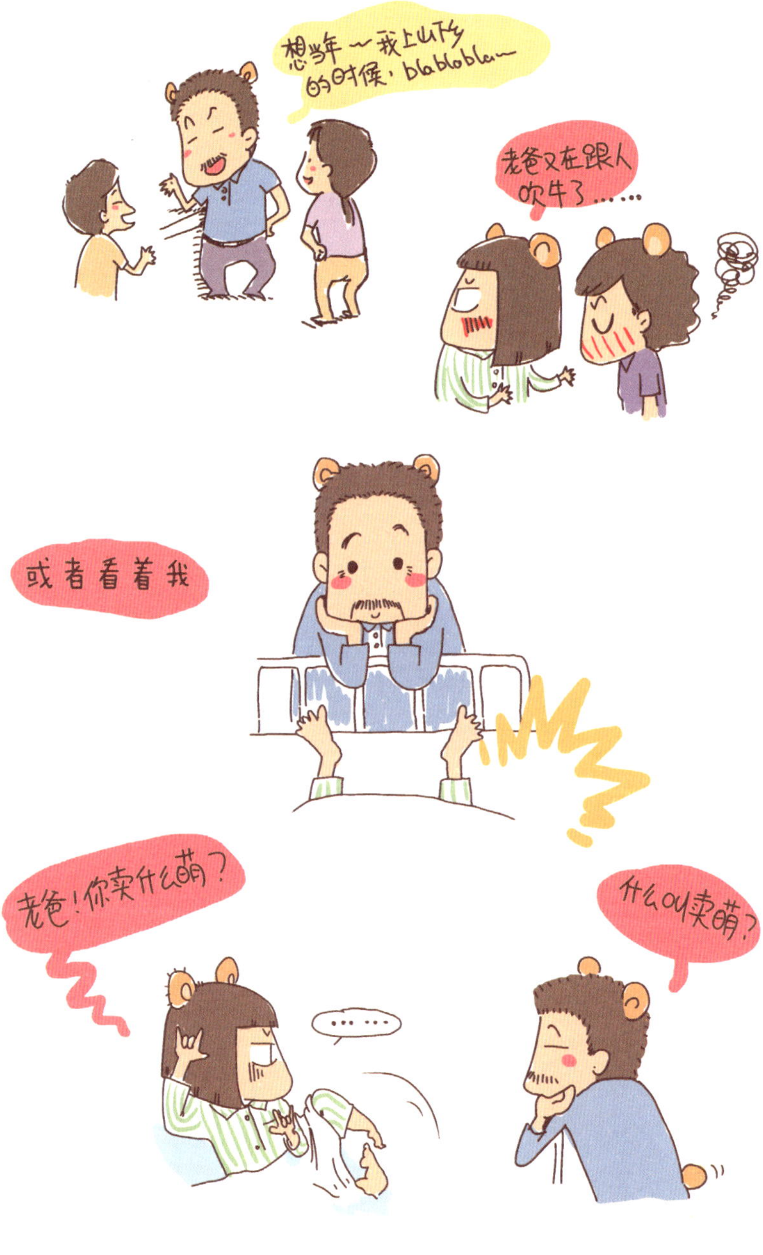

实在闲着没事，他还去附近理发店剪了个头发
没想到那师傅把他剃成了光头。。。。

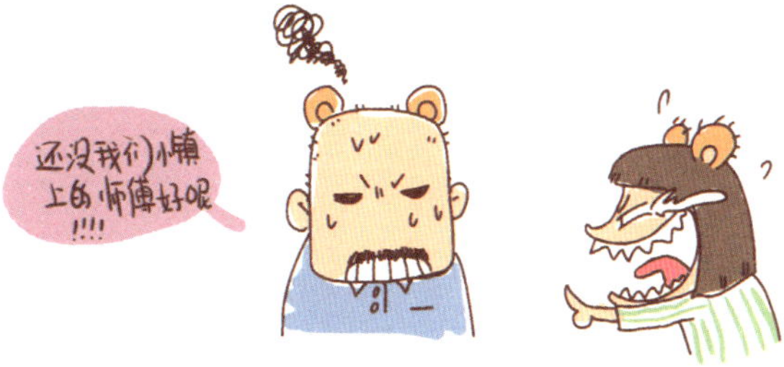

谁知那天下午，我也被要求剃光头了。

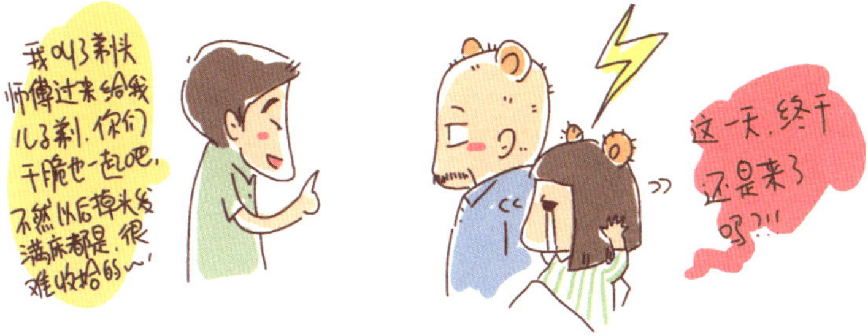

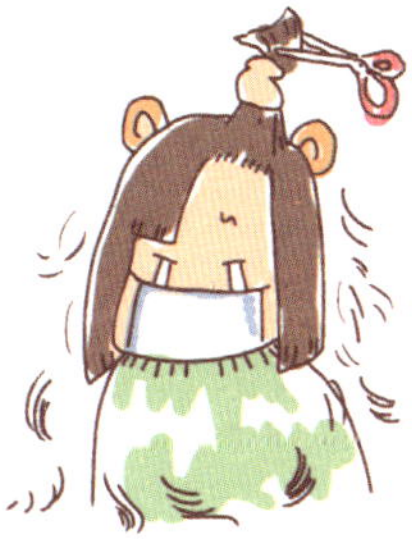

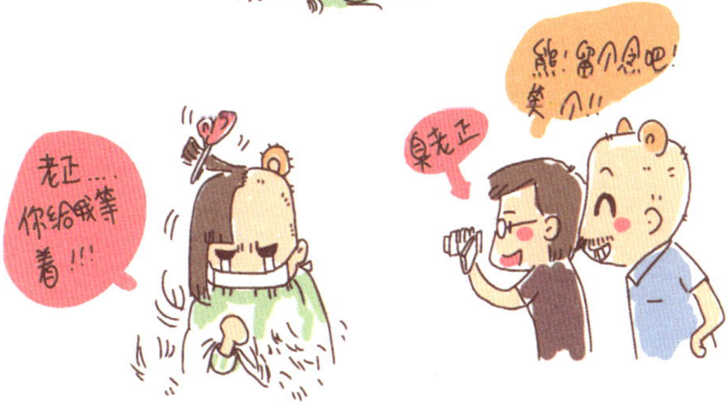

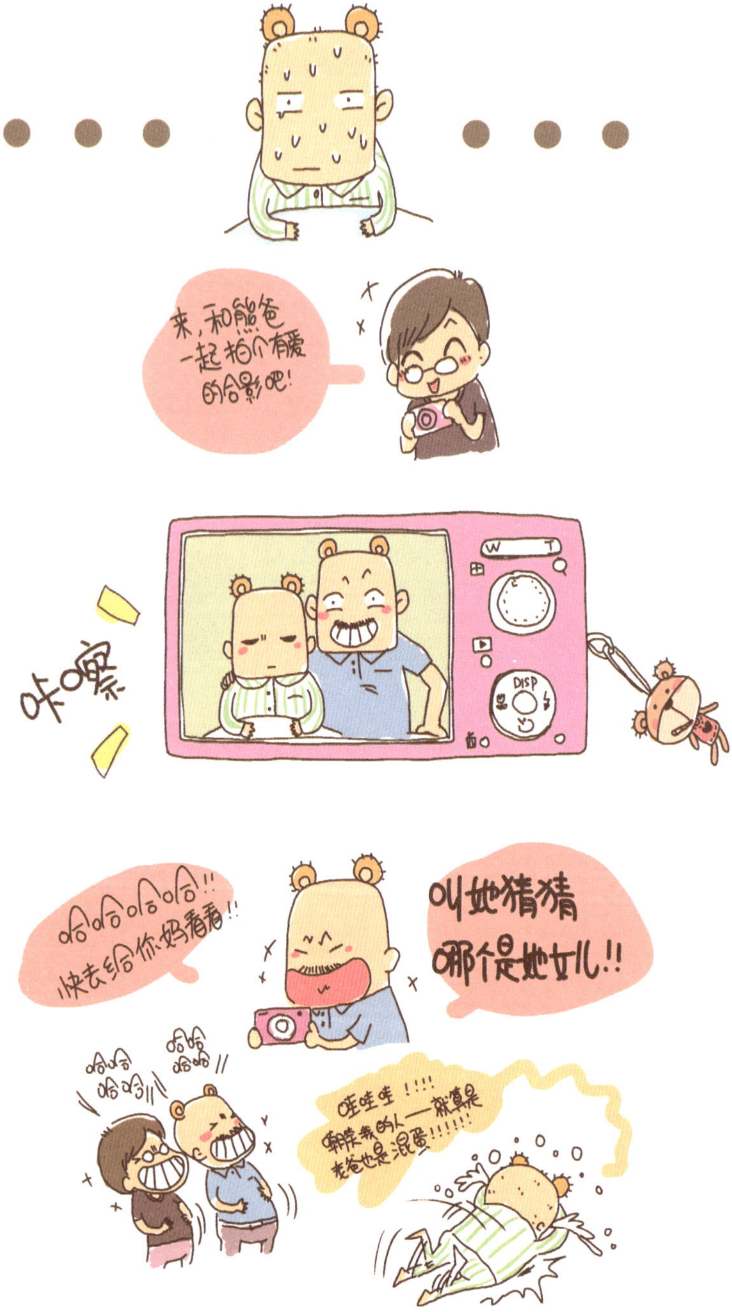
来，和熊爸一起拍个有爱的合影吧！
咔嚓
哈哈哈哈!! 快去给你妈看看!!
叫她猜猜哪个是她女儿!!
哈哈哈哈!!
哈哈哈哈//
哇哇哇!!!! 嘲笑我的人——就算是老爸也是混蛋!!!!!!

第九篇

弱智儿童欢乐多

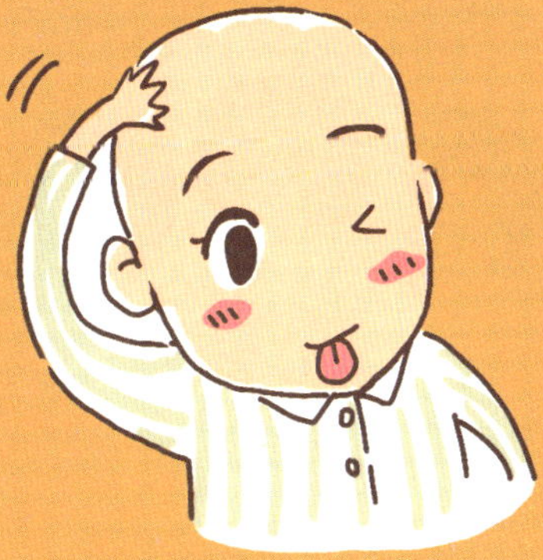

其实光头虽然丑了点，但是还是挺方便的~

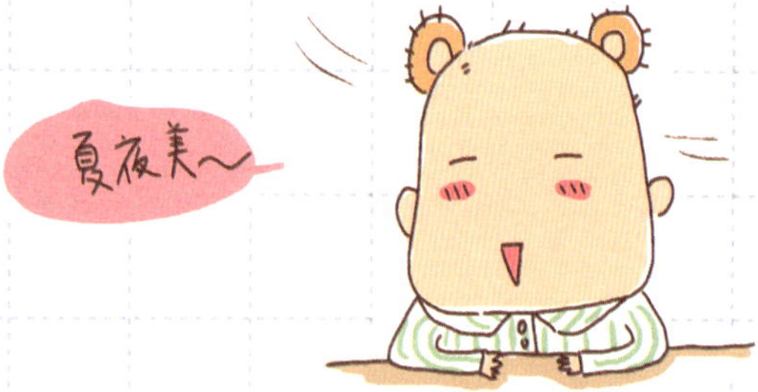

也不用洗头发了，洗脸的时候顺带擦擦就好啦~

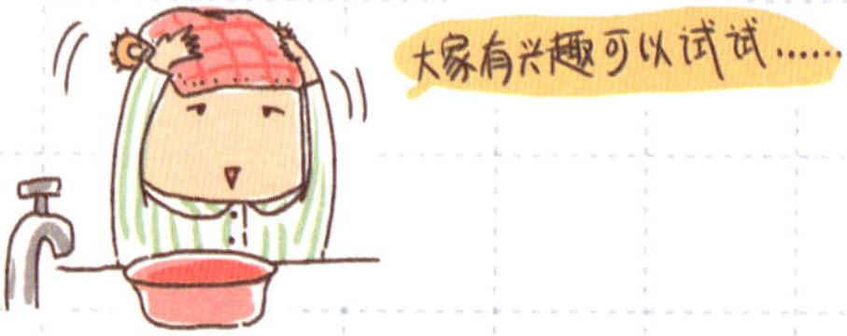

不过如果要接客的话还是见不得人~!

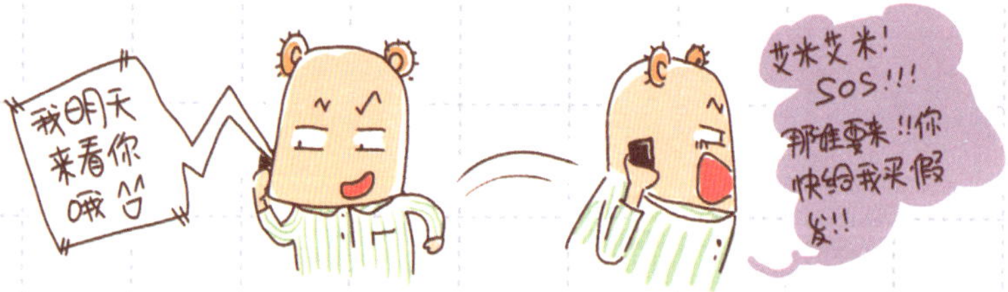

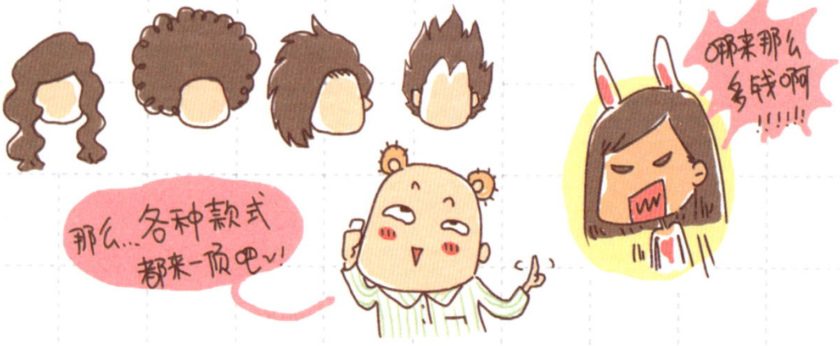

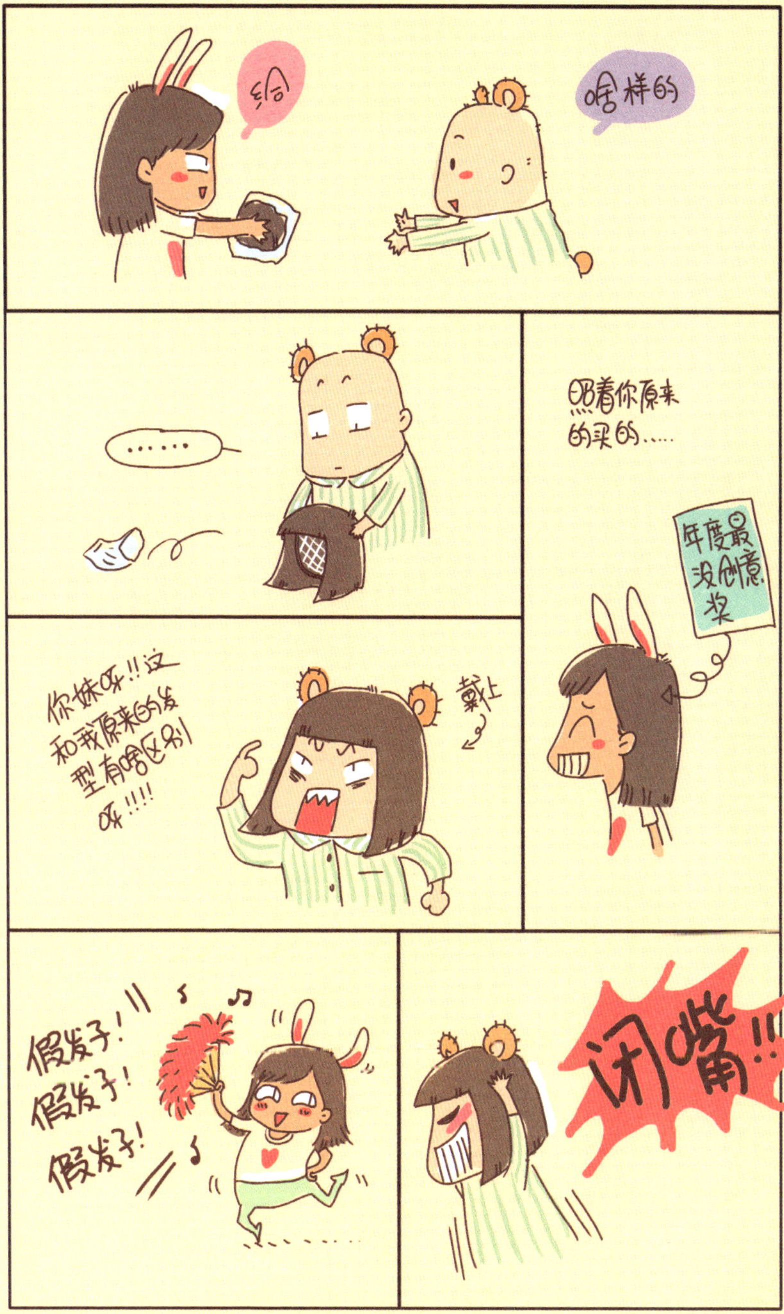
给
啥样的
……
照着你原来
的买的……
年度最
没创意
奖
你妹呀!!这
和我原来的发
型有啥区别
呀!!!!
戴上
假发子!
假发子!
假发子!
闭嘴!!

在上化疗前我的症状未缓，睡不着，躺不下，超级难受。

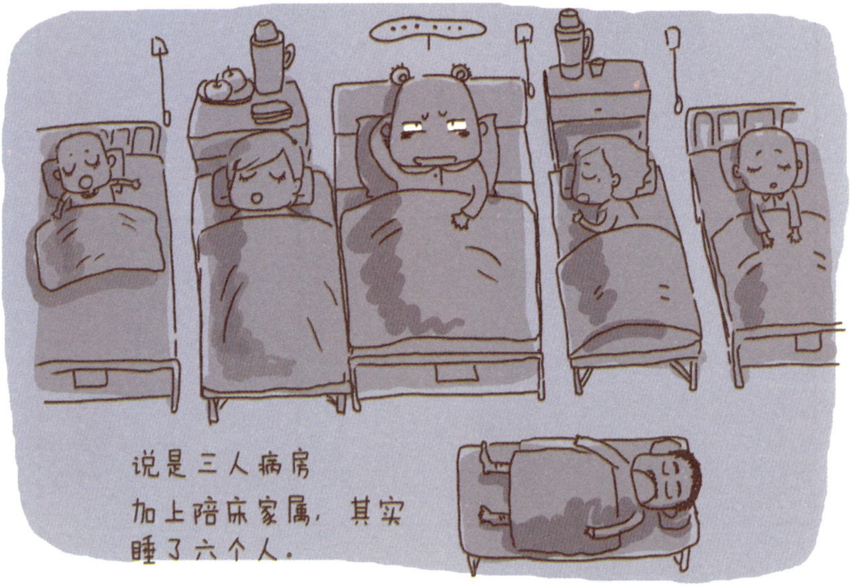

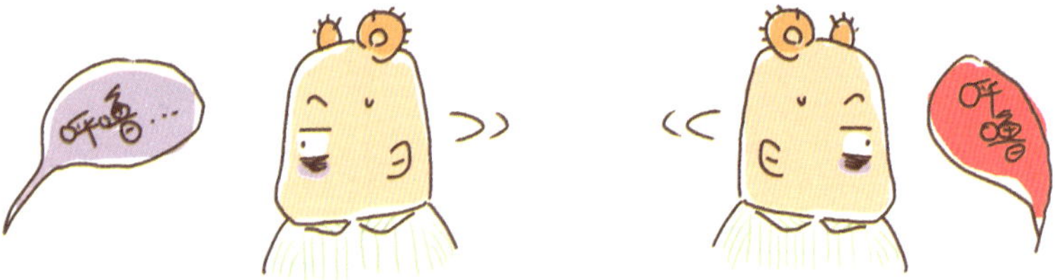

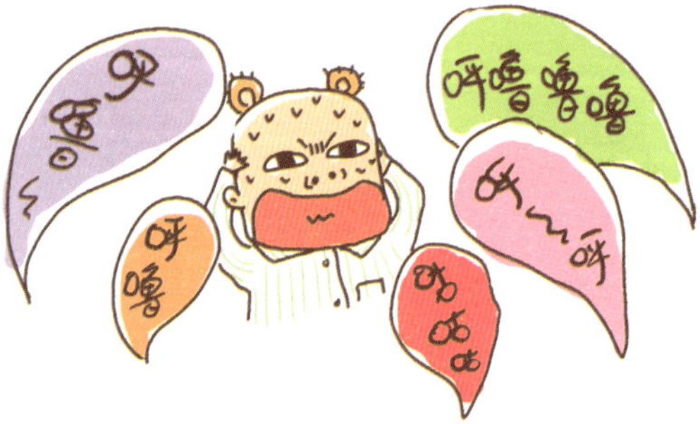

我这才知道，
打鼾是会传染的，
各个声部高低
起伏，俨然是
场小合唱……

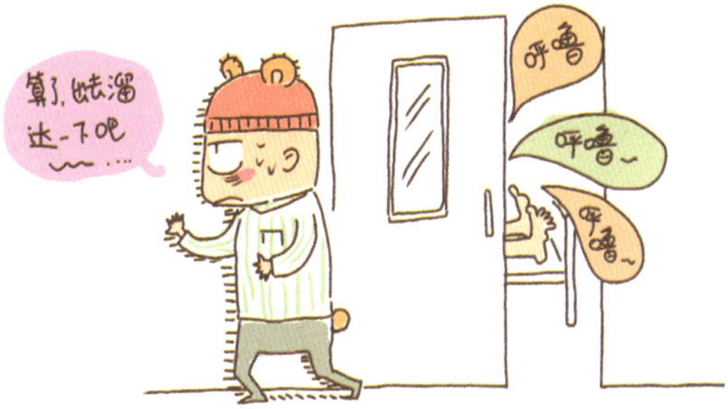

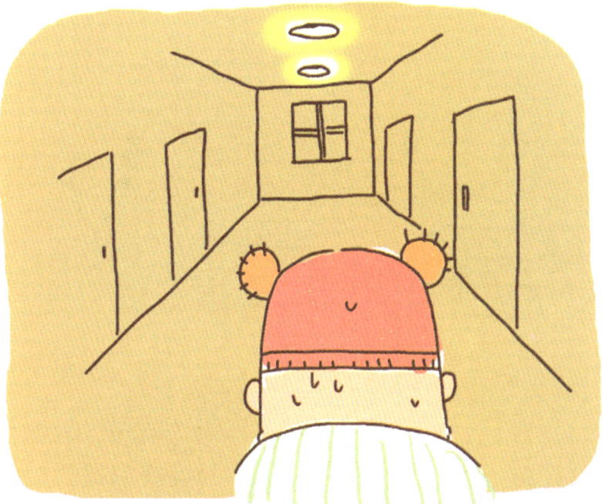

半夜的病房走廊
好阴森啊~!

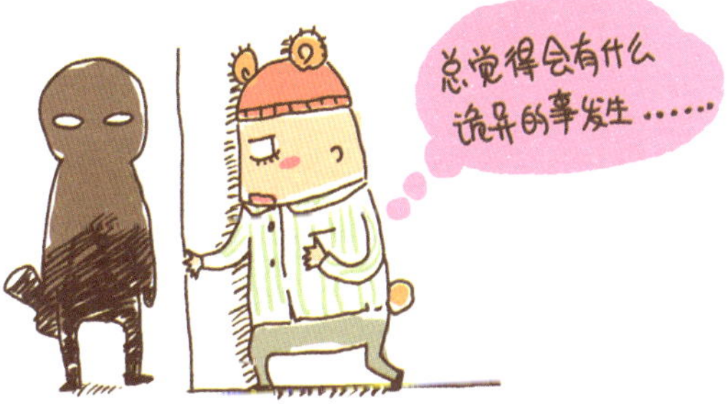

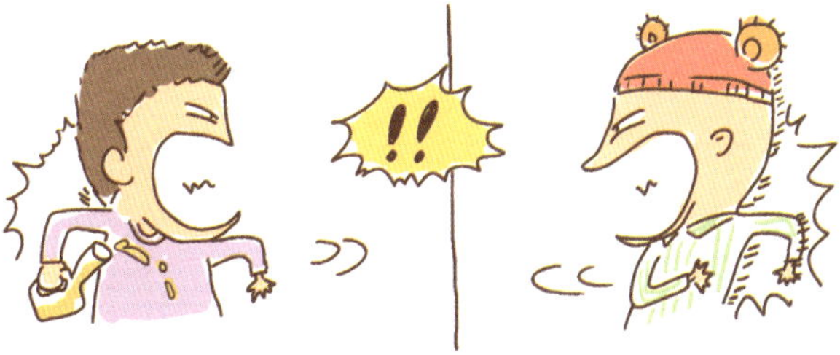

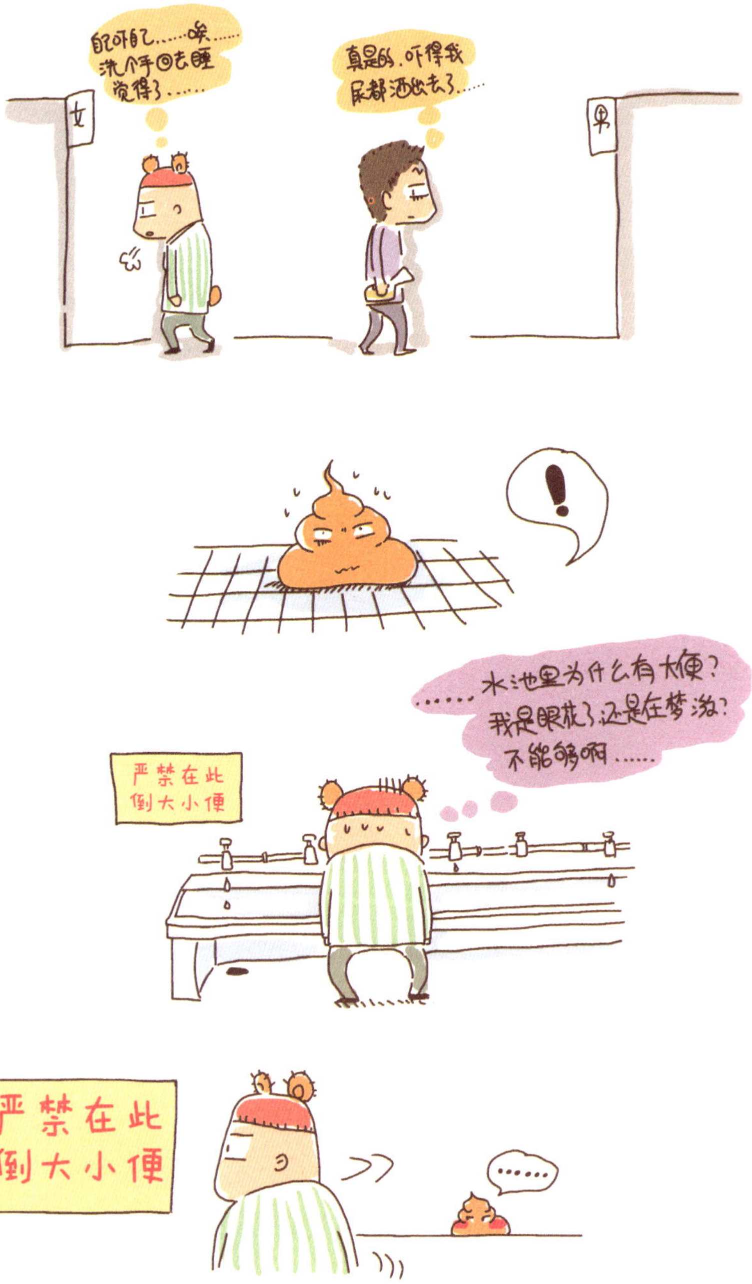

女
自己吓自己……唉……洗个手回去睡觉得了……
真是的，吓得我尿都洒出去了……
男
……水池里为什么有大便？我是眼花了还是在梦游？不能够啊……
严禁在此倒大小便
严禁在此倒大小便
……

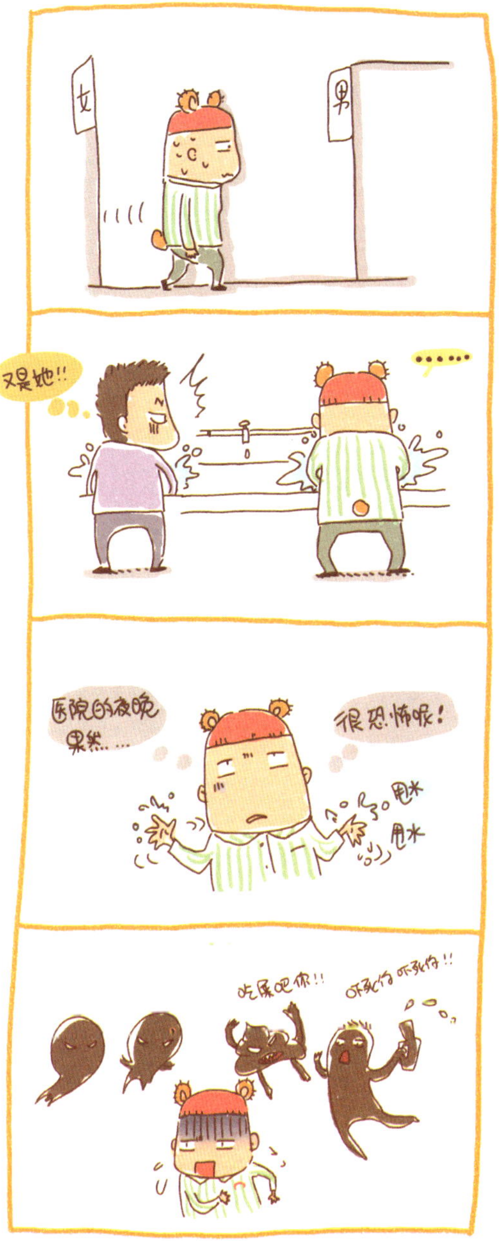

淡定地
在男厕所
洗了手……

可能刚刚
碰到的都是
妖怪！！！！

在今市子的《百鬼夜行抄》里说：你越是害怕妖怪，妖怪就越找上你~！

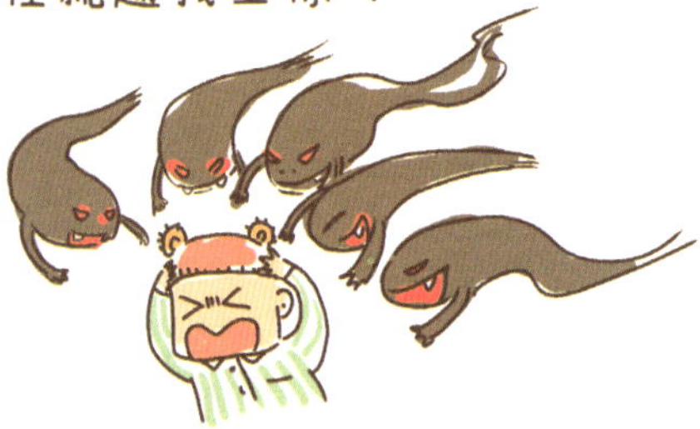

所以不管是妖怪还是病魔，都给我起开！！！

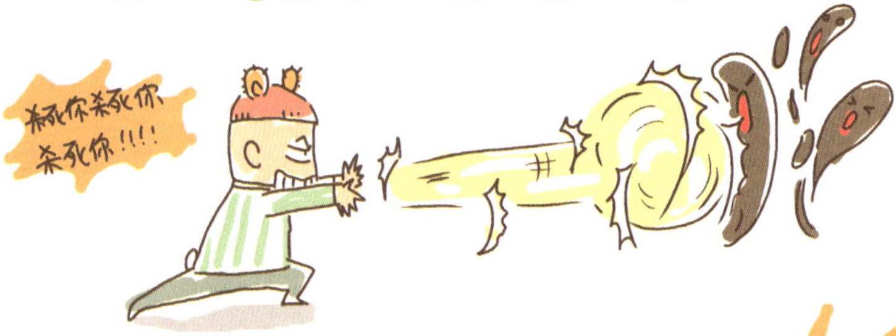

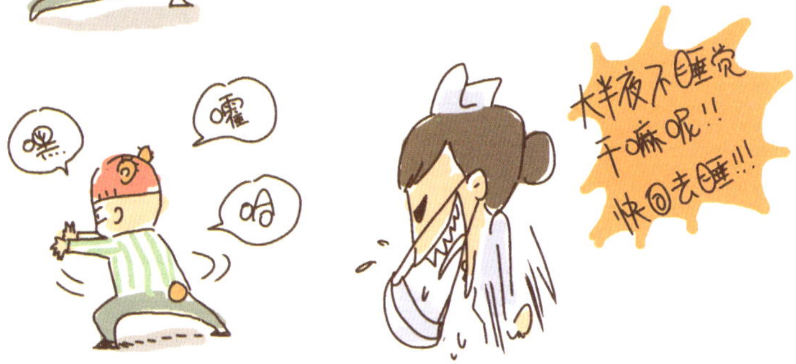

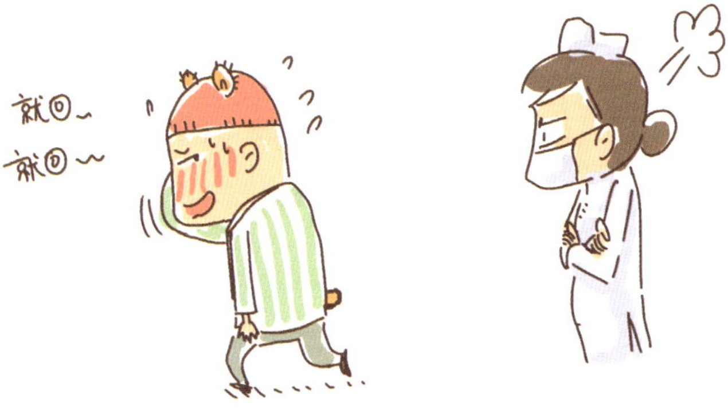

第十篇

悲催化疗路

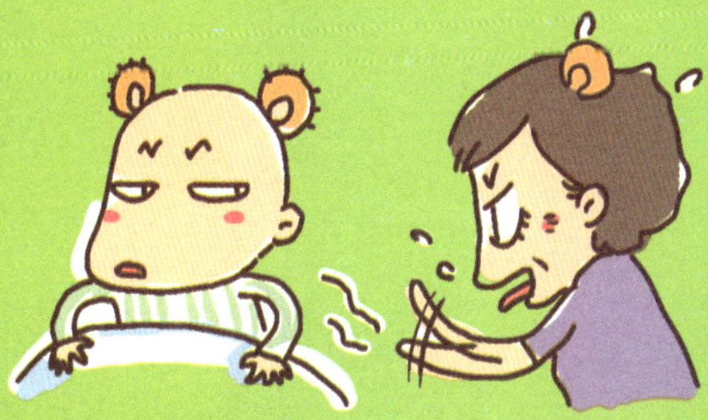

化疗渐渐作用在我的身体上，我开始感觉疲惫，嗜睡，经常说着话就睡过去了~！

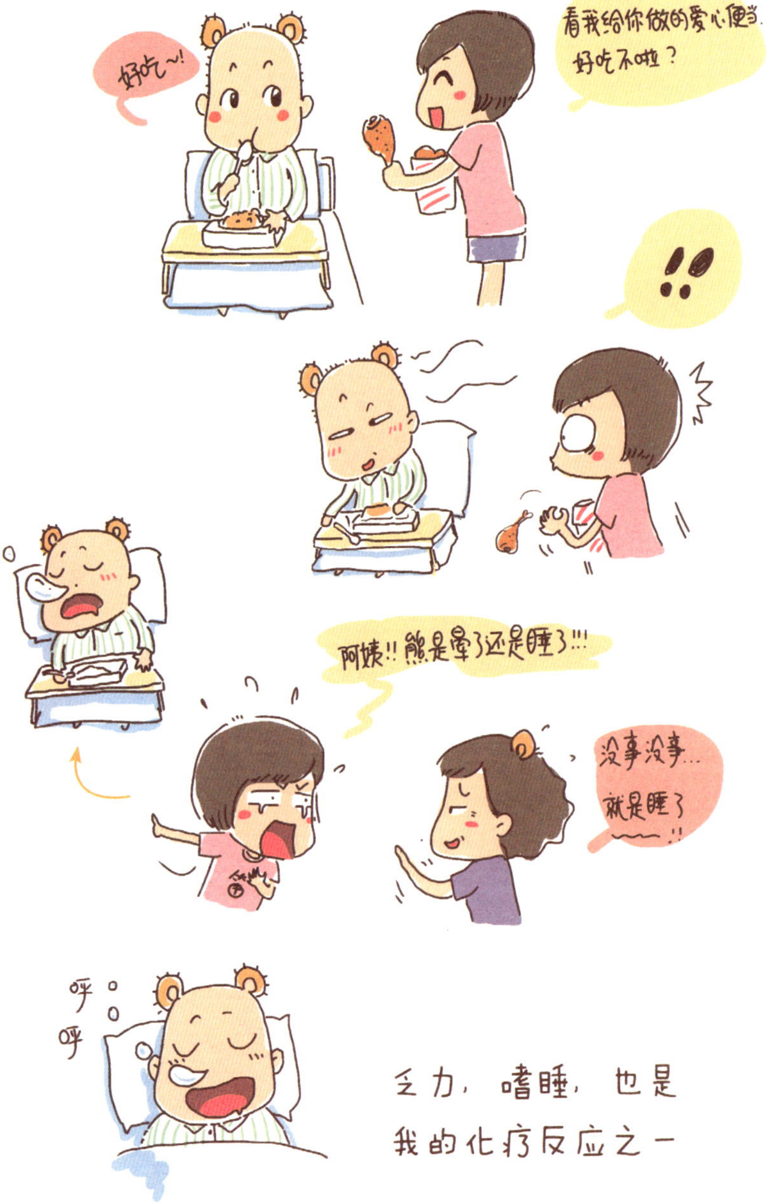

乏力，嗜睡，也是

我的化疗反应之一

有一次我自己下床溜达，忽然在护士站前看到一个帅哥~我立刻振奋了起来！（你懂的~）

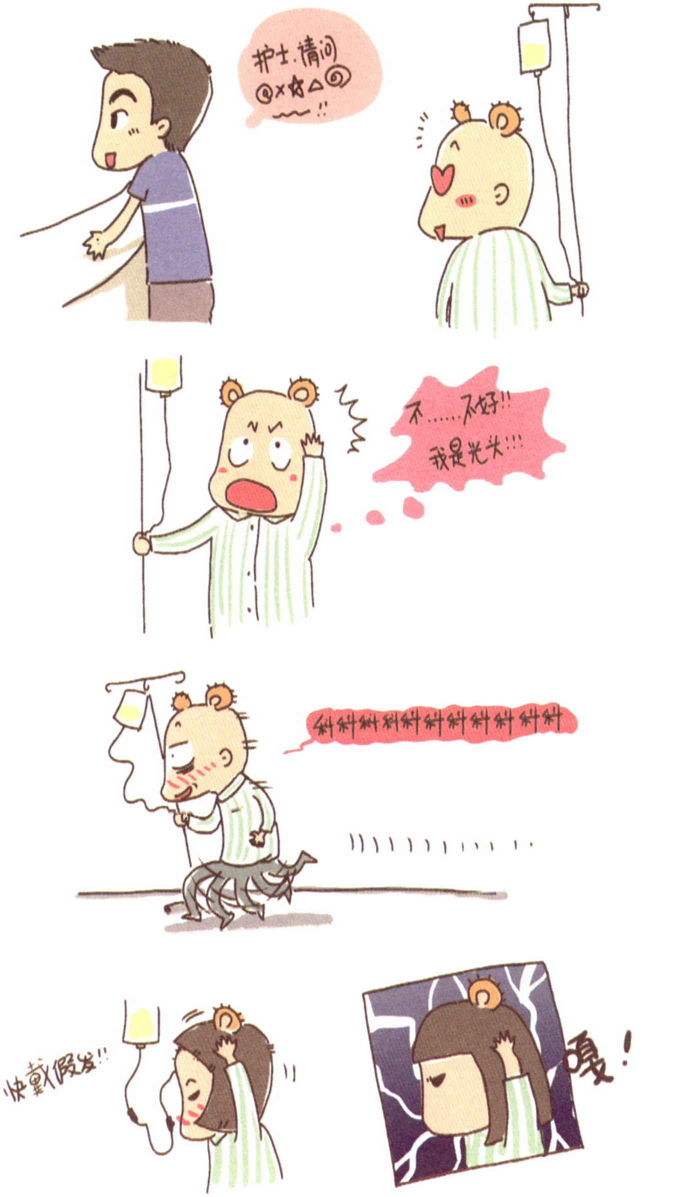

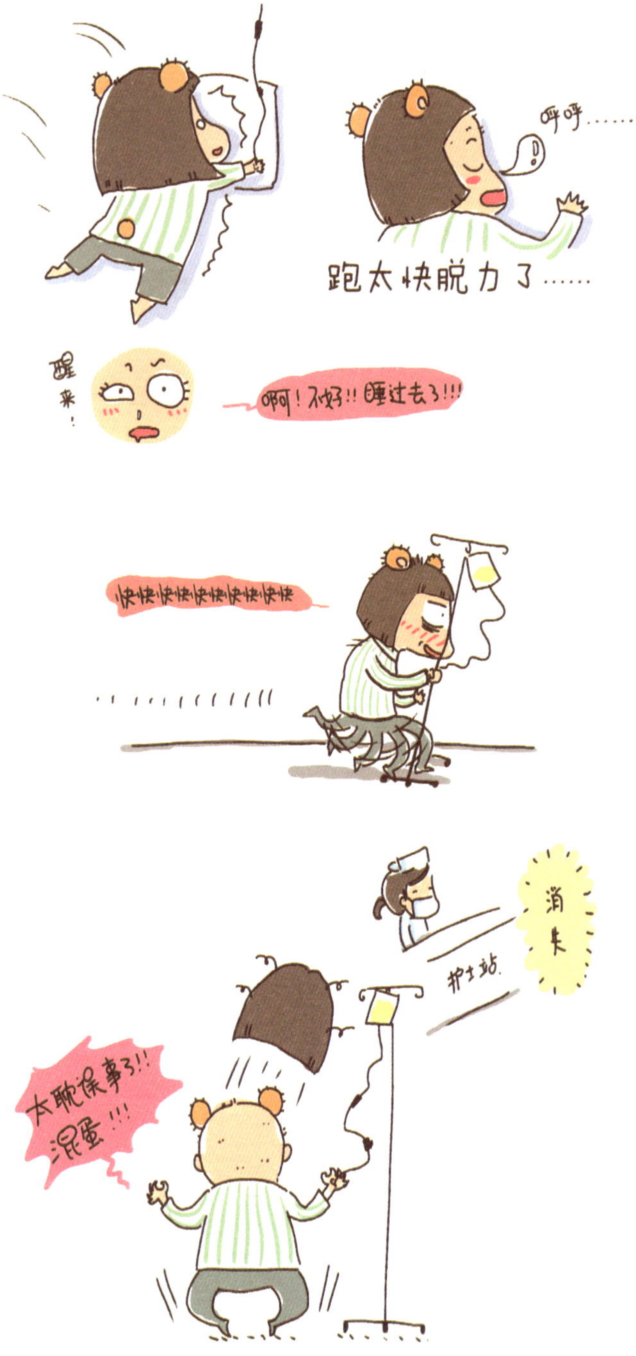
呼呼……
跑太快脱力了……
醒来！
啊！不好!! 睡过去了!!!
快快快快快快快快快快
护士站
消失
太耽误事了!!
混蛋!!!

有时候我睡得太多，妈妈就会很担心……

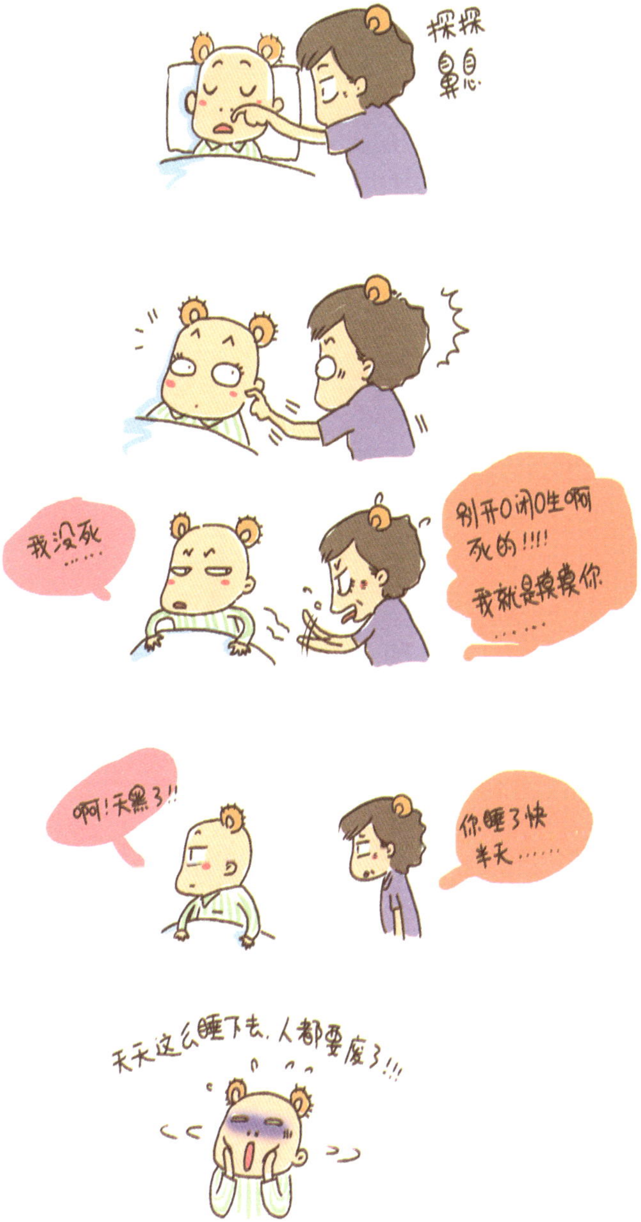

生病带来的不仅是病痛，也剥夺了我多彩的生活~

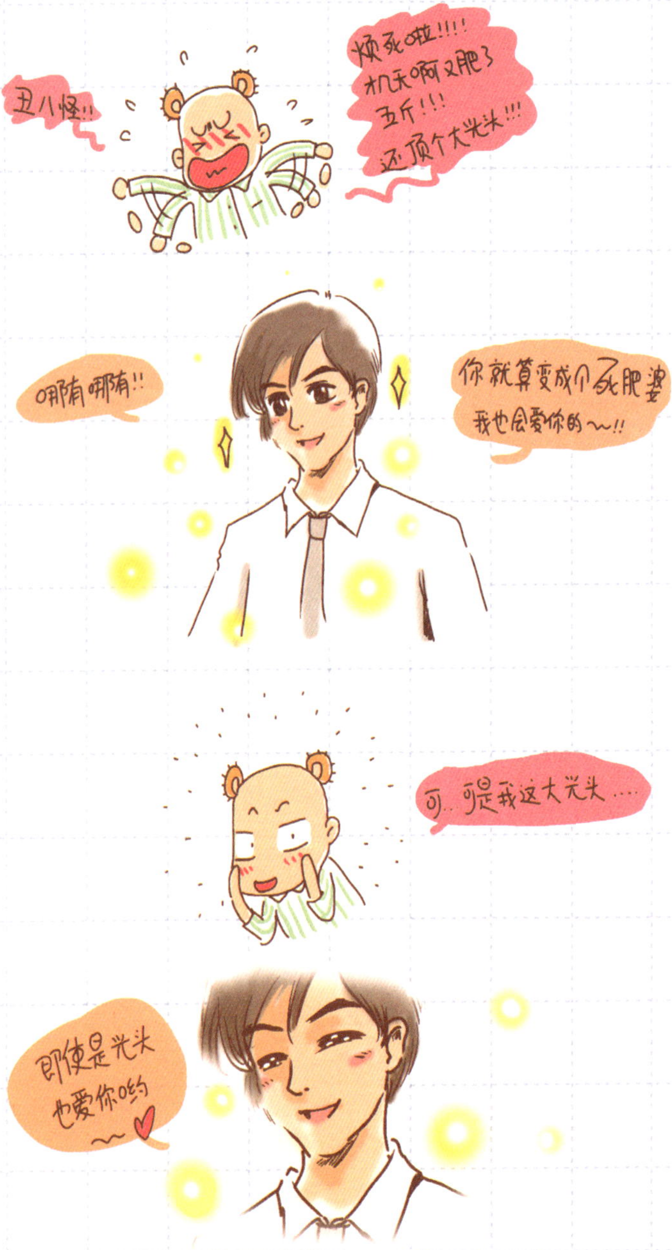

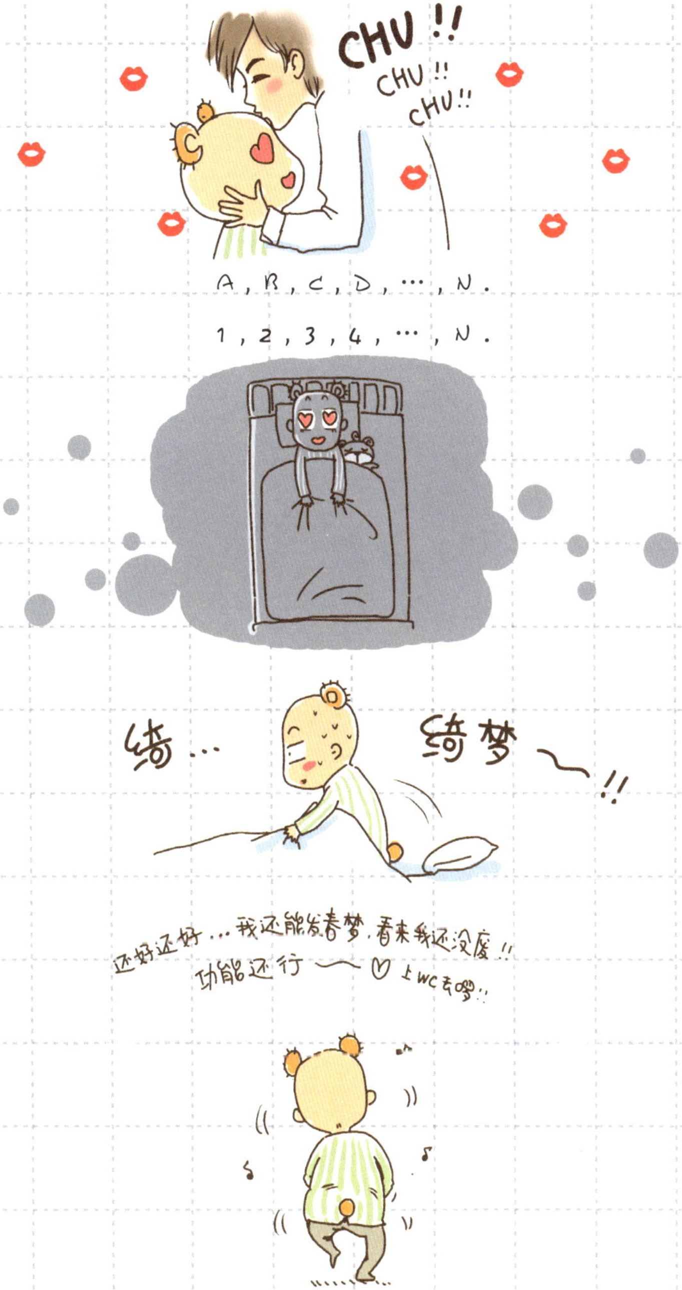
CHU!!
CHU!!
CHU!!
A, B, C, D, …, N.
1, 2, 3, 4, …, N.
绮…
绮梦~!!
还好还好…我还能发春梦，看来我还没废!!
功能还行~♡ 上WC去啰!!

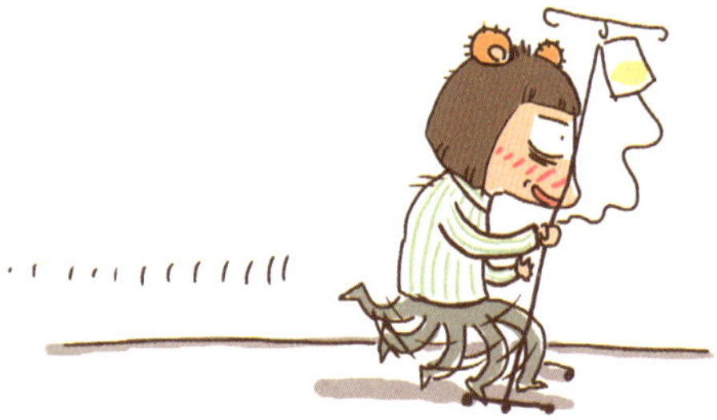

第十一篇

老爸要回家

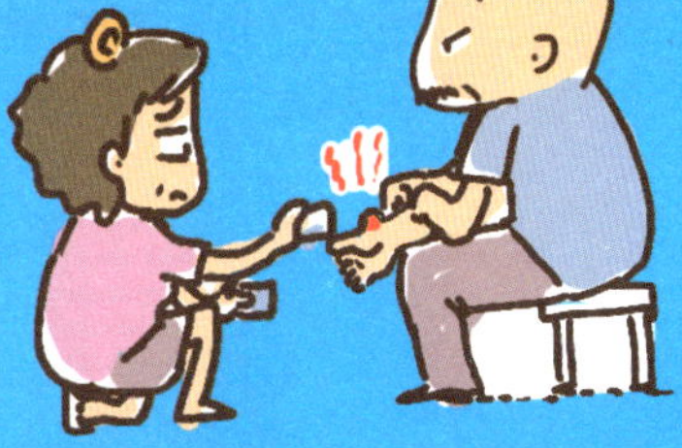

老爸要回家了

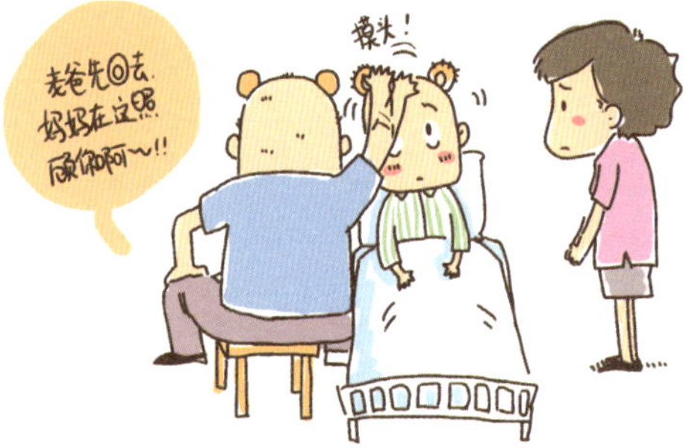

这次爸爸来北京，也是受了不少罪。

比如饭菜不合胃口，吃的肠胃不舒服。

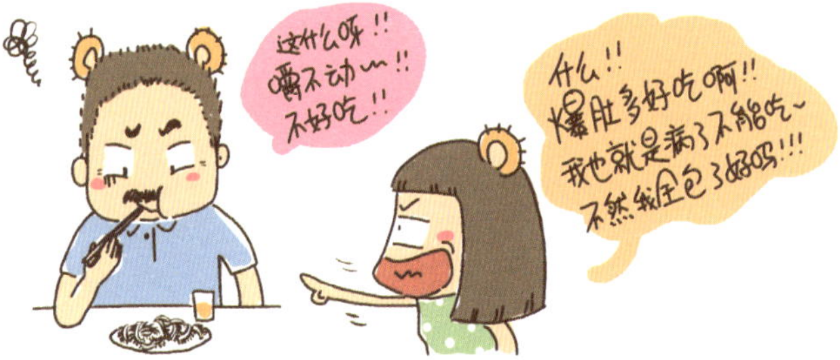

晚上因为担心我而睡不好觉

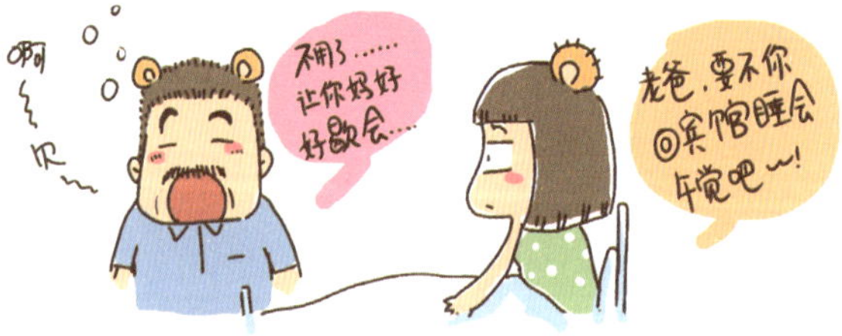

因为取化验单等等杂事，经常要老爸跑上跑下，加上鞋又硬，老爸的脚磨出了一个大血泡。

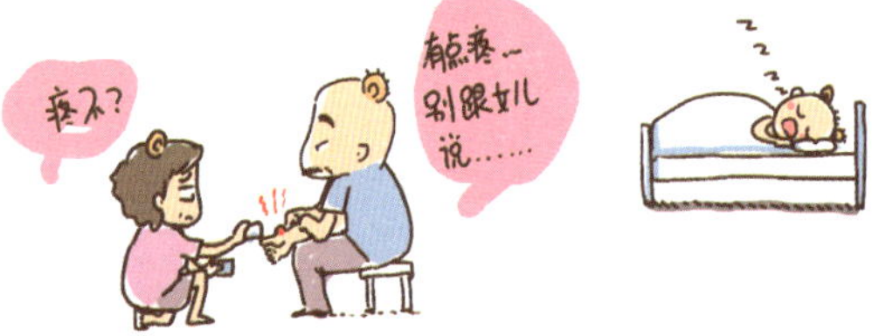

上次他脚受伤，也是为了我……

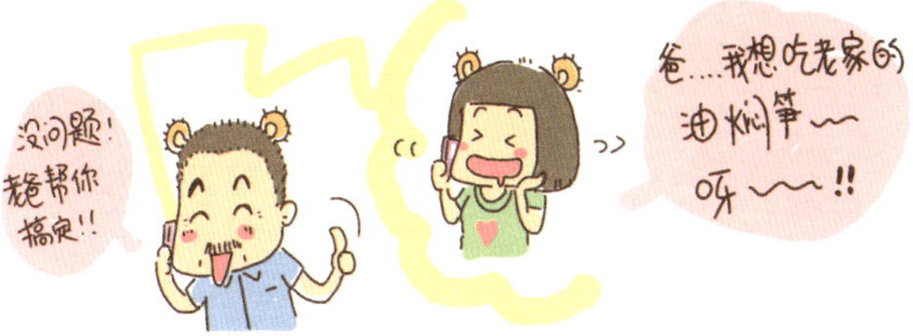

于是老爸上山
去给我挖笋，
结果山坡太
陡给摔了……

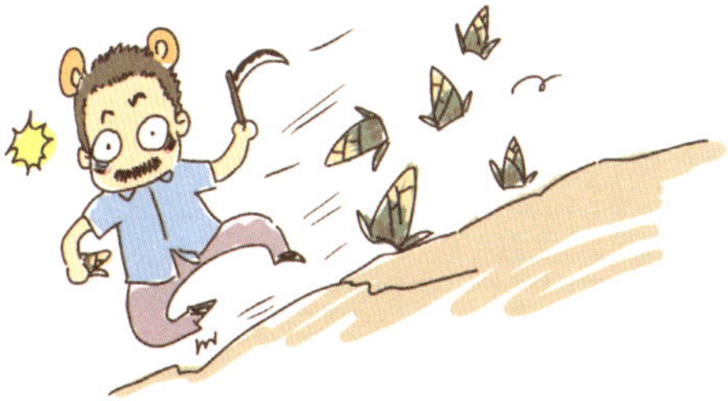

有时候我会看到他偷偷揉那条受伤的腿

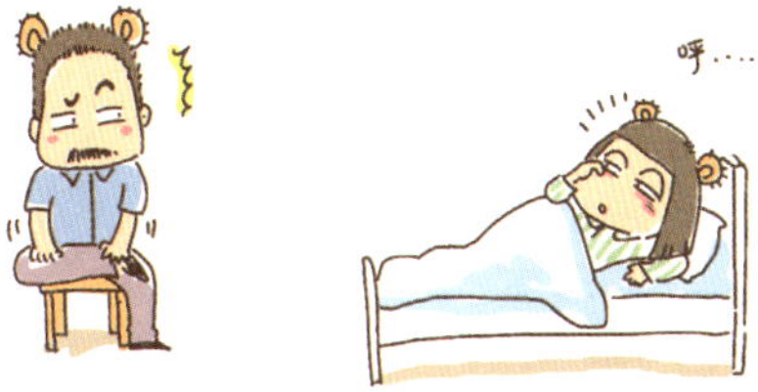

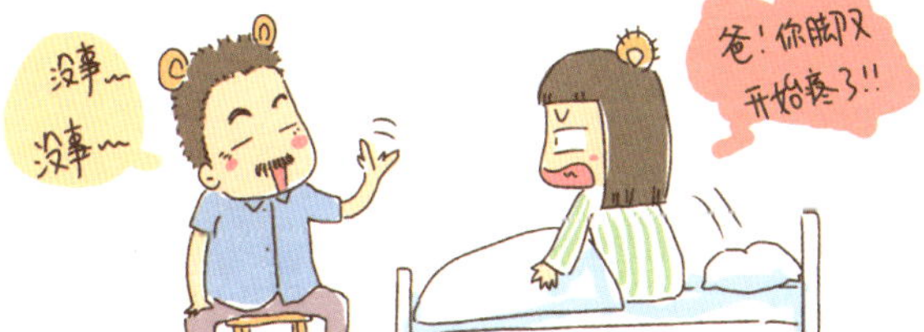

离家在外这些年，“没事，没事”几乎成了
老爸对我说的最多的话了……

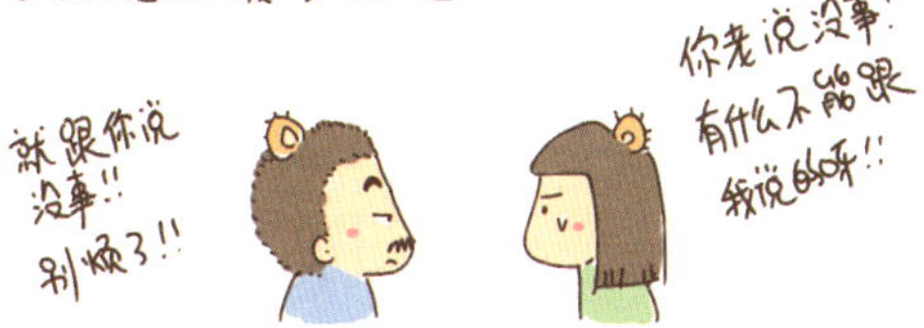

在医院的时候，爸爸为了逗我经常“抽风儿”

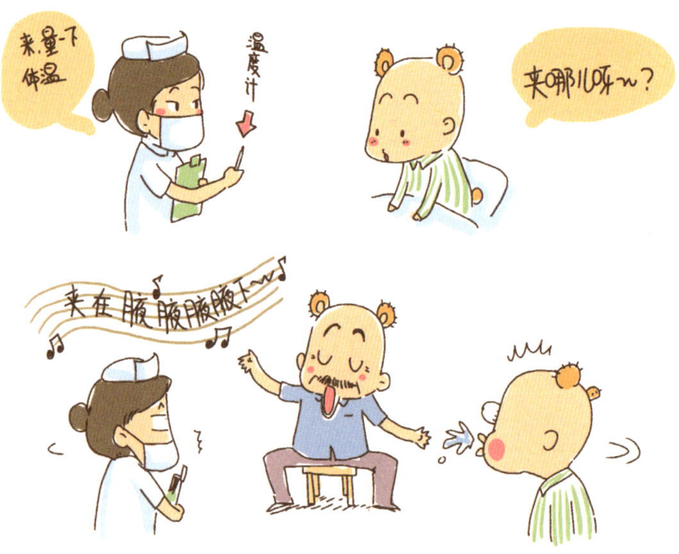

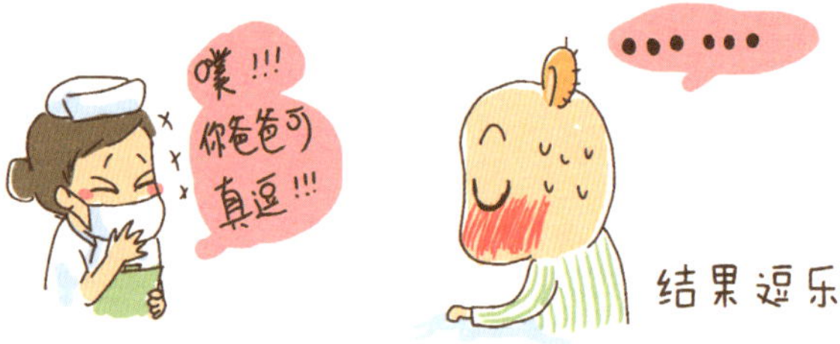

结果逗乐别人了……

说真的，我心情真是复杂，既想爸爸回家好好休息，又想他留下陪我……

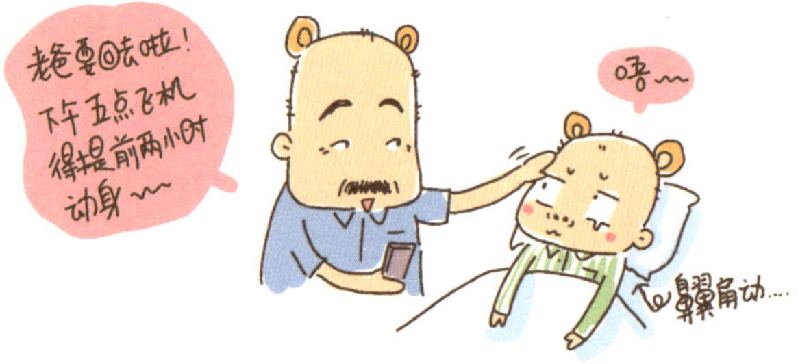

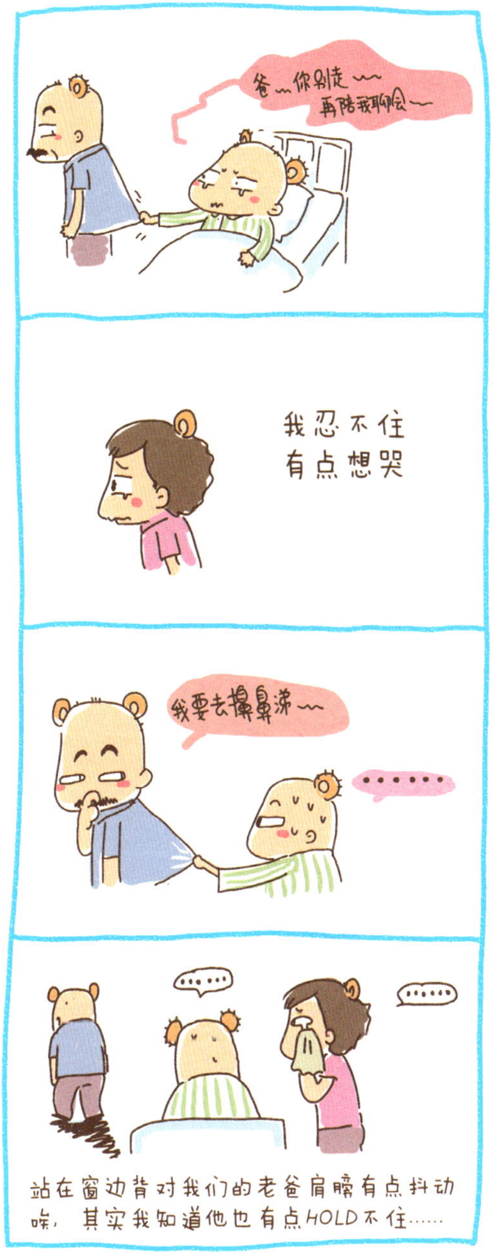
爸~你别走~~
再陪我聊会~~
我忍不住
有点想哭
我要去擤鼻涕~~
……
……
……
站在窗边背对我们的老爸肩膀有点抖动
唉，其实我知道他也有点HOLD不住……

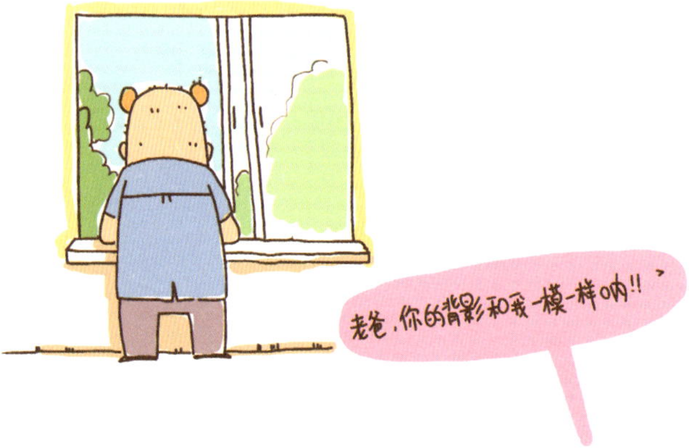
老爸，你的背影和我一模一样呐!!

第十二篇

再见，外婆

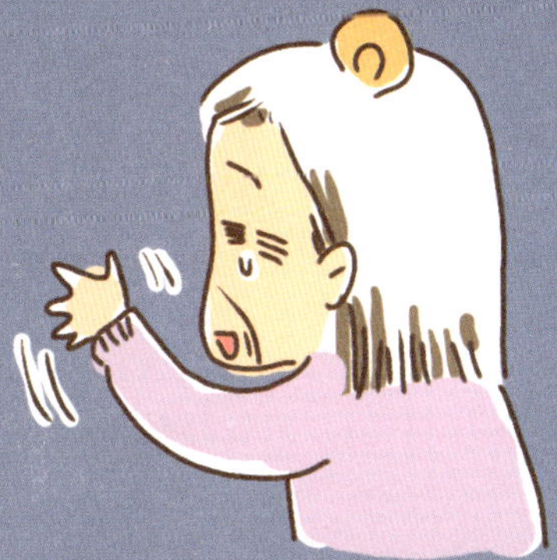

外婆还是大姑娘的时候，有一天，太外婆叫她去给在新房子工地上干活的男人们送饭。

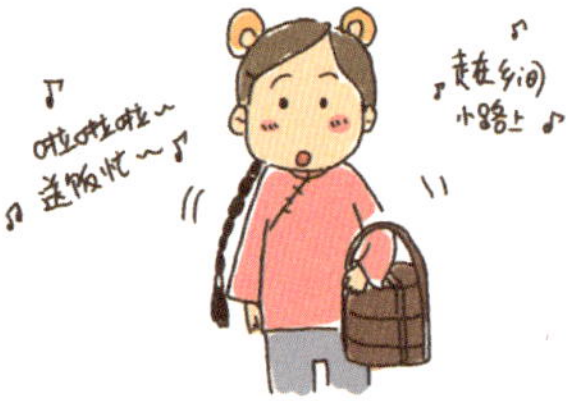

到了工地的新房里，就叶家哥哥一个人坐在屋里。

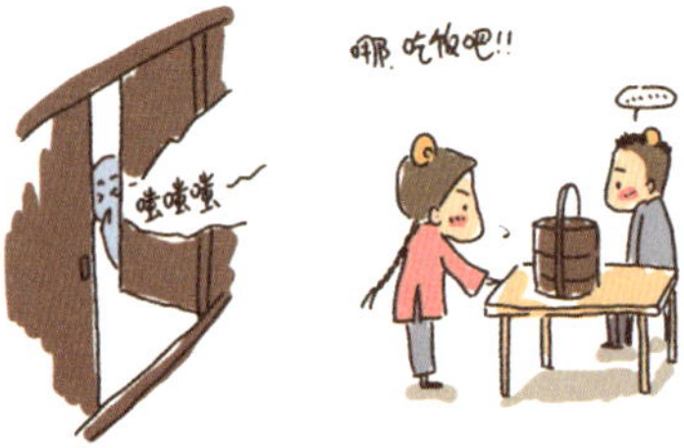

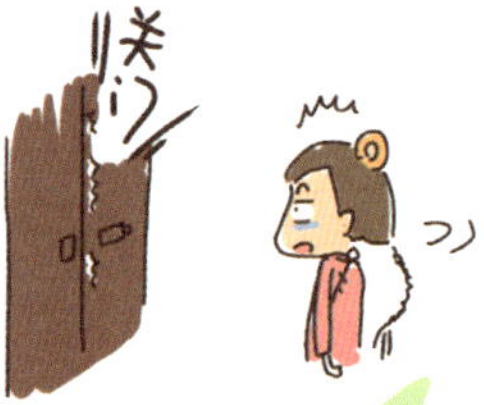

刚刚放下食篮，屋门忽然就被从外面关上了

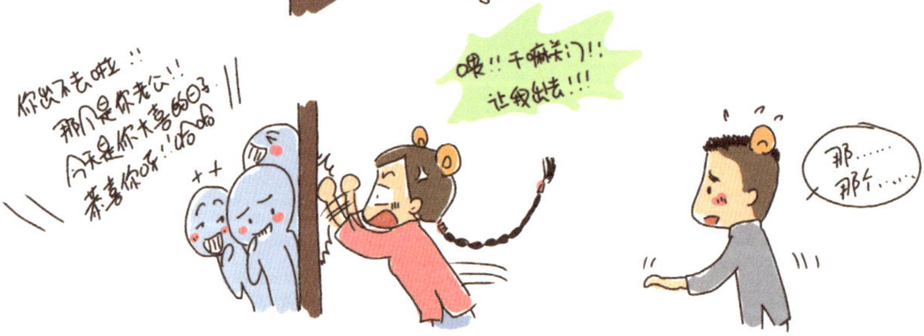

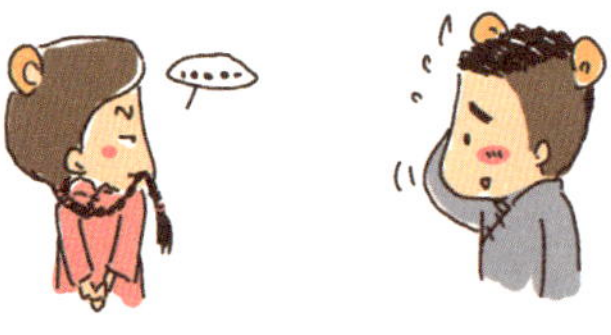

于是就结婚了。

后来就有了孩子，我大舅舅，小舅舅，
我妈和小姨

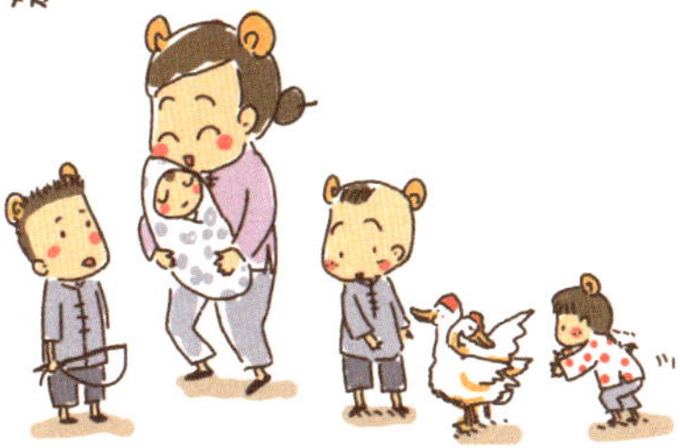

其实还有一个孩子，可是他还小的时候，
一次发大水，为了赶鹅，被大水冲走了。

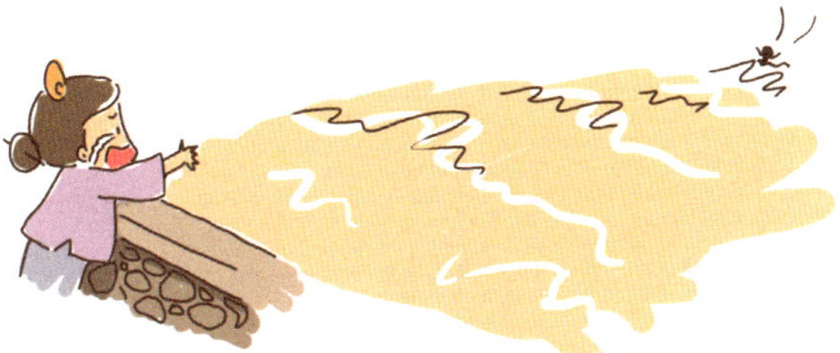

好在其他几个孩子都健康长大，并都有了自己的孩子，我是其中最调皮的外孙女儿。

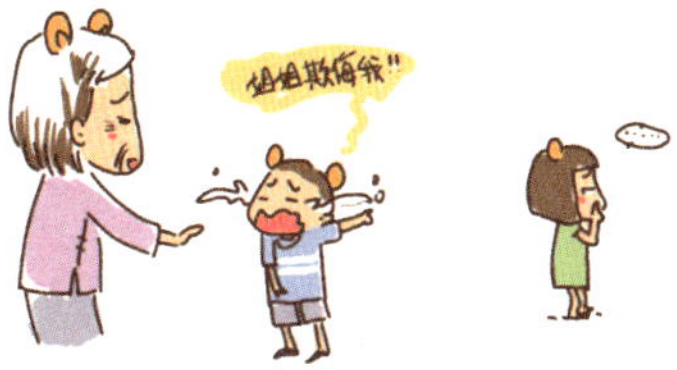

今天偷吃
外婆腌的
青柿子。

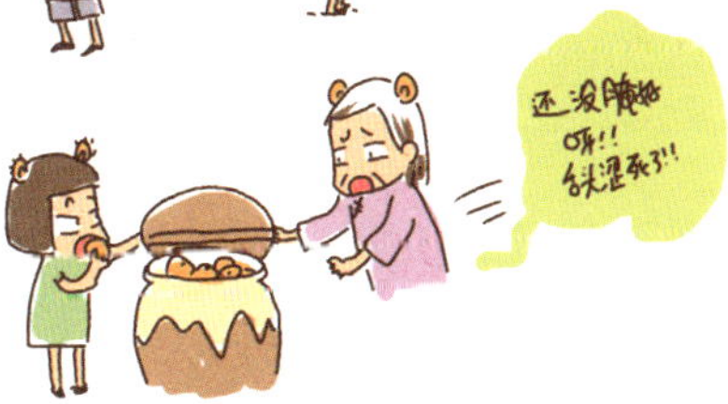

明天给外婆
的端午茶里
偷偷放糖。

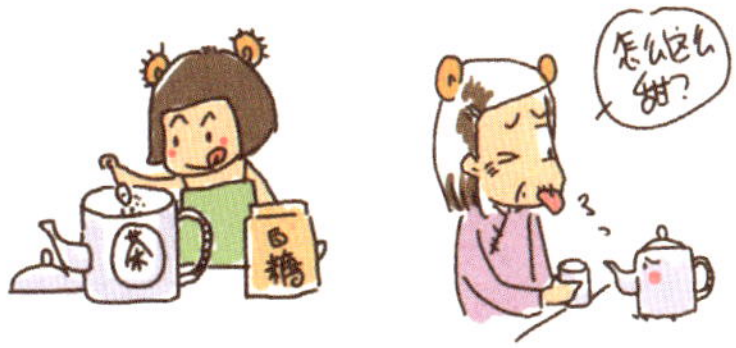

可我再怎么调皮，外婆都会护着我。

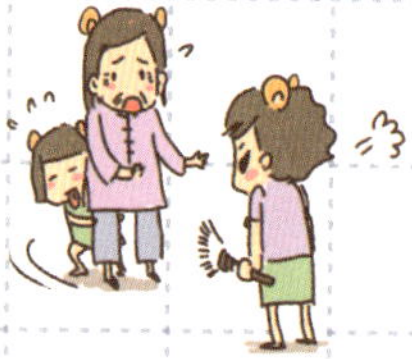

后来我长大了，出门求学、工作，临行前外婆总会给我一个小红包。

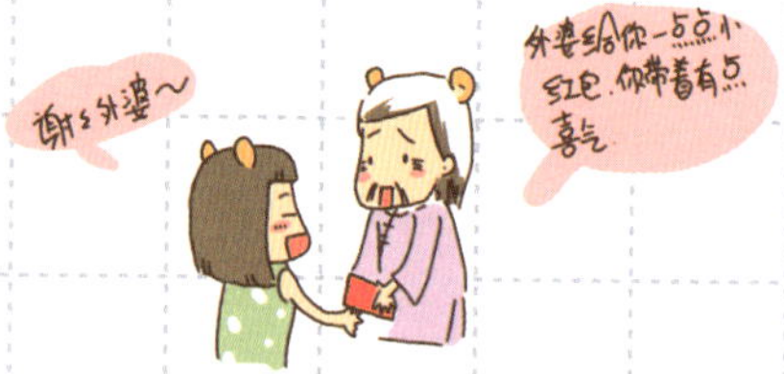

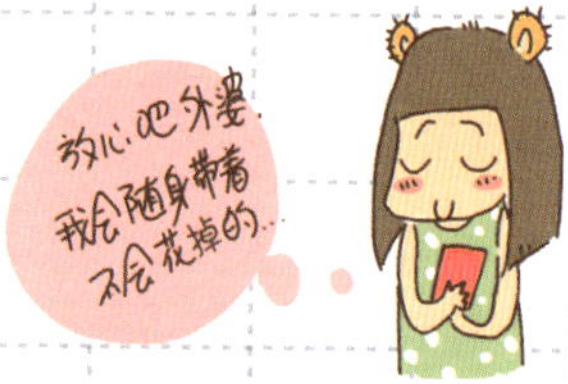

结果每次都忍不住花了……

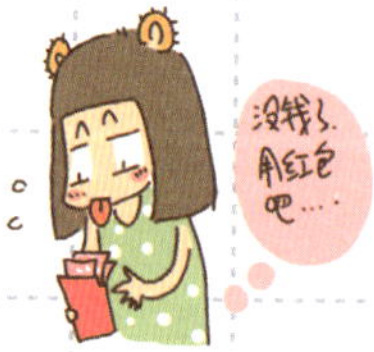

再后来，我生病了，过年回家的时候知道，外婆的身体也不好。

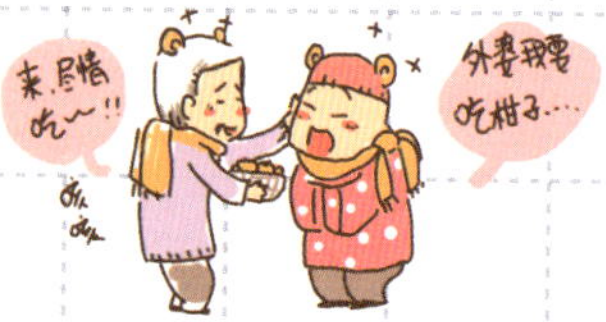

妈妈应该在家照料外婆的，却因为我的病，不得不到北京照顾我。

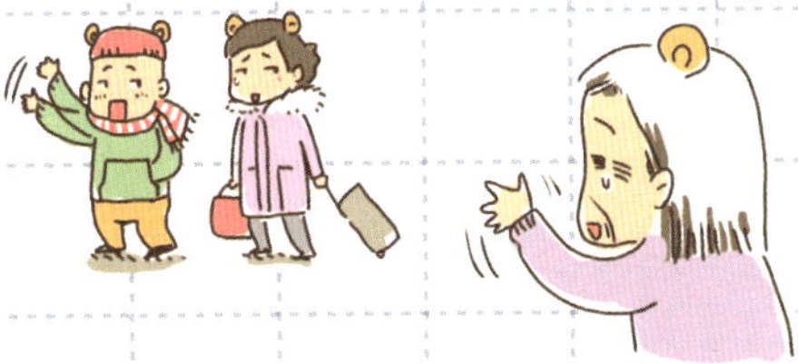

2012年3月31日清晨，妈妈接到爸爸的电话，外婆去世了。于是妈妈立刻飞回家乡，而我因为白细胞太低，不能跟着回去……

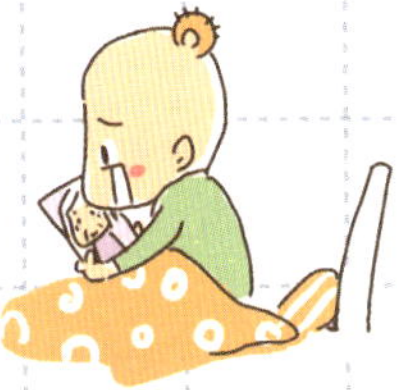

记忆里外婆一直是满头银发，瘦瘦的身子，微微驼着背，衣服上总是带着淡淡的樟脑味儿。

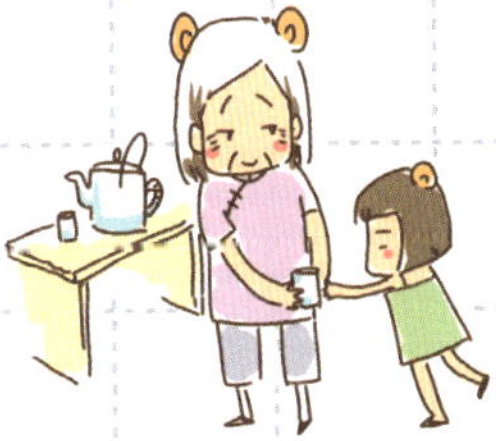

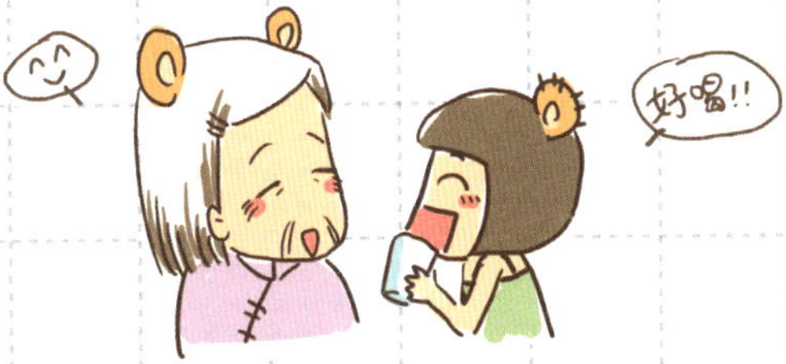

外婆的一生，快乐过，受伤过，幸福过，低落过……尝过人生的大喜大悲。子女孝顺，儿孙满堂，虽然没有轰轰烈烈，却也是平淡而又完满的一辈子。外孙女不孝，未能送您一程。只寥寥几幅小画追忆。

希望您飞过北京的时候，看到，莞尔。

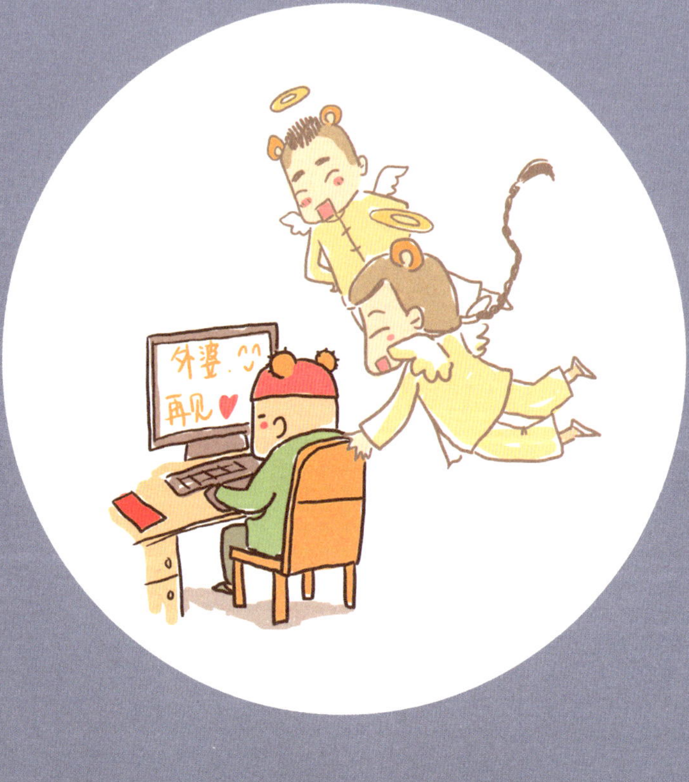

第十三篇

和头发一起消失的女性意识

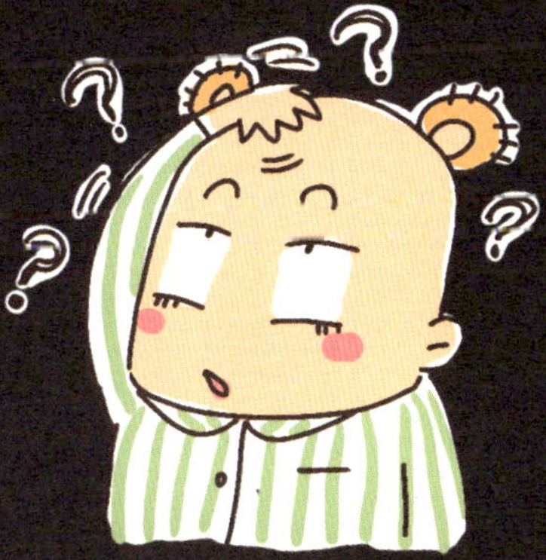

话说在住院早期我还很臭美，
老让艾米给我带化妆品什么的。

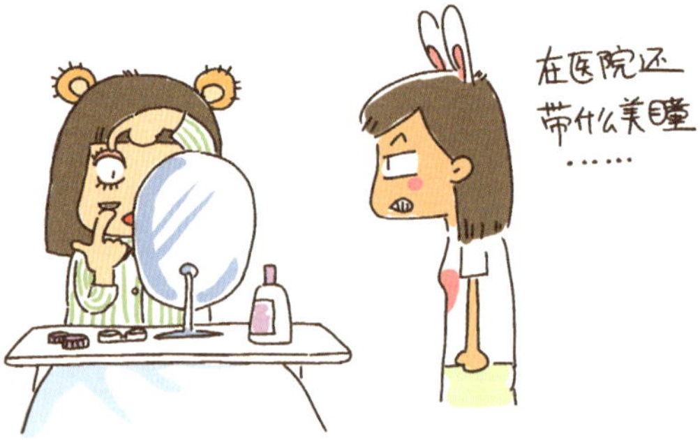

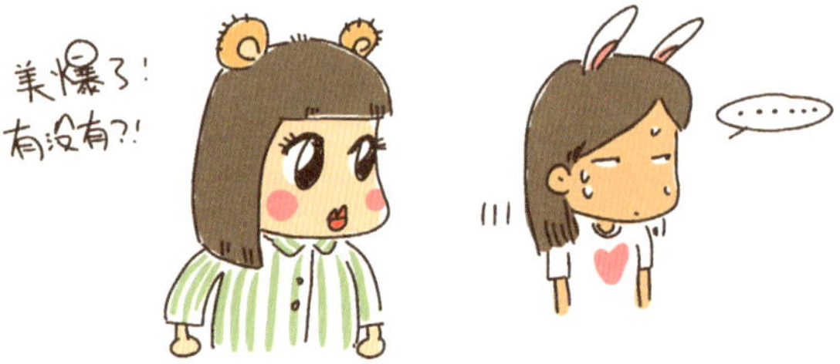

就算是化疗剃光头后，也经常戴上
假发穿上裙子装正常人。

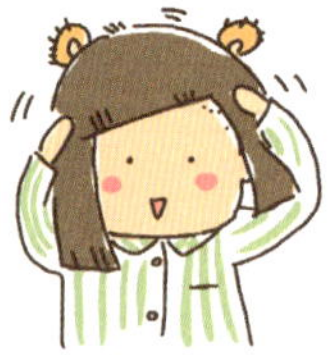

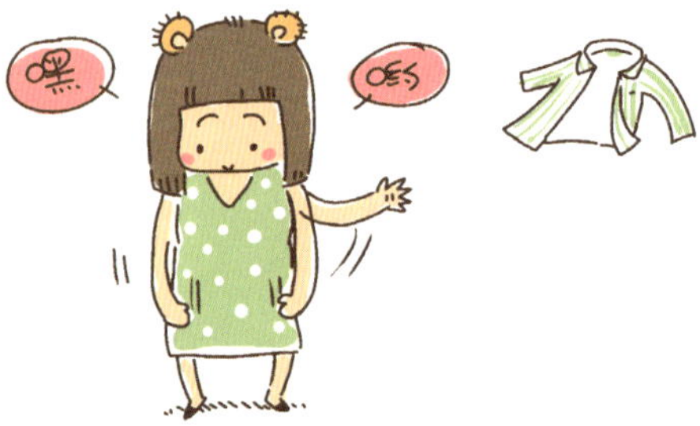

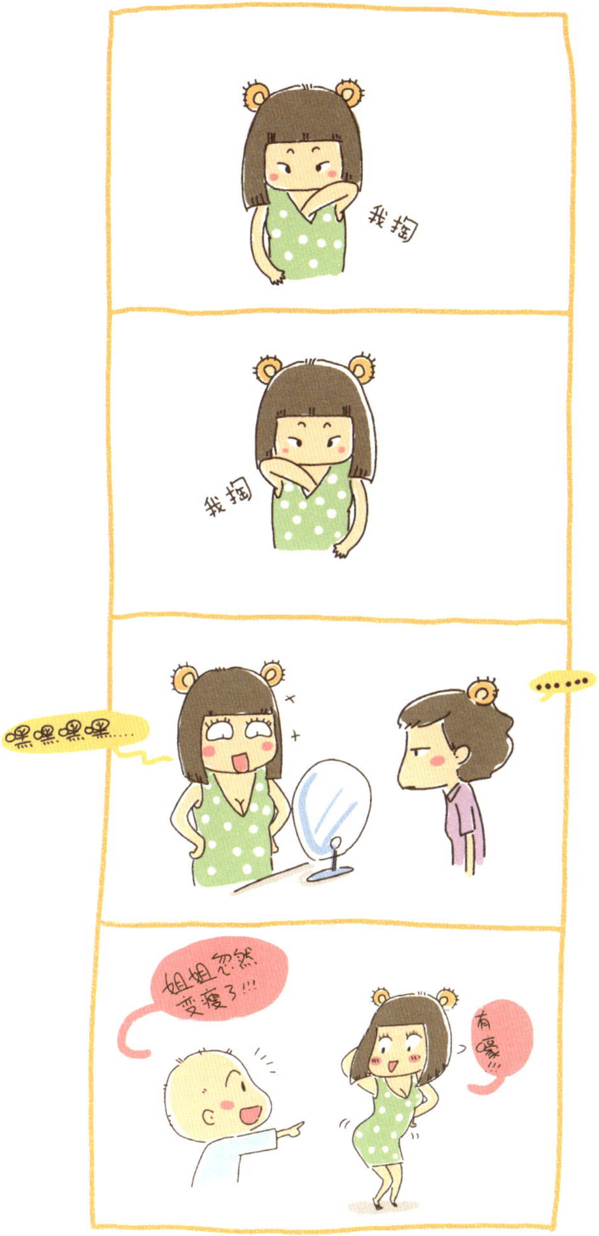
我掏
我掏
嘿嘿嘿嘿……
……
姐姐忽然变瘦了!!!
有豪!!

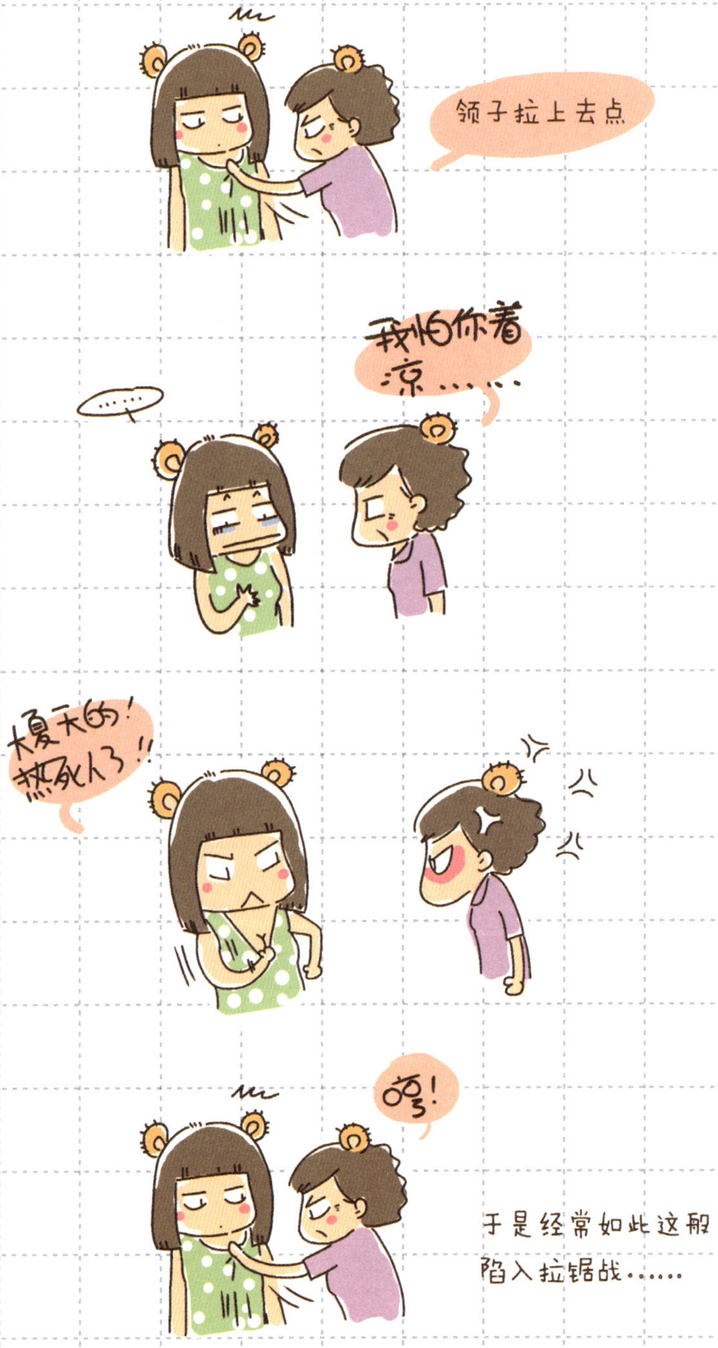
领子拉上去点
……
我怕你着凉……
大夏天的！热死人了！！
哼！
于是经常如此这般陷入拉锯战……

可日子一天天过去，我的爱美之心
也渐渐被磨灭了……

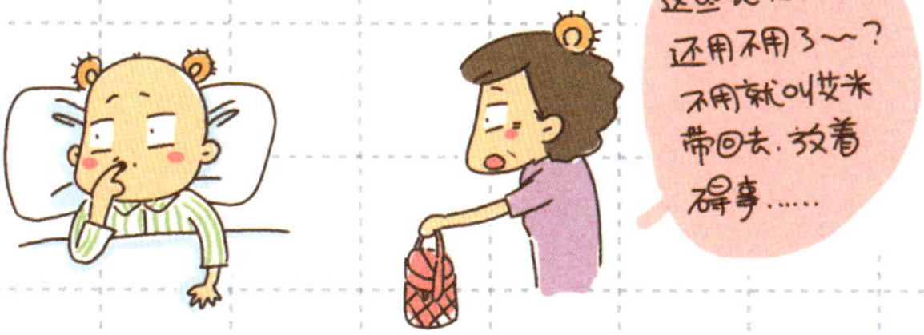

而且自从我剃光头后，被摸脑袋的
次数直线上涨，主犯是老正

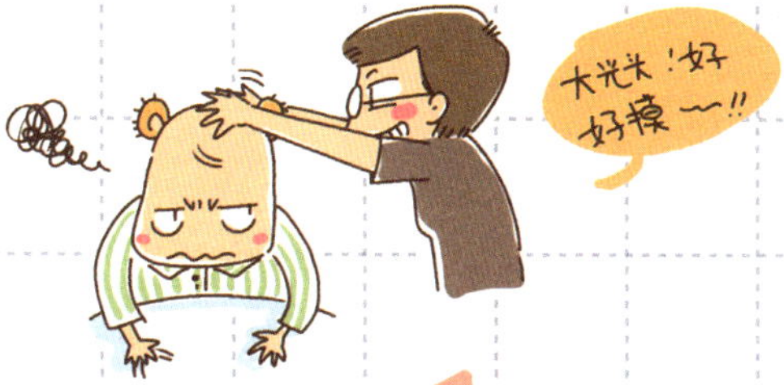

一开始我还反抗

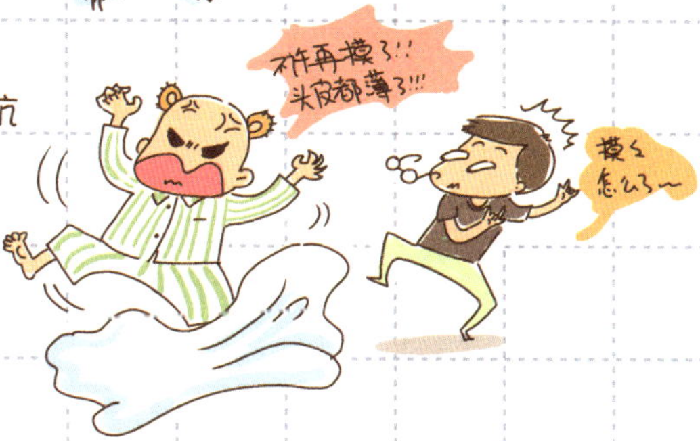

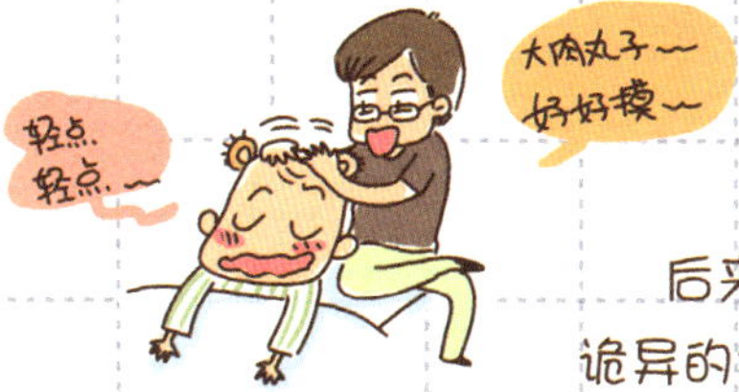

后来被摸着摸着……
诡异的被摸出快感来了……

于是没事老爱摸脑袋，姿势极MAN

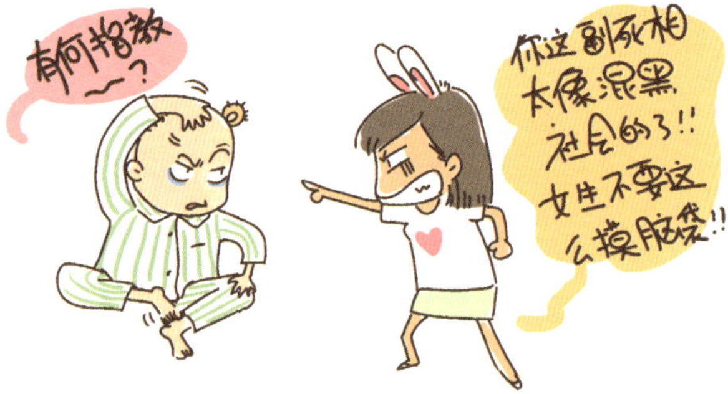

有一天，我正尽情的摸着脑袋，
忽然病房门打开了……

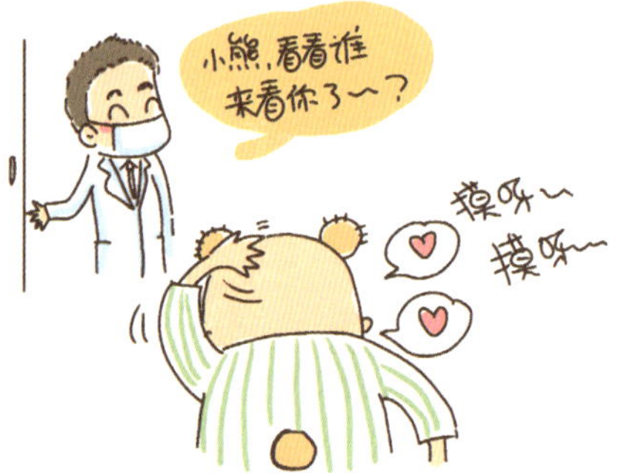

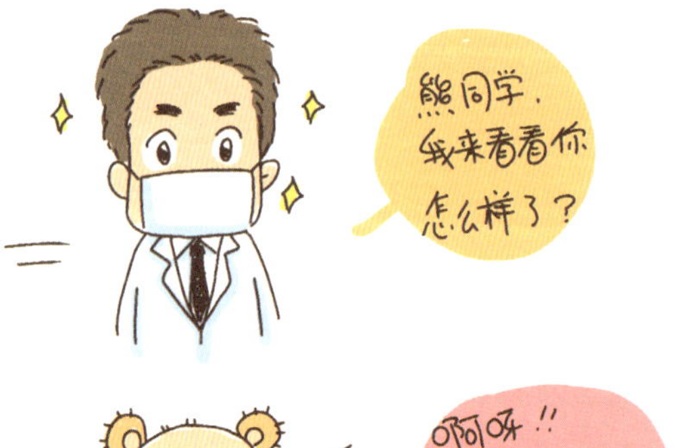

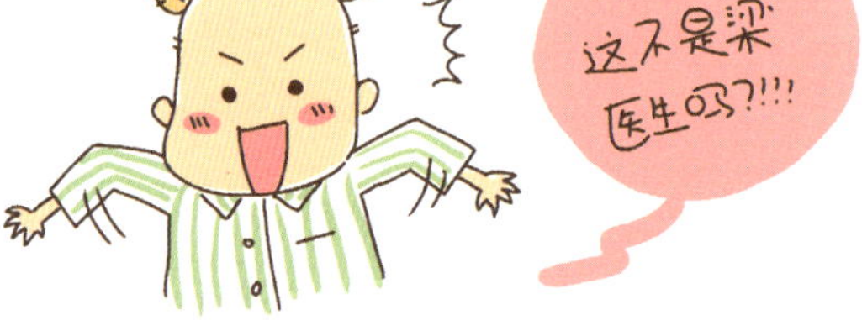

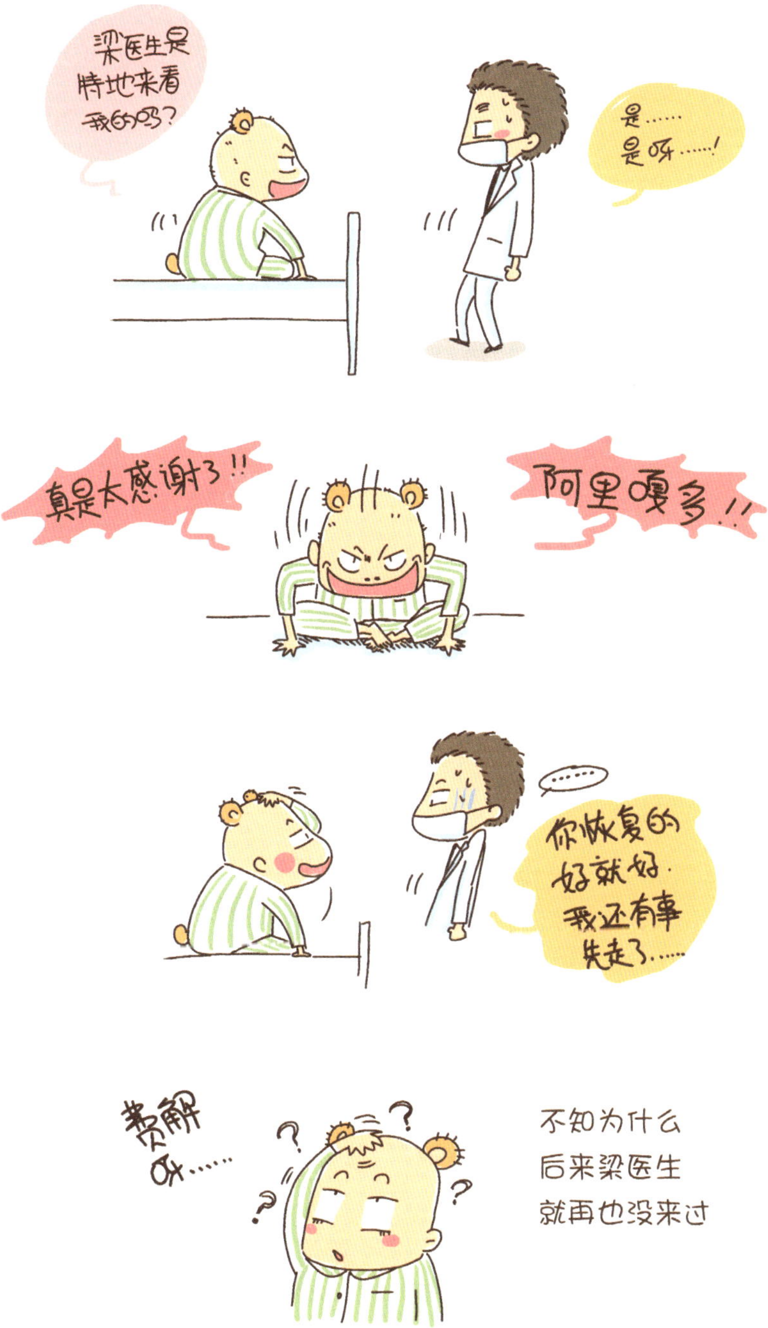
梁医生是特地来看我的吗？
是……
是呀……！
真是太感谢了！！
阿里嘎多！！
……
你恢复的好就好，我还有事先走了……
费解呀……
不知为什么
后来梁医生
就再也没来过

我来住院以后就没有控制饮食，
居然没有长斤数，太意外了！

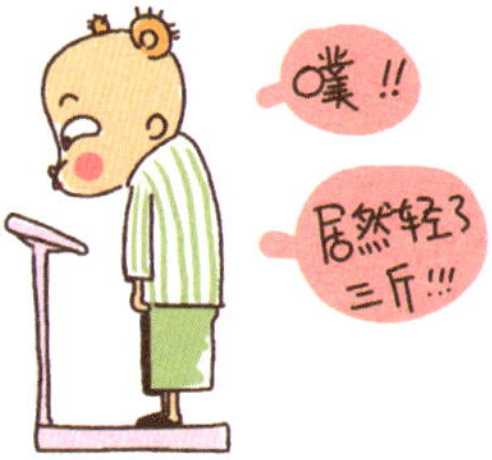

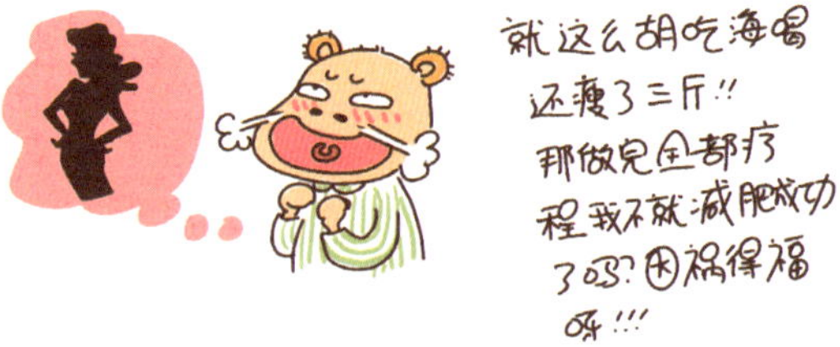

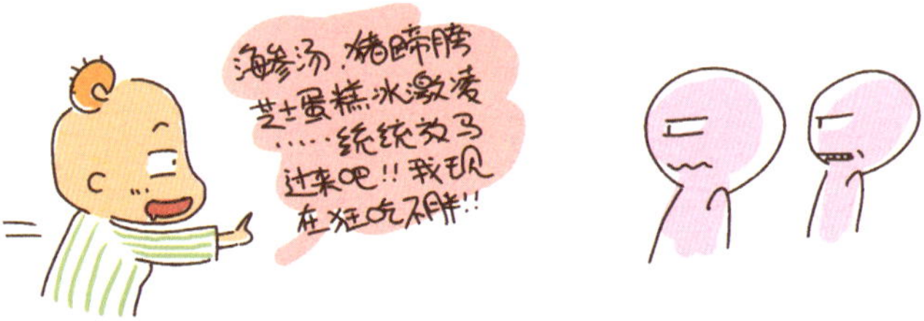

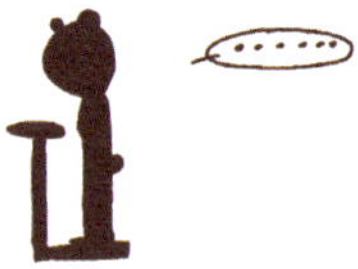

隔天一上称……

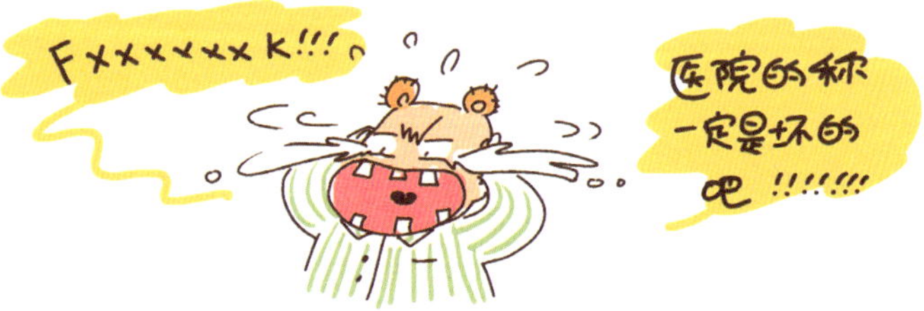

长了四斤！！！医院的秤一定是坏的！

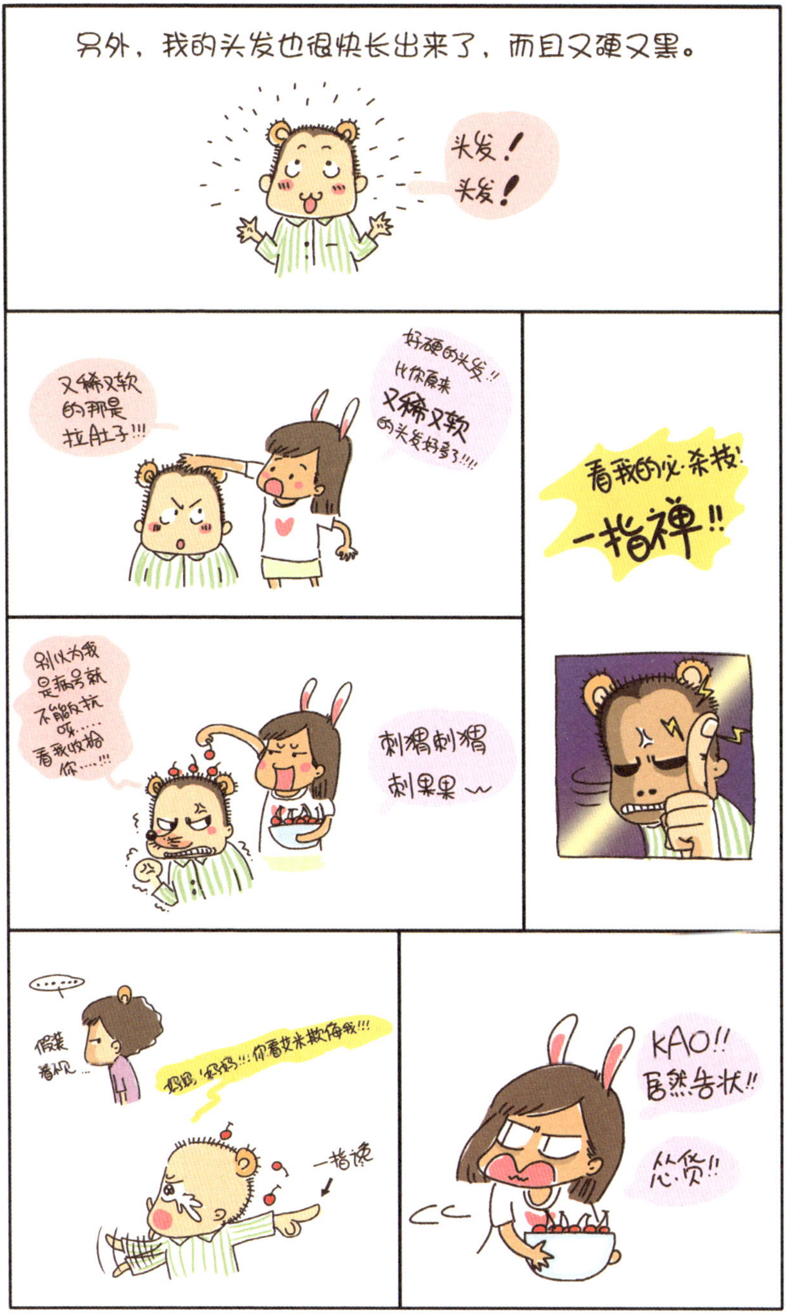
另外，我的头发也很快长出来了，而且又硬又黑。
头发！头发！
好硬的头发!! 比你原来又稀又软的头发好多了!!!!
又稀又软的那是拉肚子!!!
看我的必杀技！一指禅!!
刺猬刺猬刺果果～
别以为我是病号就不能反抗呀……看我收拾你……!!!
……
假装看不见…
妈妈，妈妈!!! 你看艾米欺侮我!!!
一指禅
KAO!! 居然告状!!
怂货!!

一想起多顶了那么多天光头，我就不爽。

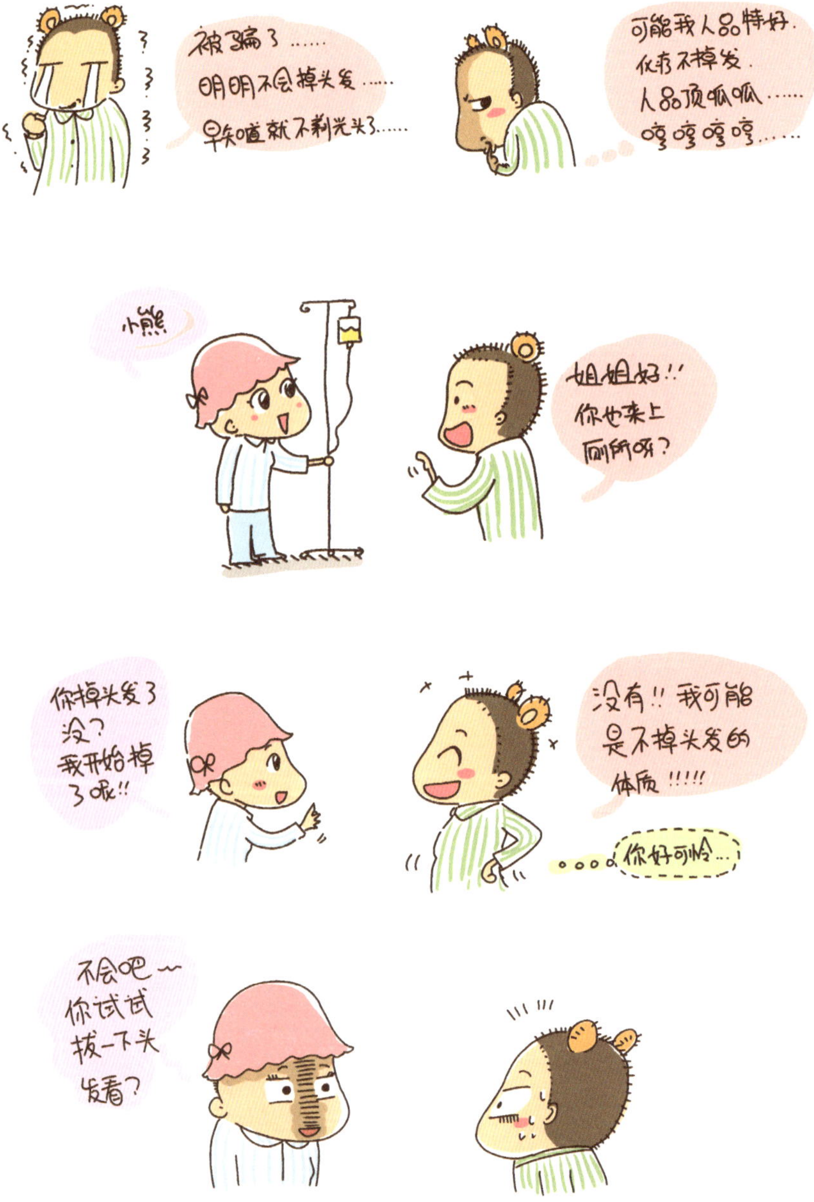

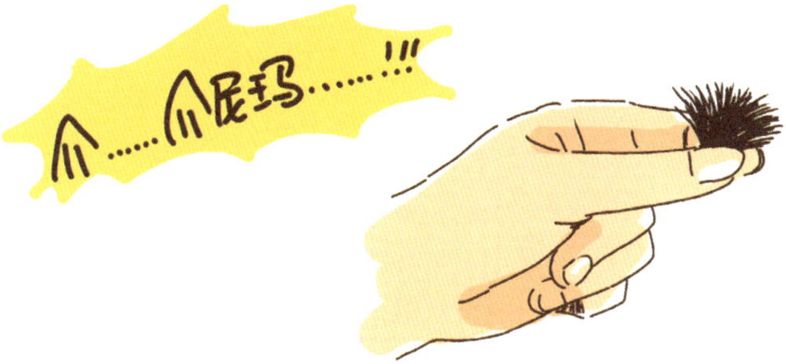

果然发根已经在默默的松动了……

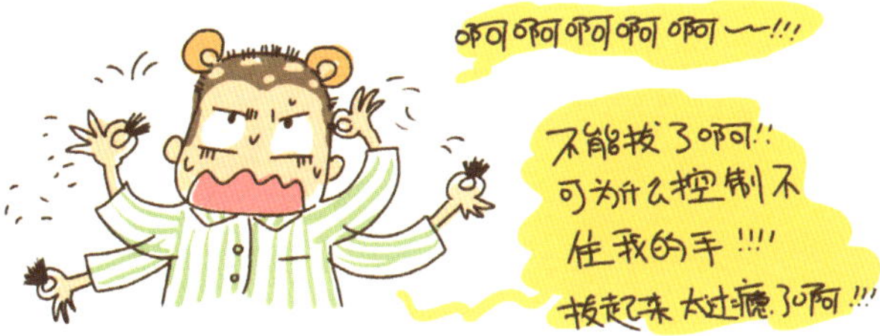

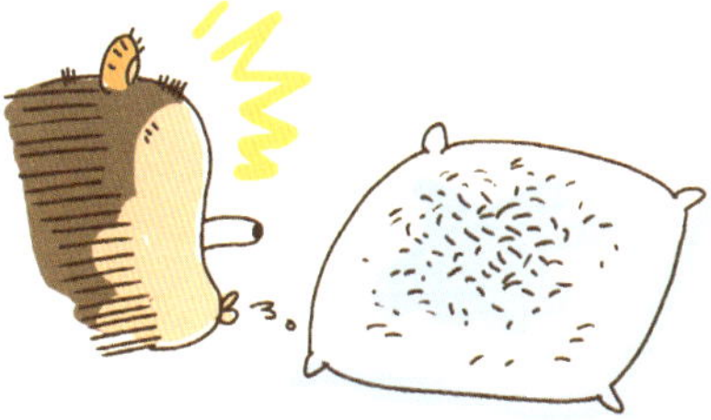

每天早上起来，
枕头上布满了
细细密密的断
发，很吓人。

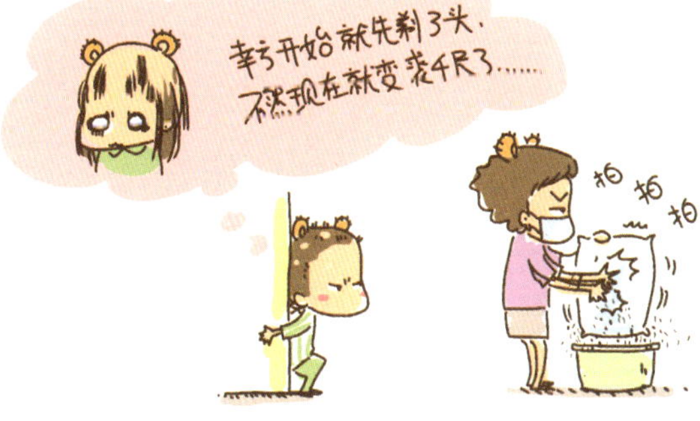

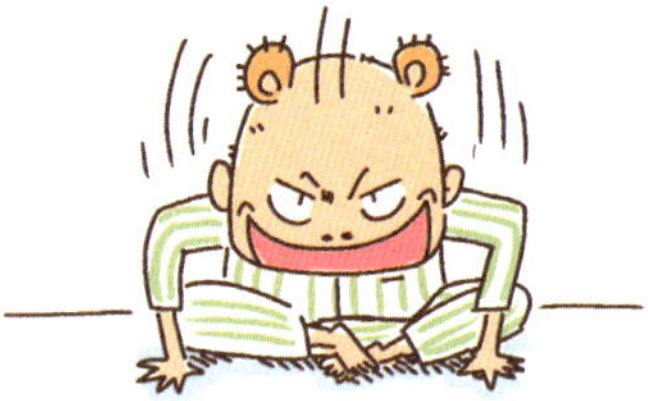

第十四篇

友谊万岁

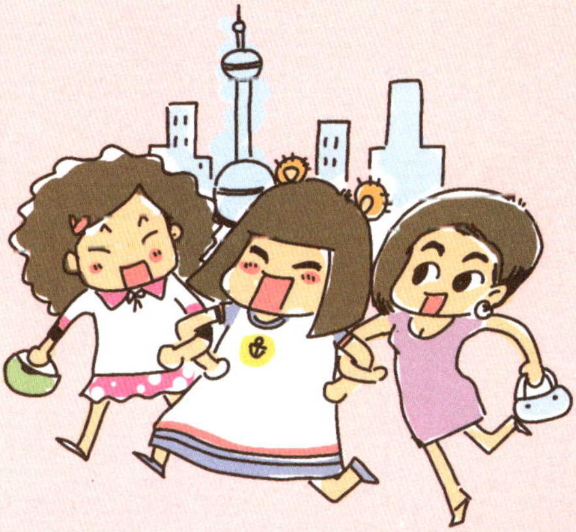

以前看漫画的时候，经常看到病弱少女寂寥的在病房中看着窗外的情节……

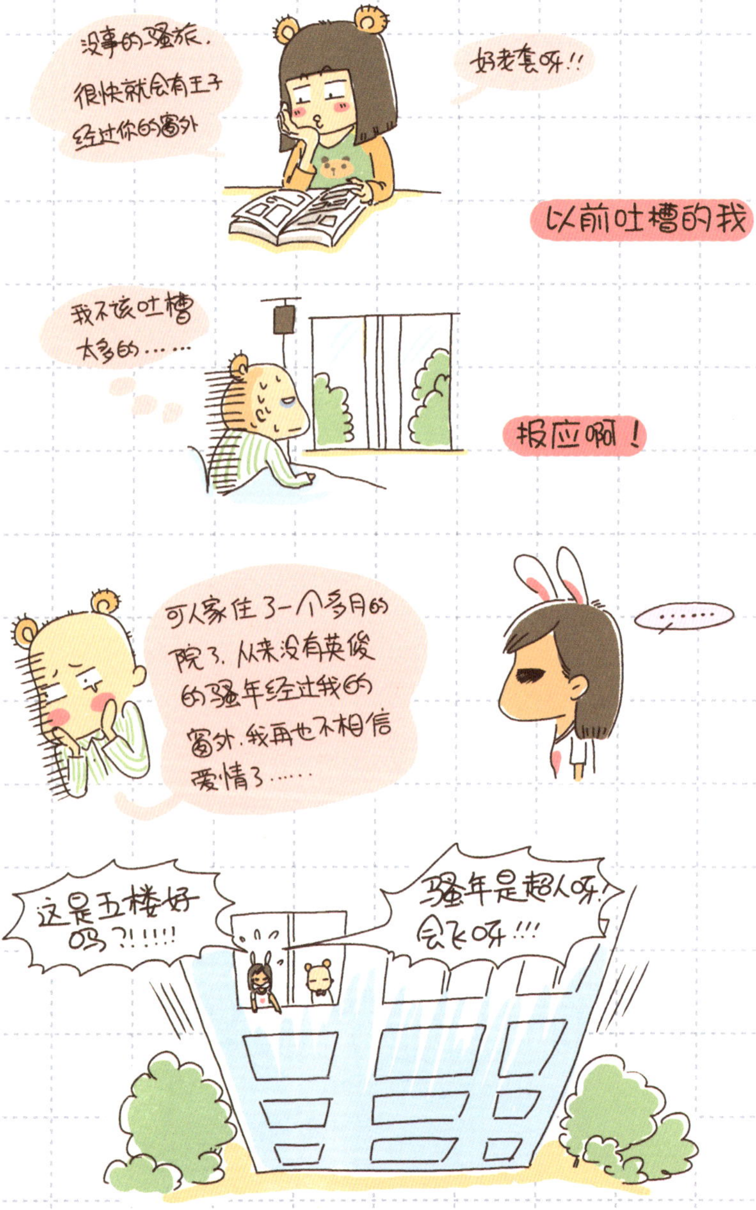

所以在医院已经呆了一个多月，做完一次化疗，又开始第二次。住院部的屋顶很矮，像是一伸手就能碰到。

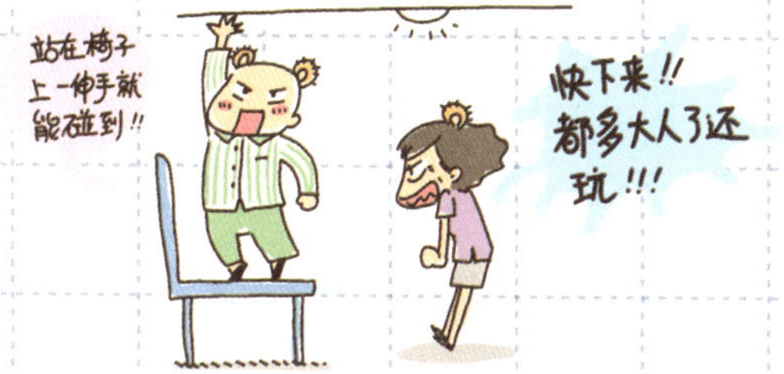

像我这么好动的人，每天只能在走廊里兜兜圈

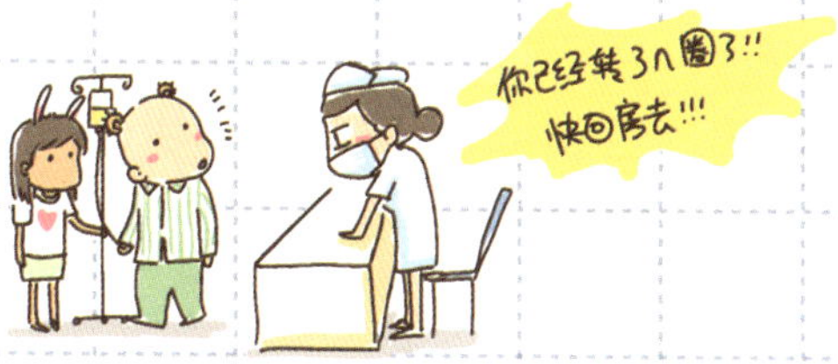

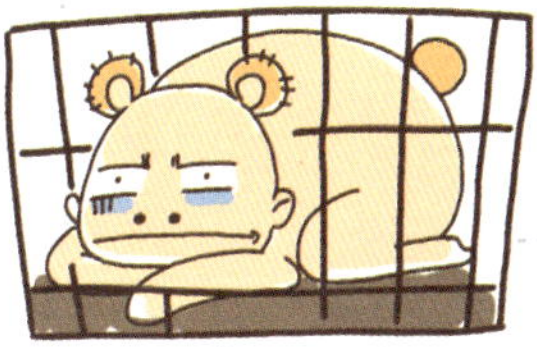

和以前的日子比，我简直像被关在囚笼里。

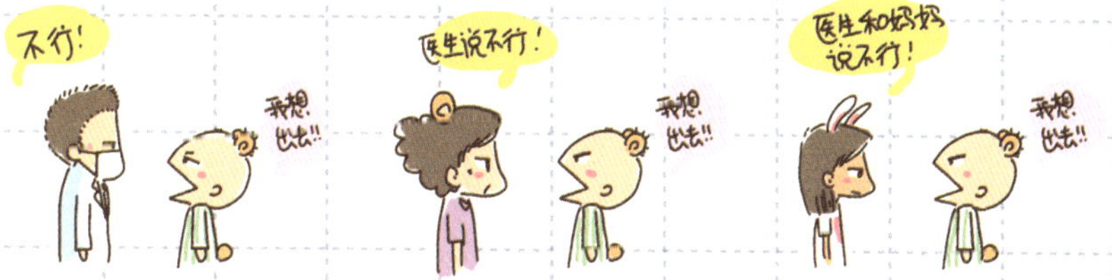

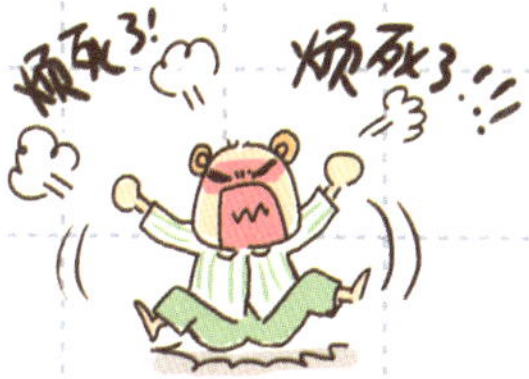

憋的狠了，就会发一通大火，聊以发泄郁闷之情。

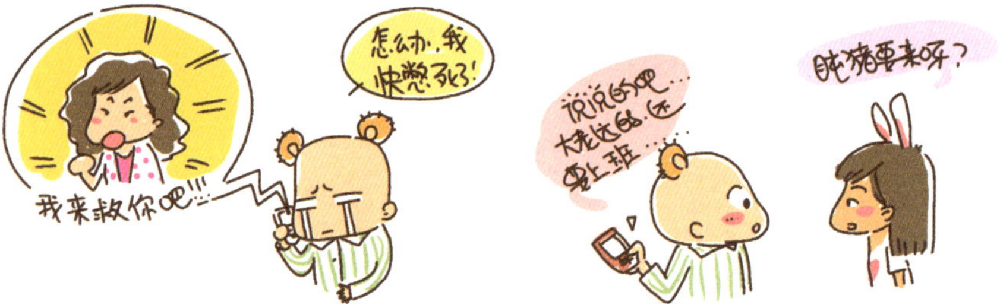

谁知道中秋节假期肫猪就从上海来北京了!

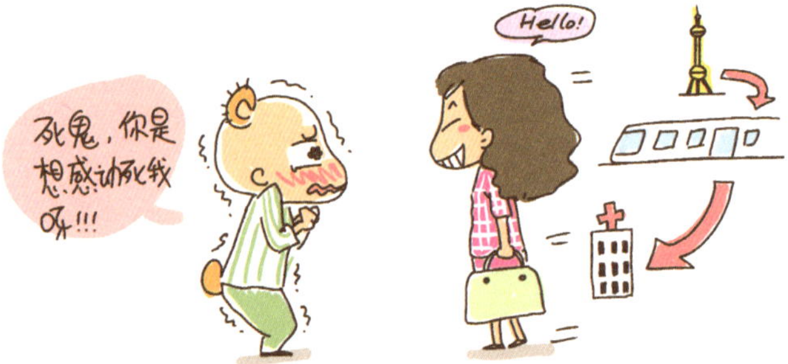

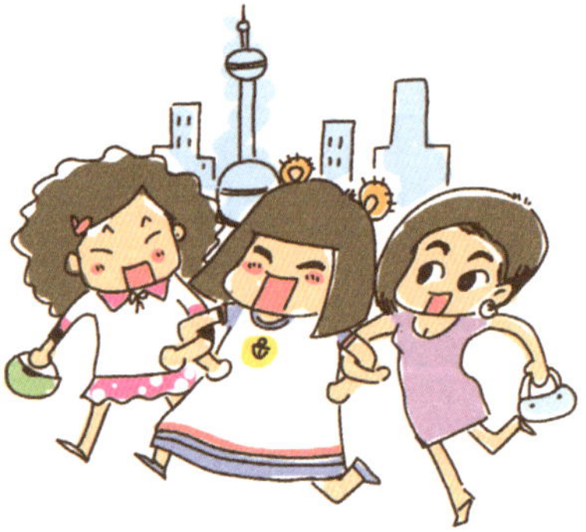

肫猪和扁扁是我在上海最要好的朋友,我们三个当年住一块的故事我还画进过漫画里。

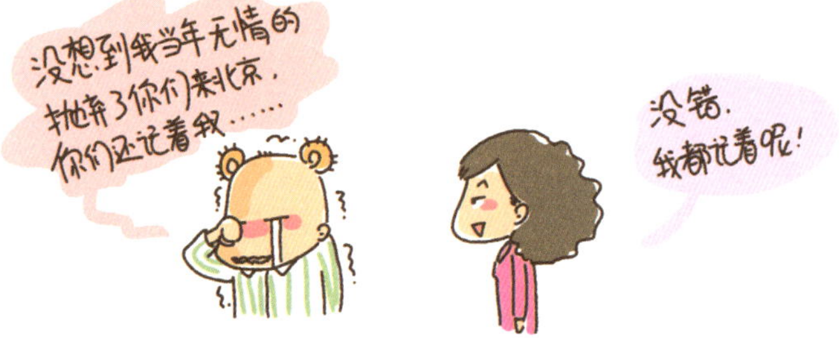

大概是因为中秋节，郭医生特许我出门了！

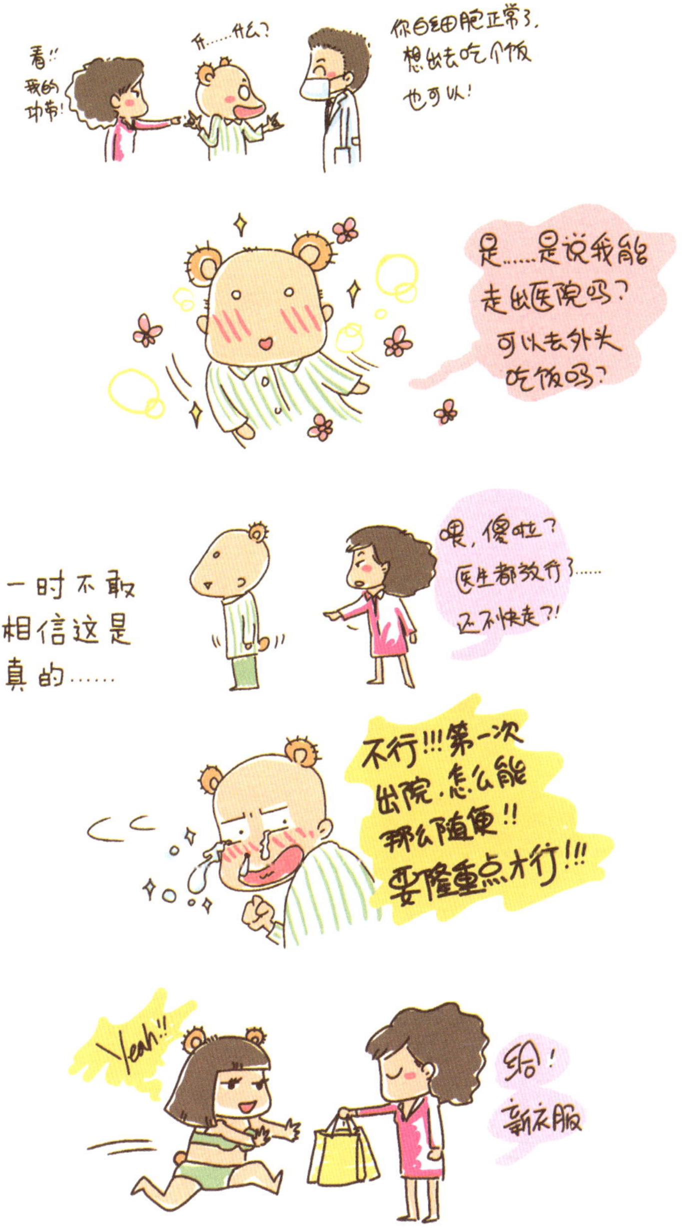

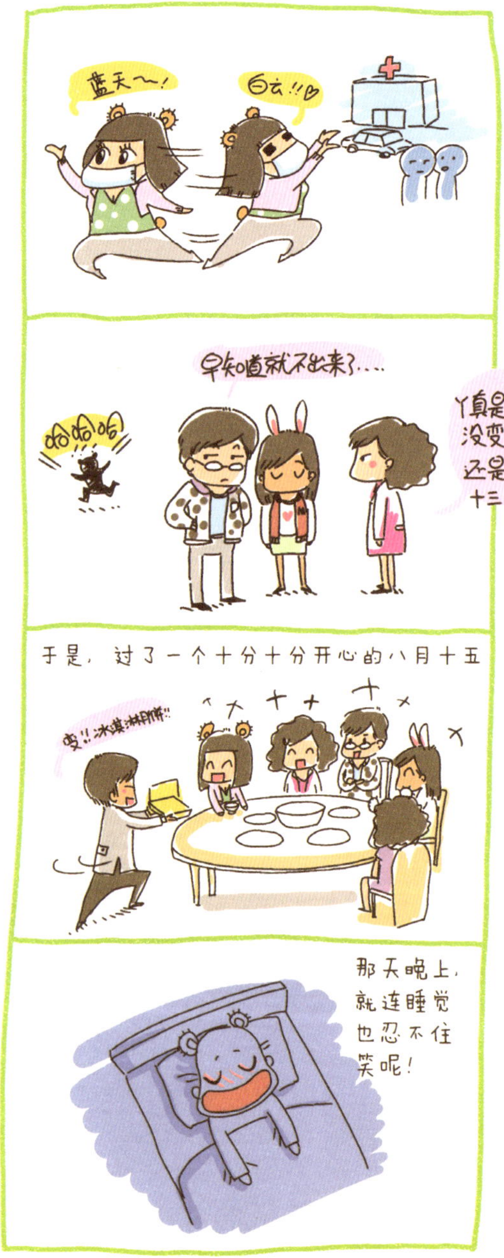
蓝天～！
白云!!♡
哈哈哈
早知道就不出来了....
丫真是一点没变...还是那么十三.....
于是，过了一个十分十分开心的八月十五
变!!冰淇淋月饼!!
那天晚上，就连睡觉也忍不住笑呢！

第十五篇

结束二次化疗：出狱啦

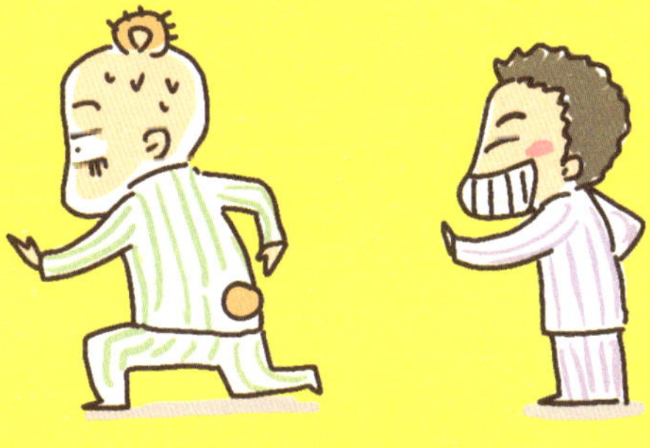

在医院熬啊熬，终于等到第二次化疗结束了。

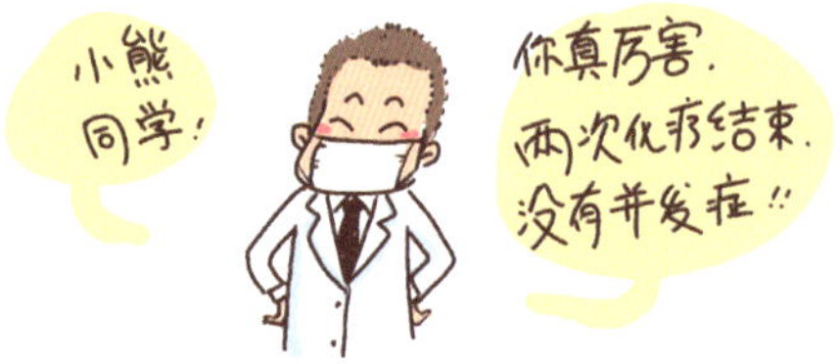

并发症是很可怕的，我见过同屋的病友姐姐，就因为并发症高烧不退，被关进了无菌病房。

整个罩了起来和外界隔离了。

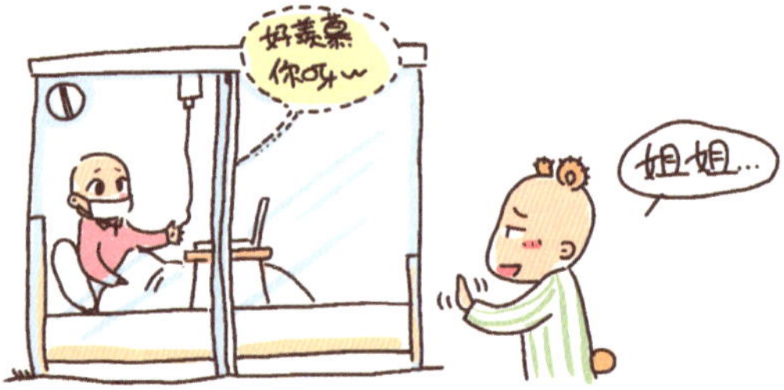

我凭着良好的体质（肥肉撑着）和努力吃饭（主要是馋），幸运的没有并发症，我感到骄傲！！自豪！！！

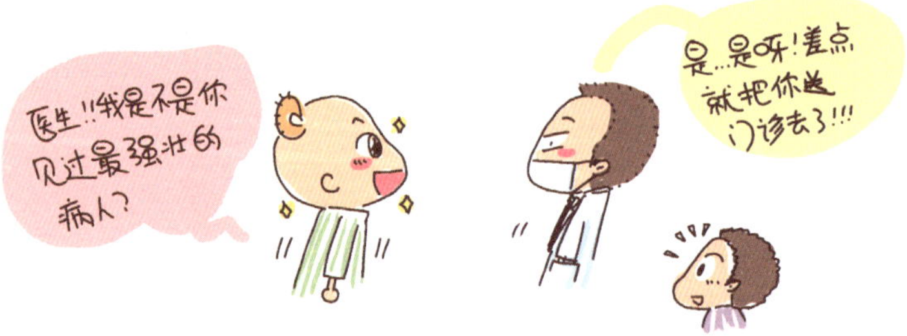

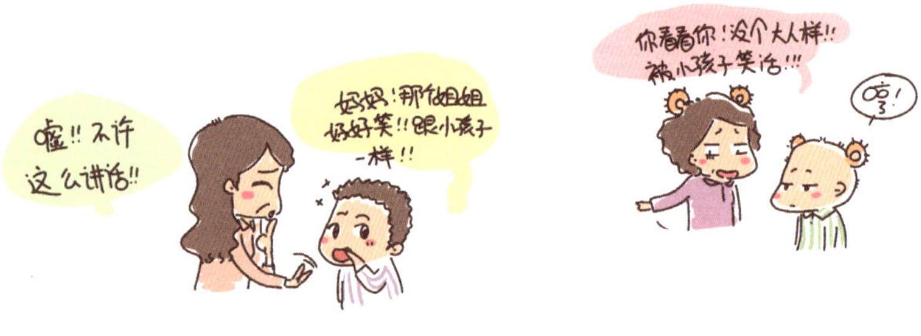

这个小弟是新住进来我这个病房的，最喜欢看僵尸片了，经常拉着我一块看。

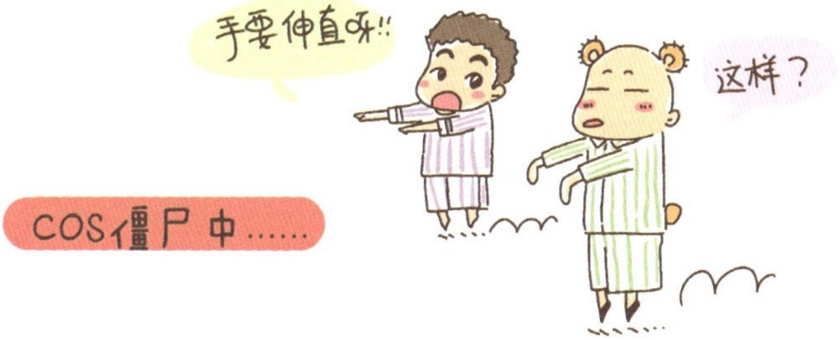

小朋友是第二次进医院了，所以对一切程序驾轻就熟，经常嘲笑我这个“菜鸟病人”

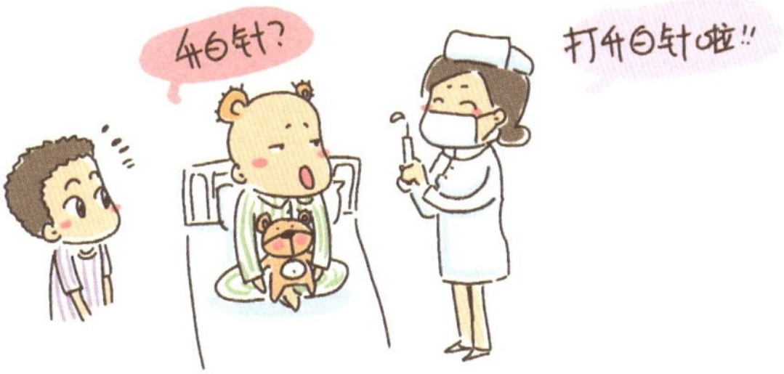

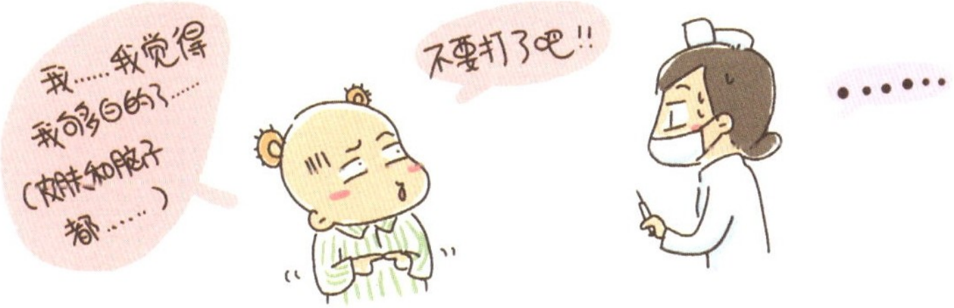

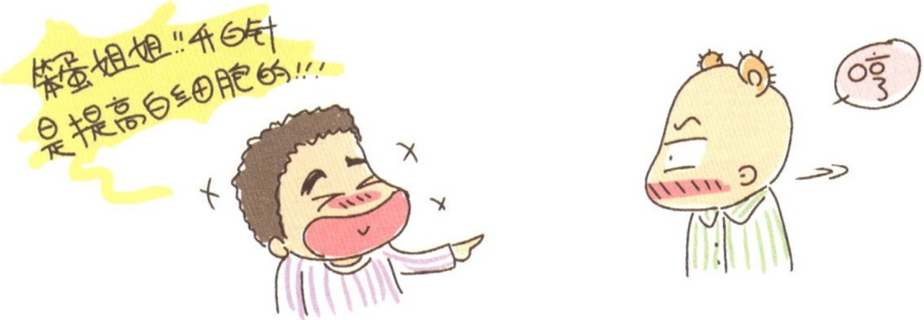

到了验血常规的日子……

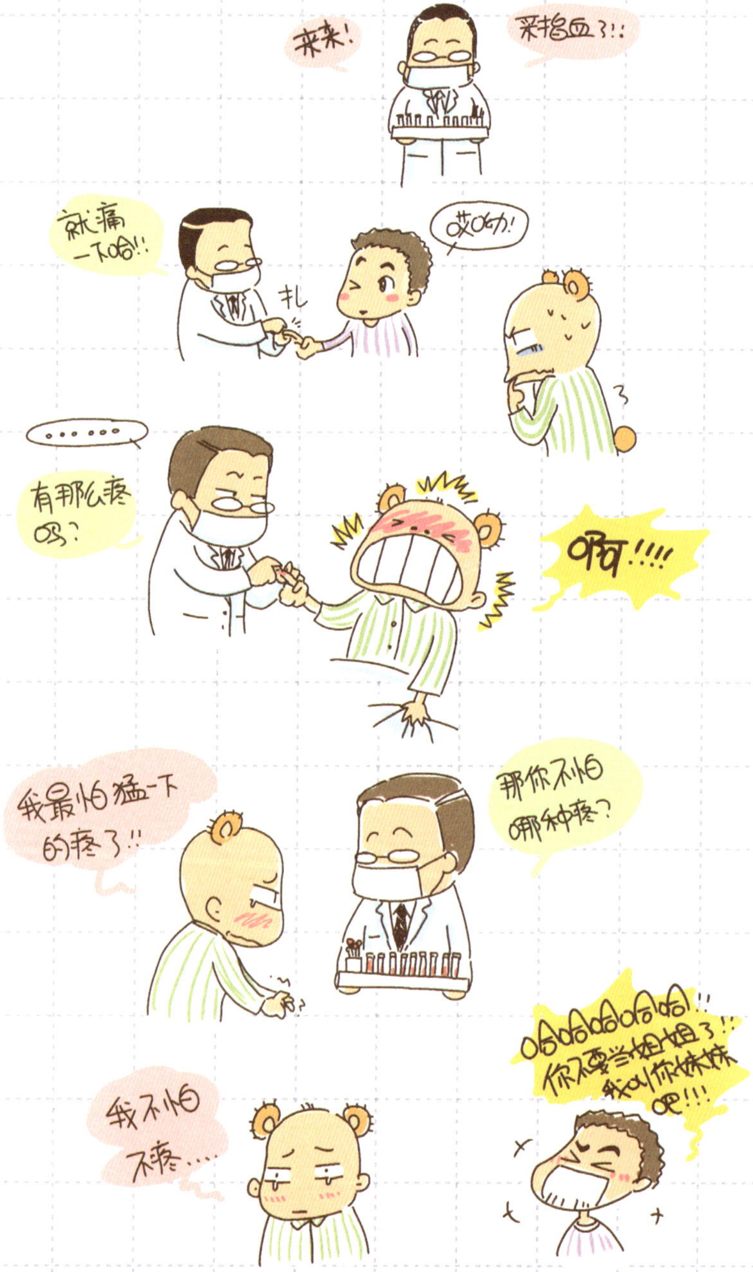
来来！
采指血了!!!
就痛一下哈!!
扎
哎哟！
……
有那么疼吗？
啊!!!!
我最怕猛一下的疼了!!
那你不怕哪种疼？
我不怕不疼……
哈哈哈哈哈哈!!
你不要当姐姐了!!
我叫你妹妹吧!!!

后来这小子真的开始口口声声的管我叫妹妹，真是气死我了！

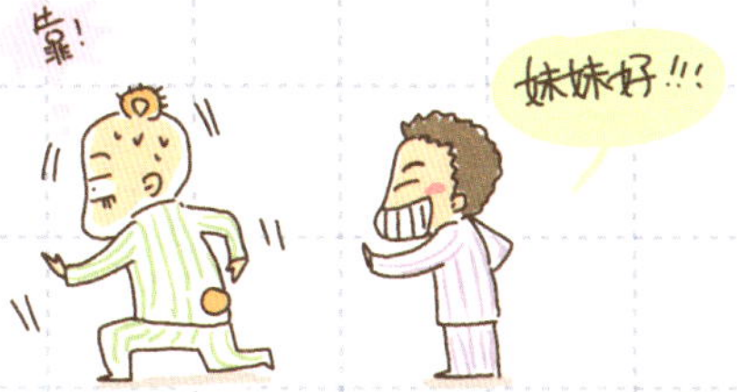

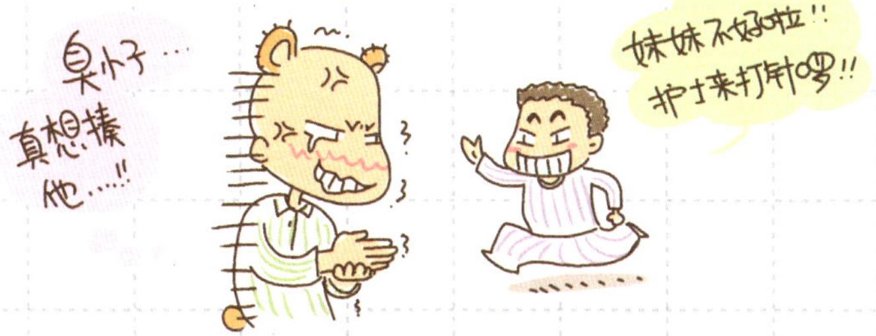

其实我可不敢揍他，因为他老爸是个浑身刺青的金链男子，看着就很可怕！

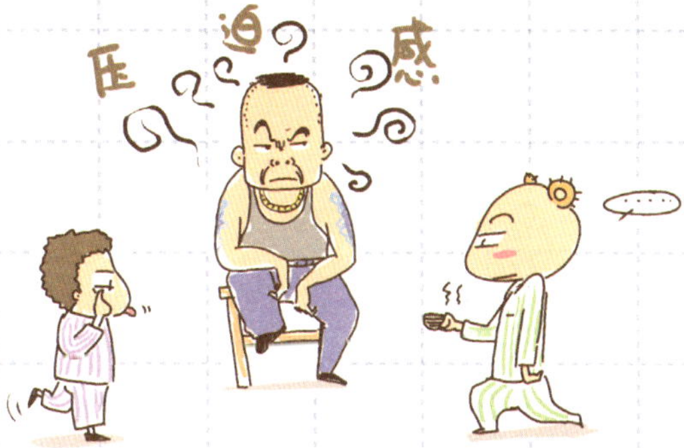

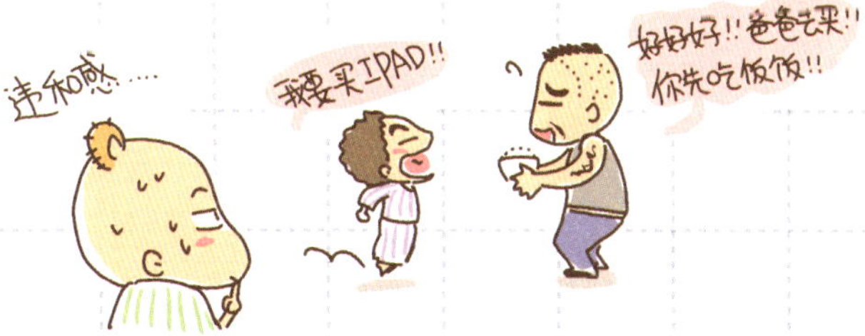

外形虽然彪悍，但他还是个很温柔的老爸呢！

血常规结果显示我一切正常，终于可以出院了！！

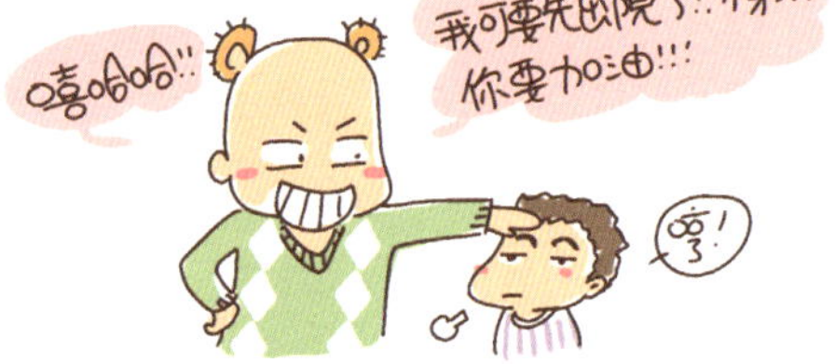

想说我入院的时候还穿短袖，出来的时候已经得穿小外套了！

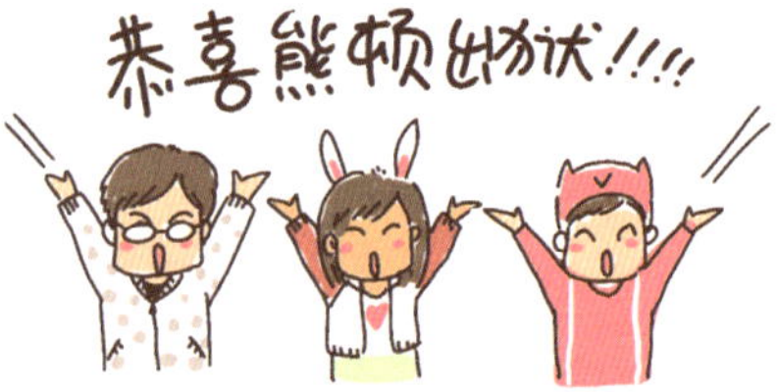

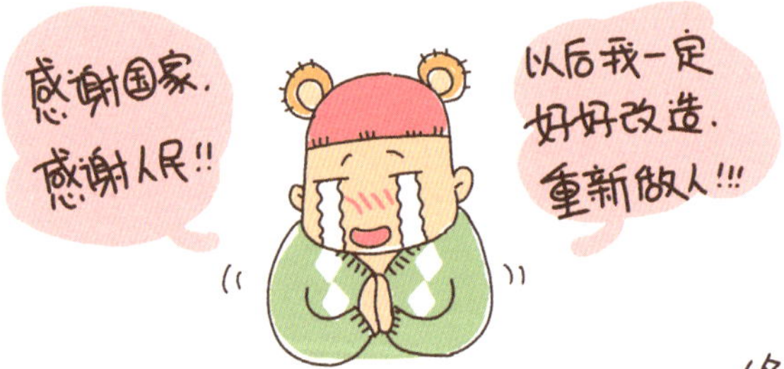

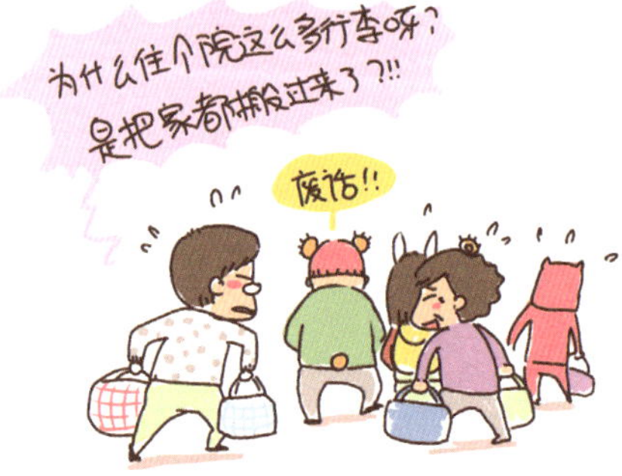

终于出院了，虽然过两个星期还得进来开始下一次化疗，可对我来说却是吁了口长气呢！

第十六篇

妈妈，我爱你

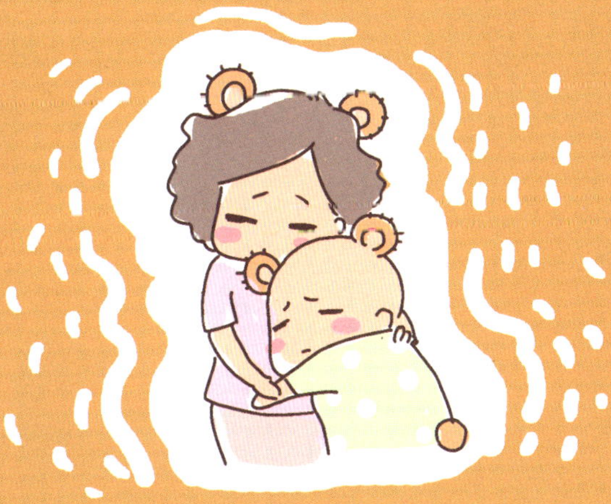

在很多美剧中经常可以看到主角和母亲的关系紧张，常有调侃母女关系的桥段。

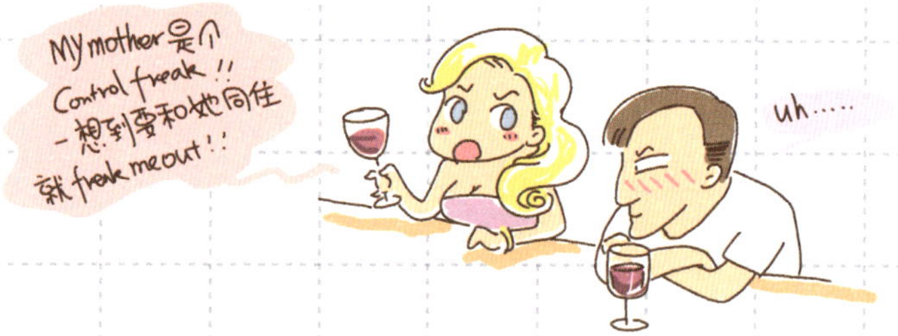

作为漂泊在外，一年回去一次的游子，我实在是理解不了紧张的母女关系。

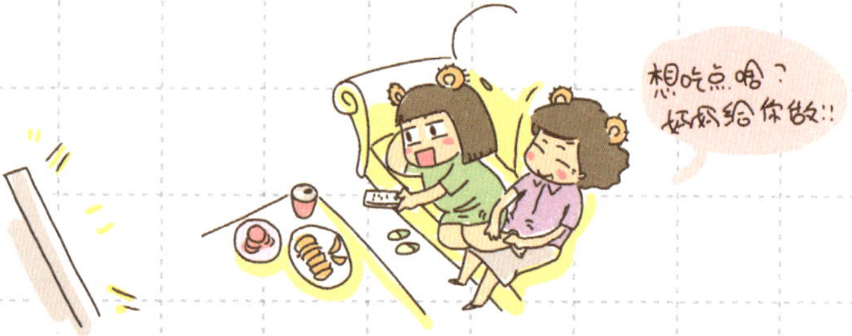

印象中只有在上海的时候，妈妈来住过半个月，那时候每天都挺开心的。

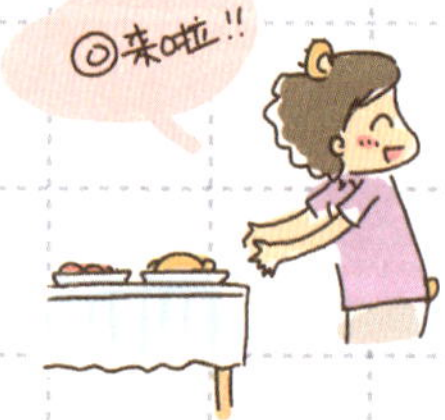

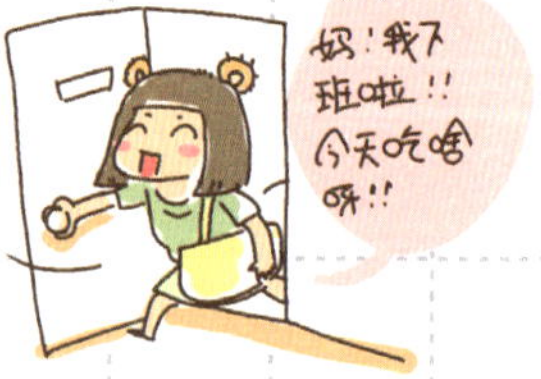

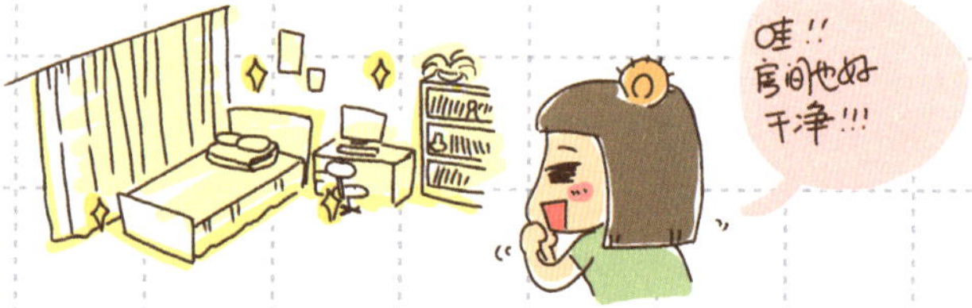

我妈妈在家天天健身打乒乓，和一群老姐妹一起嘻嘻哈哈，总的来说是个开朗又开明的妈妈。

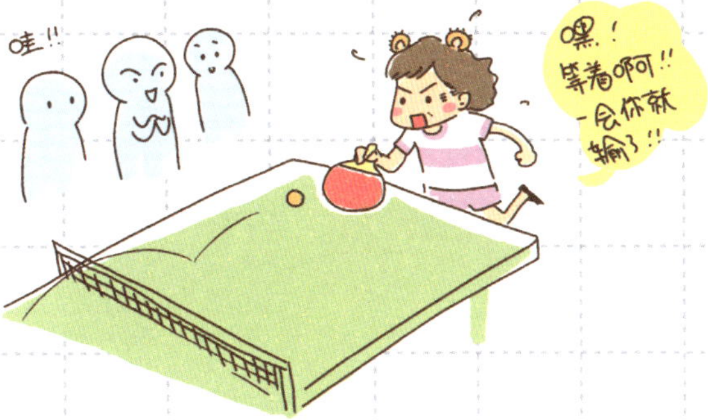

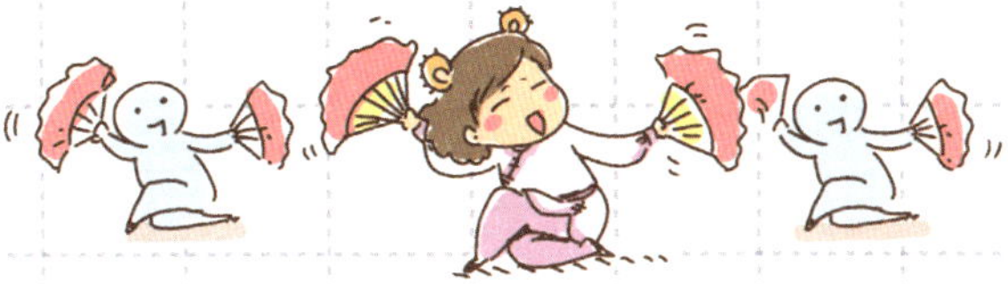

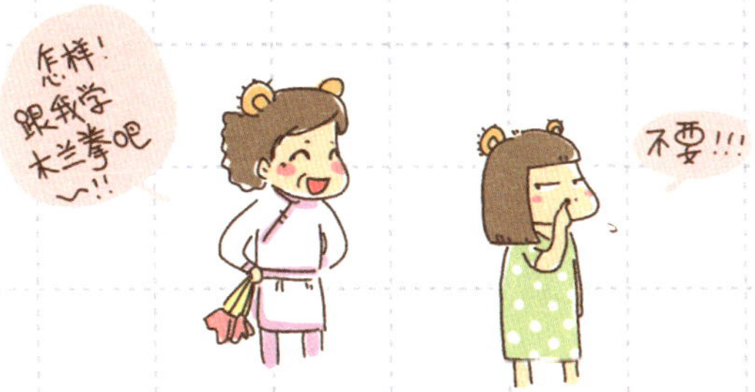

可我生病后，妈妈来北京照顾我，寸步不离，我们原来和谐的关系终于开始起了一丝微妙的变化。

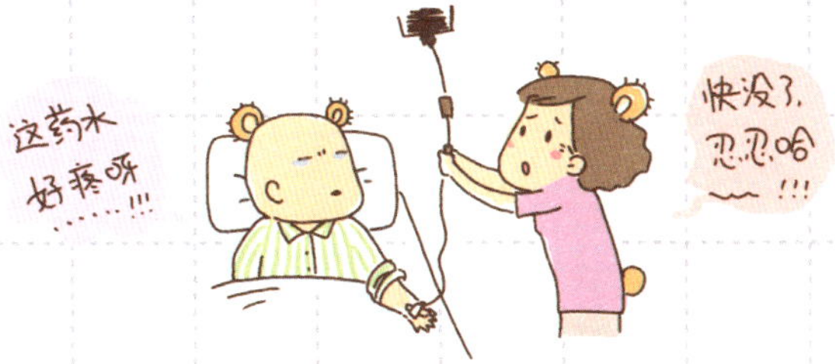

由于妈妈太过担心我的病情，时时刻刻都存着小心，几乎帮我当小孩来照顾。

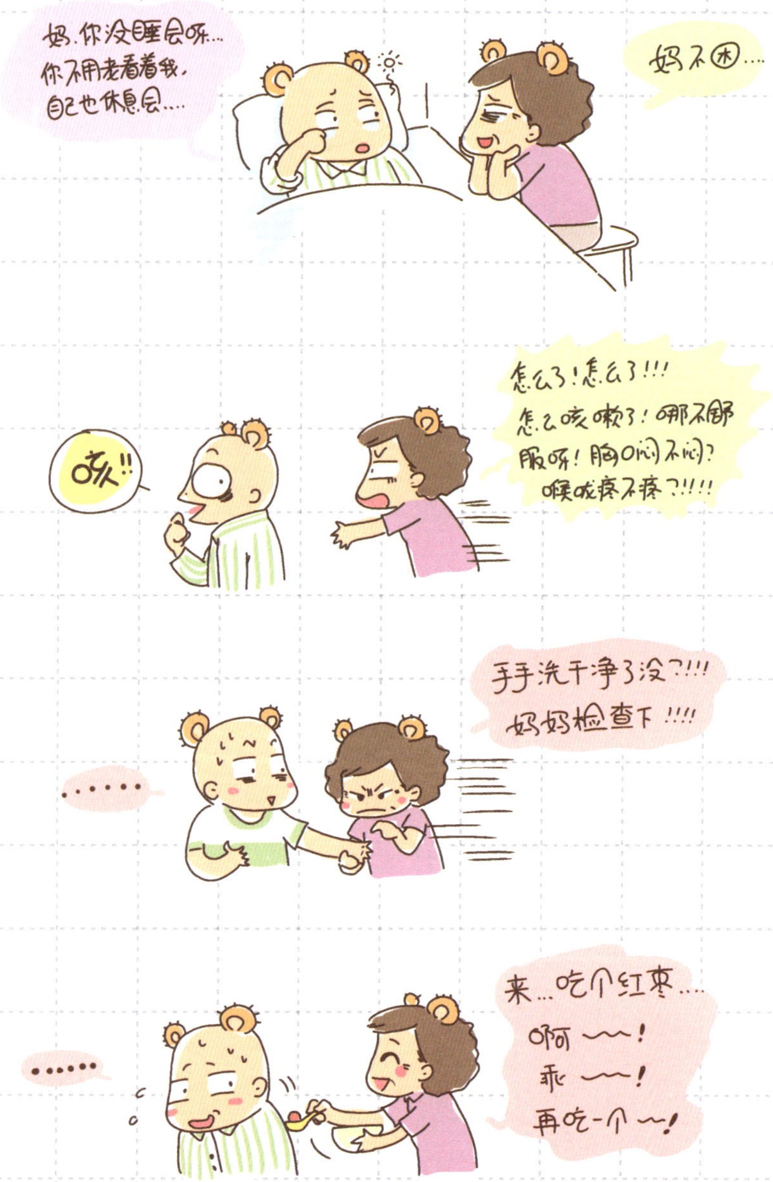

多年独立生活的我终于受不了被当成小孩，就会耍脾气，闹别扭。

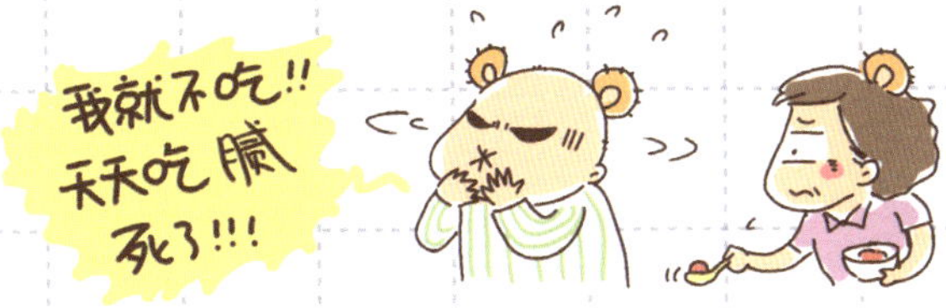

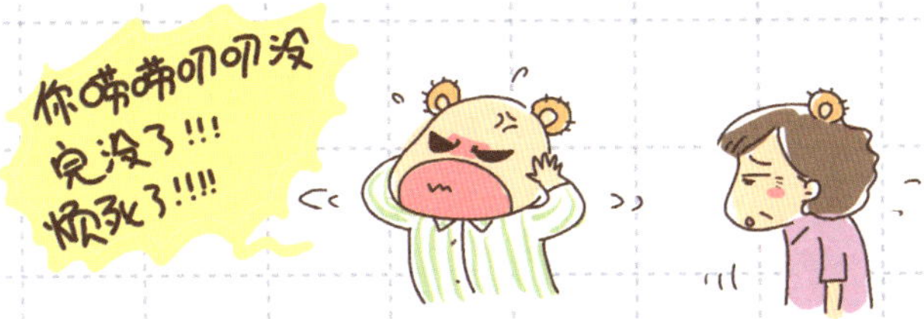

可每次发作完，我又会后悔，觉得妈妈很不容易

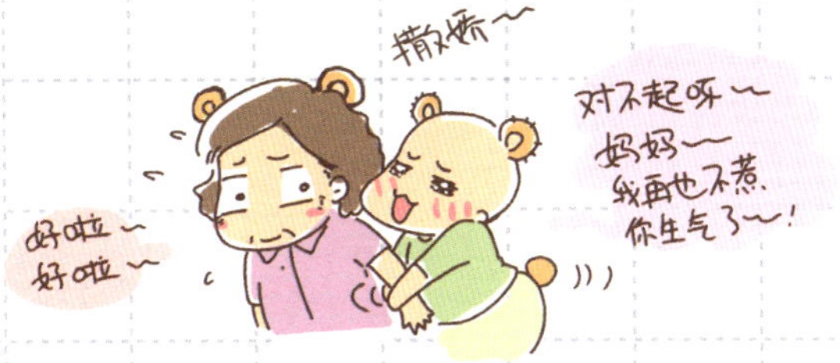

有一次我又为了自己乱发脾气跟妈妈道歉，看到妈妈在厨房偷偷抹眼泪。

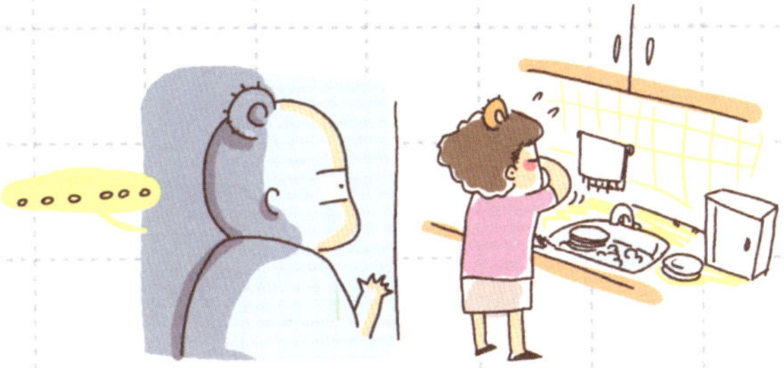

我知道妈妈为了我担心，受了不少累。

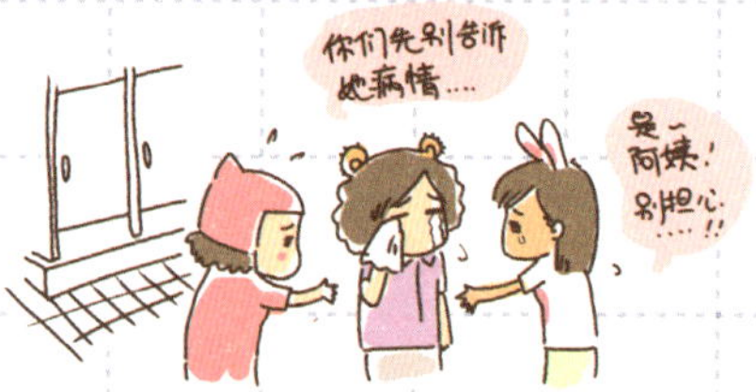

在医院刚刚听到我病重的消息，偷偷在厕所哭，哭完擦干眼泪出来对着我笑

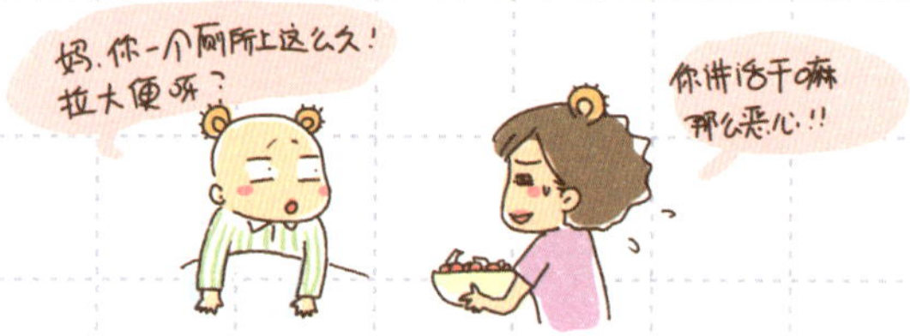

我也知道每晚妈妈都睡不好，我稍有一点动静就起来查看。

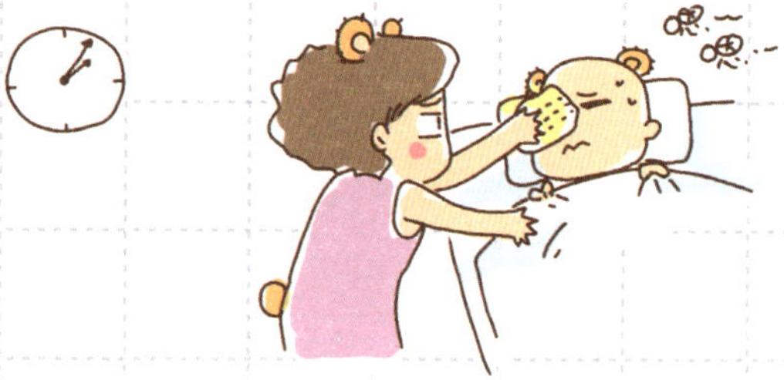

我知道在家里逍遥惯了的妈妈在北京待不惯，常常给爸爸打电话抱怨，却在我面前只字不提。

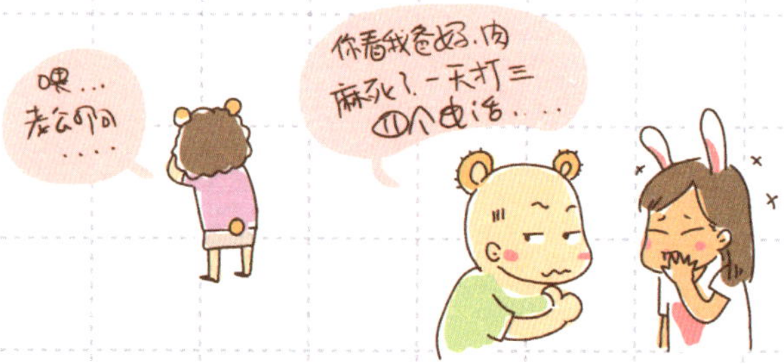

但我实在是个不孝的女儿，总是仗着妈妈的宽容，而肆无忌惮的任性。

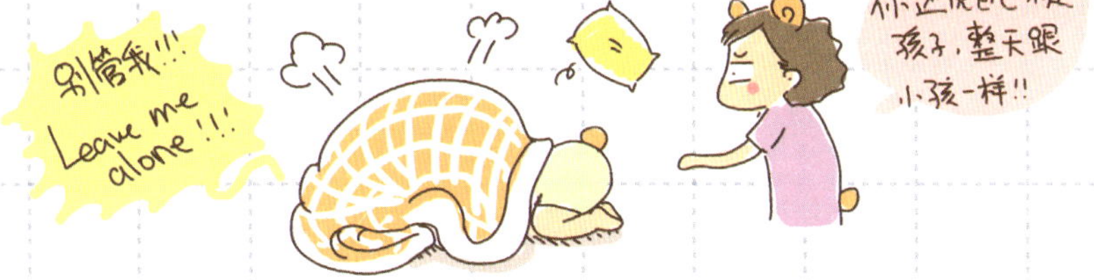

妈妈，对不起，我很不乖，老惹得您担心。

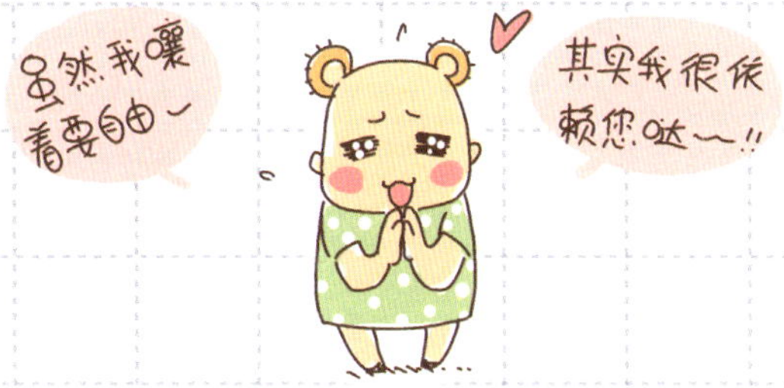

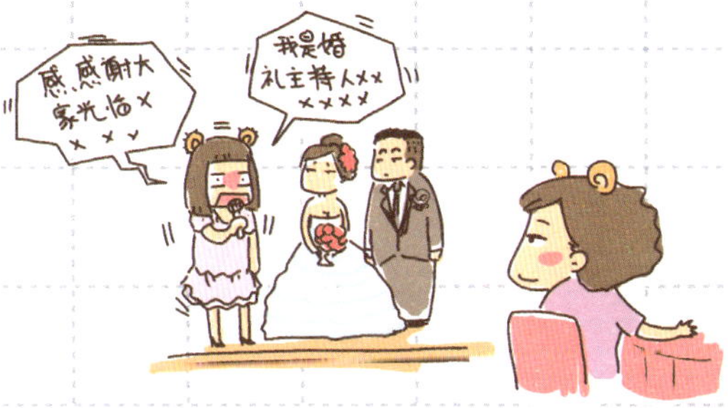

站在台上紧张的说不出话，看到台下妈妈微笑的看着我，我就会安心。

睡不着的时候，就想让妈妈帮我抓抓背。每次一抓背，我就会安静。

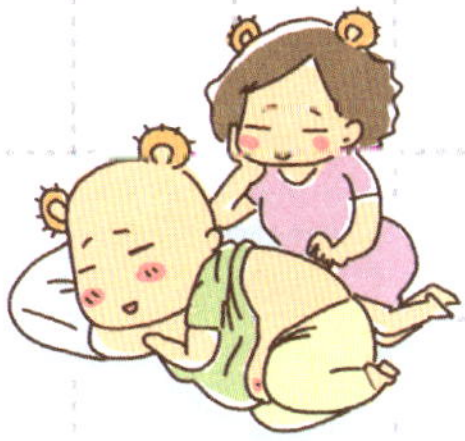

伤心的时候，
还是想搂着妈妈，
什么都不说，
我就会安稳。

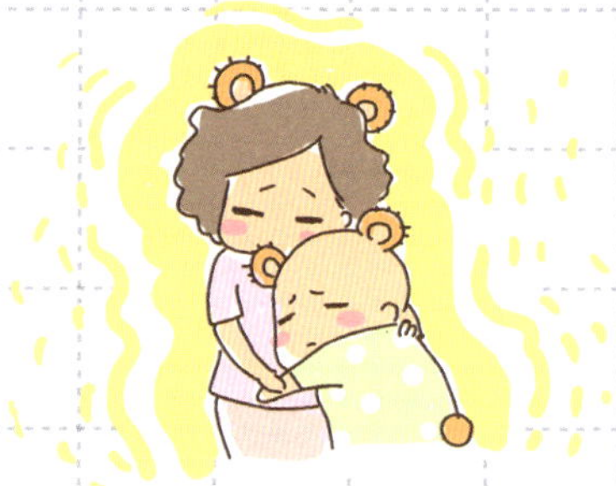

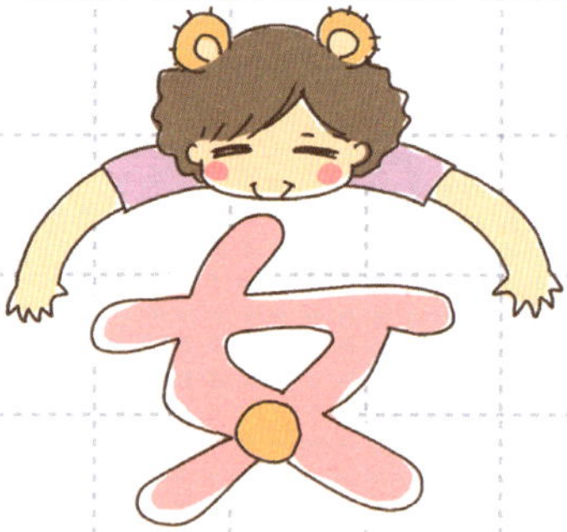

对我来说，
安字就像母亲张开的双手，
要将女儿搂在怀中，
女儿在母亲的臂弯中
才会感到妥帖的温暖。

在我画这些的时候，妈妈正进来我房间。

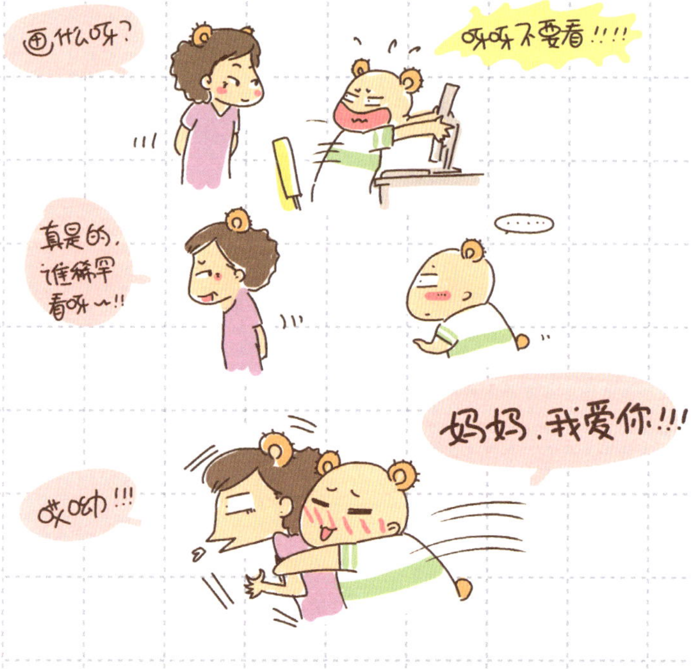

第十七篇

院外生长记

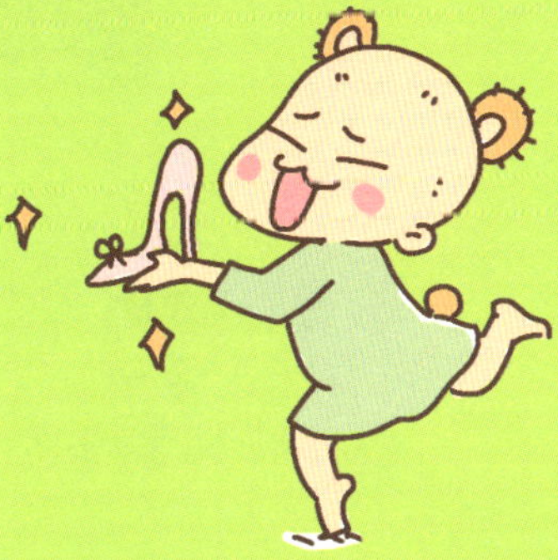

出院了，出院了，出院的心情真正好，我满以为出院以后我就和从前一样。

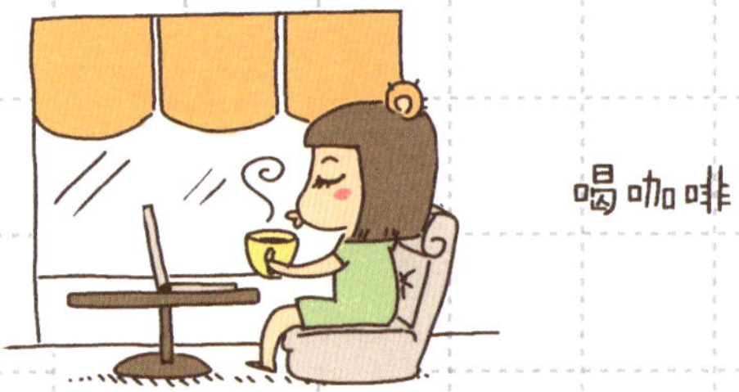

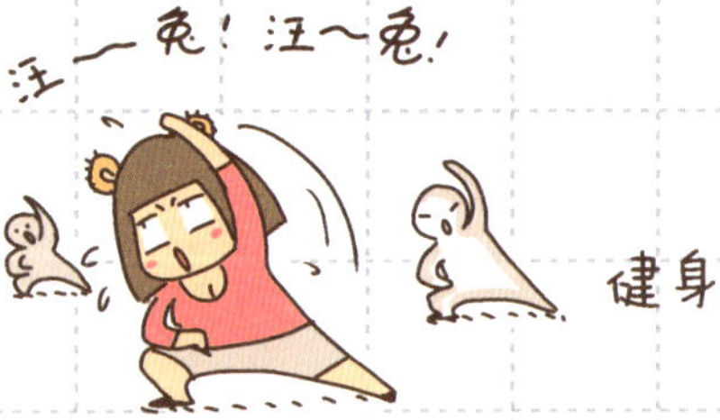

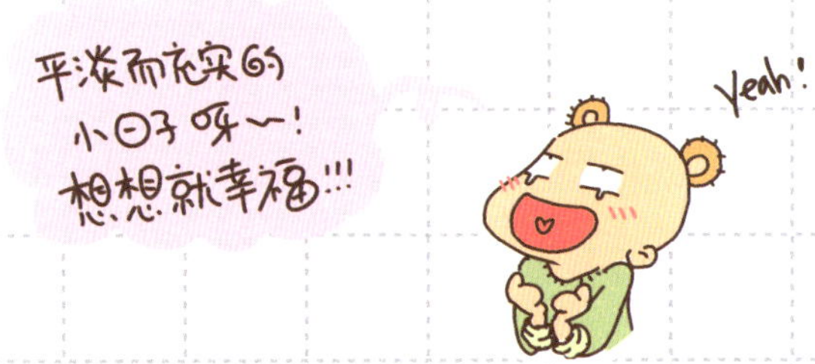

谁知还在车里我就搭桥了。

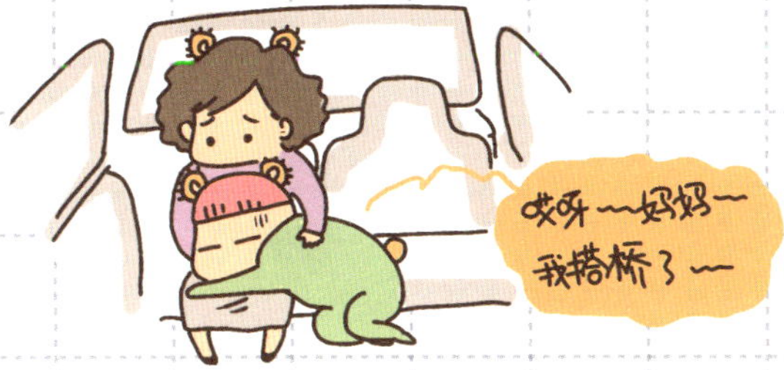

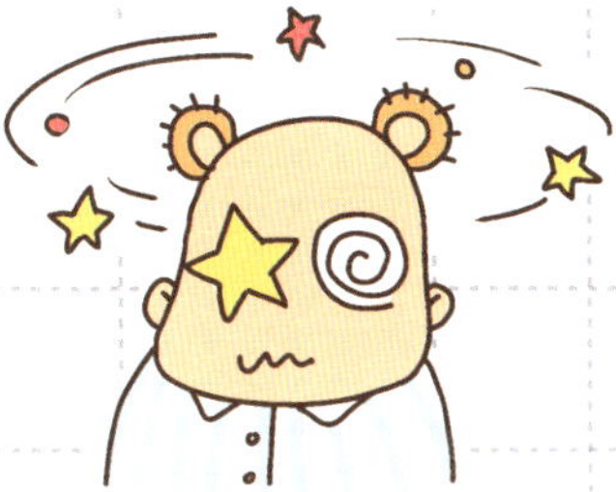

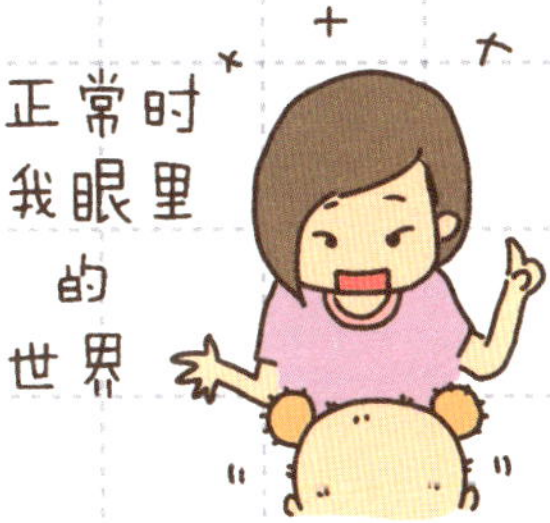

不懂为什么会这样求高人解释

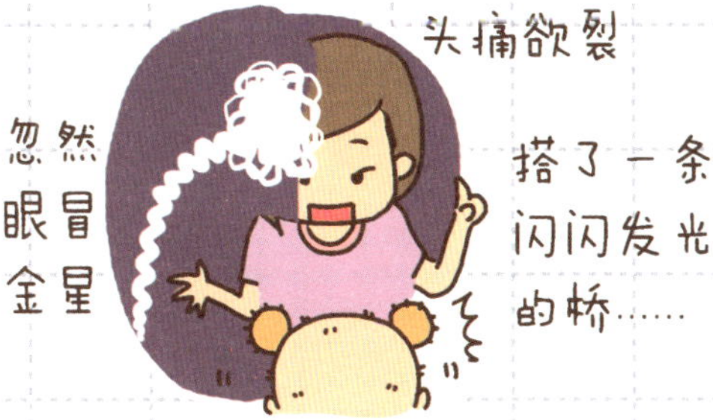

总之，一旦搭桥了，我就开始头疼欲裂，特别难受

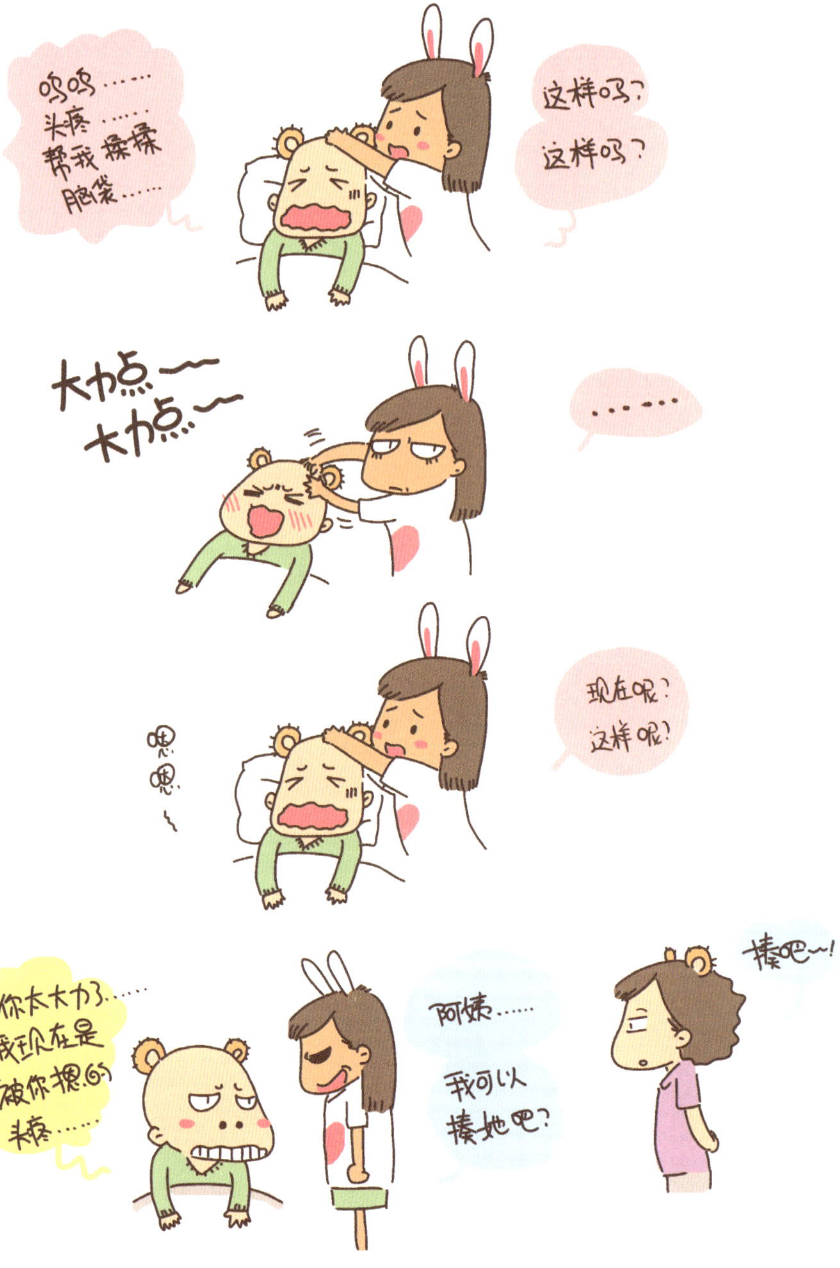

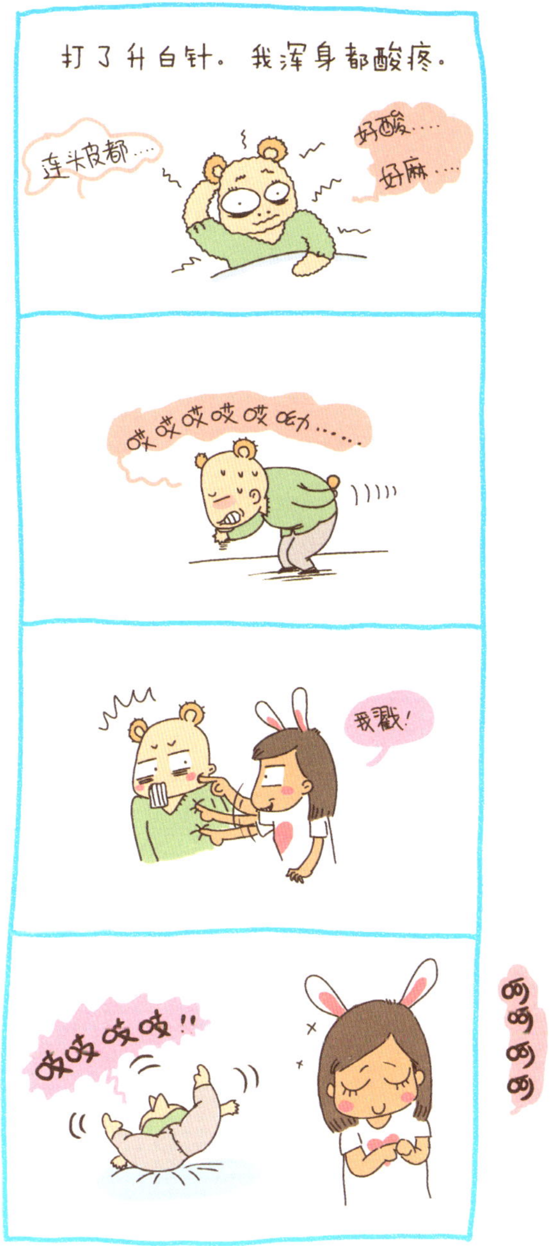
打了升白针。我浑身都酸疼。
连头皮都……
好酸……
好麻……
哎哎哎哎哎呦……
我戳！
哎哎哎哎！！
呵呵呵呵

接着又犯了严重的静脉炎……

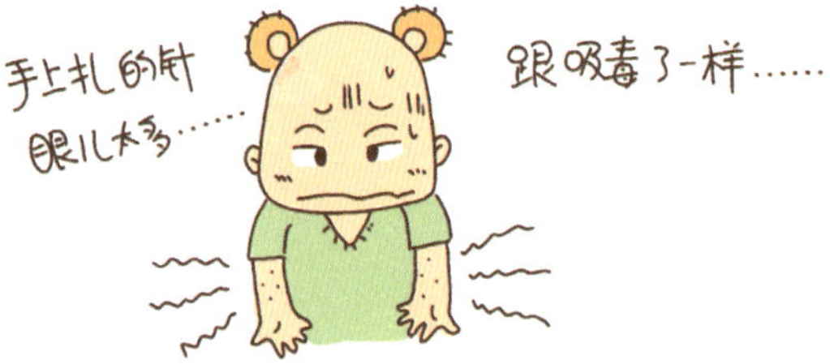

开始用喜辽妥擦，用热水敷，用土豆片儿……

各种方法都试了……

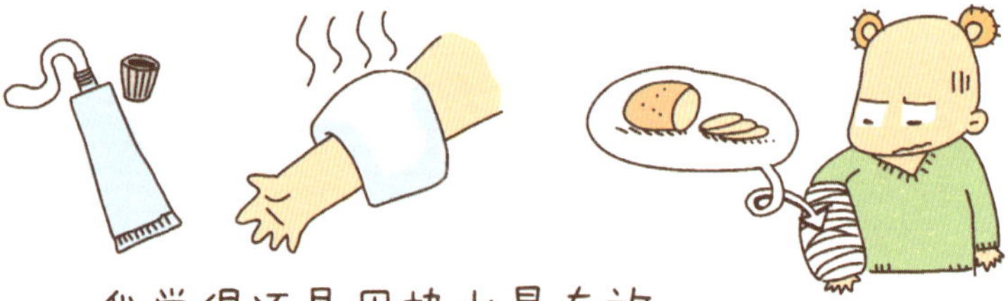

我觉得还是用热水最有效。

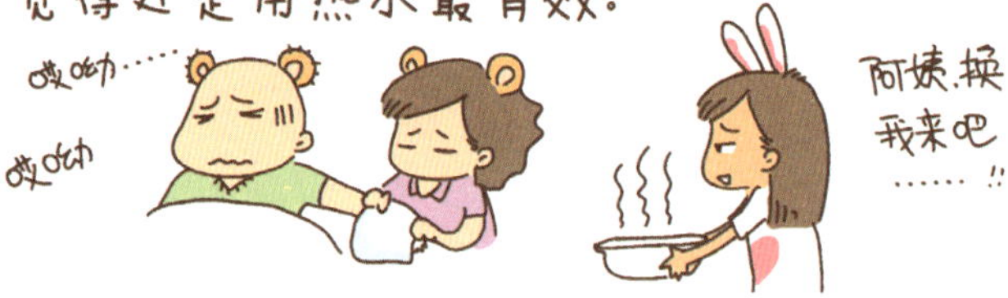

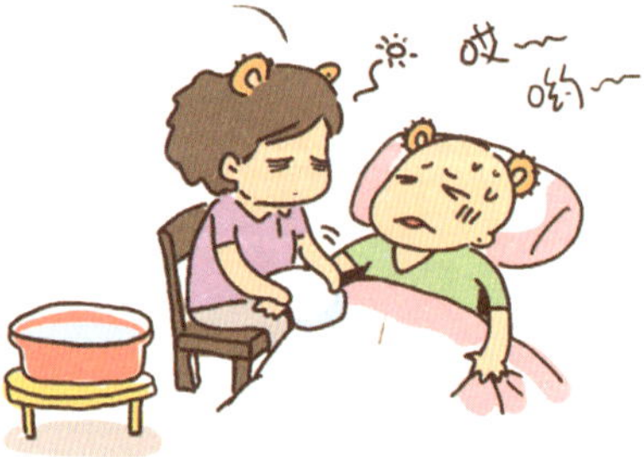

有时候老妈半夜帮我热敷，困的不停点头，我看了都不忍心……

有人说，妈妈的手是药手，形容的真好……

在我出院后的几天，我大学时要好的姐妹突然来看我，给了我一个大惊喜。

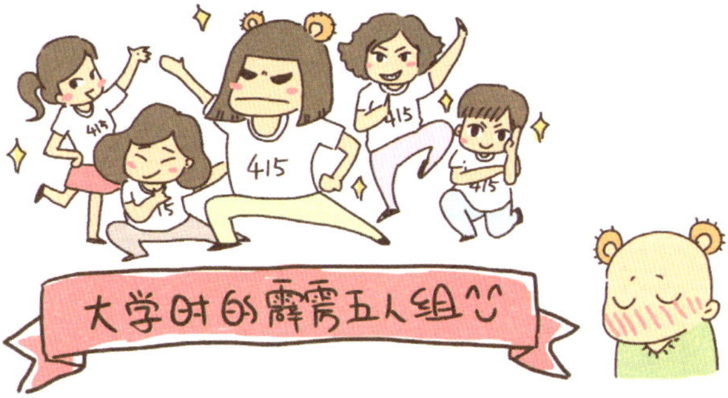

当年我是最疯的一个，坏事都是我带头。谁知多年后重聚我是这个德行。

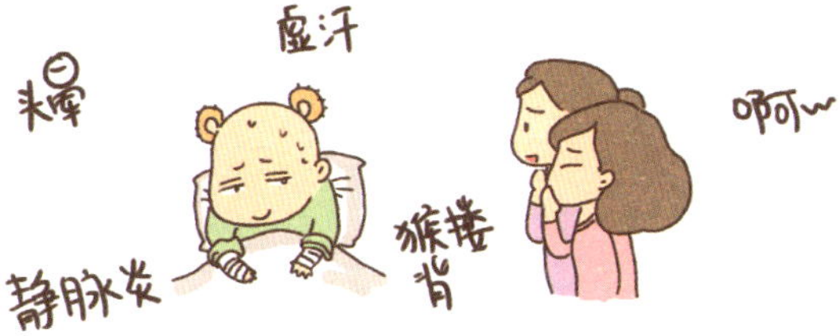

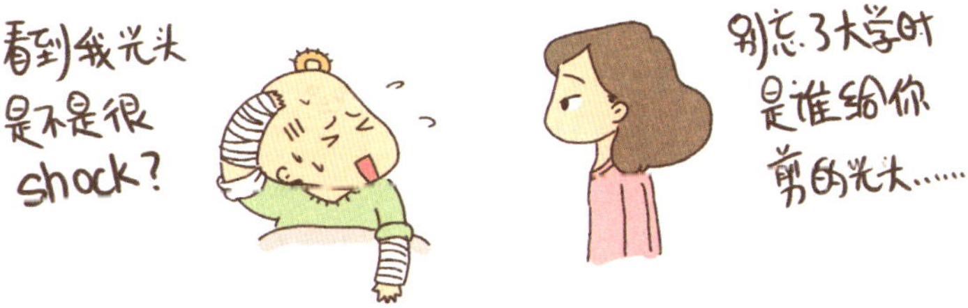

大学的时候，有一次我打球伤了脚，于是就气得去剃了个光头（什么逻辑……）

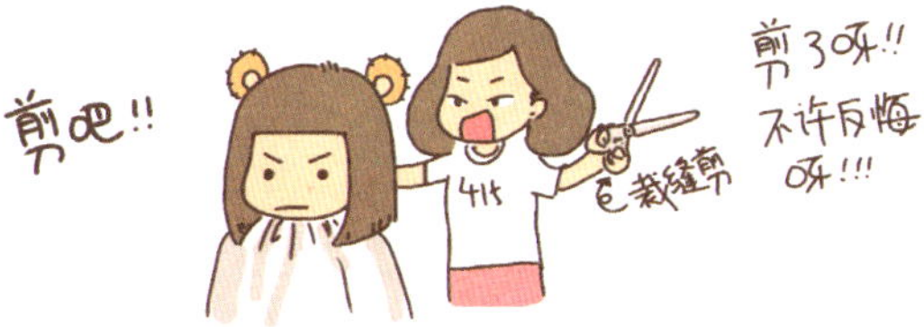

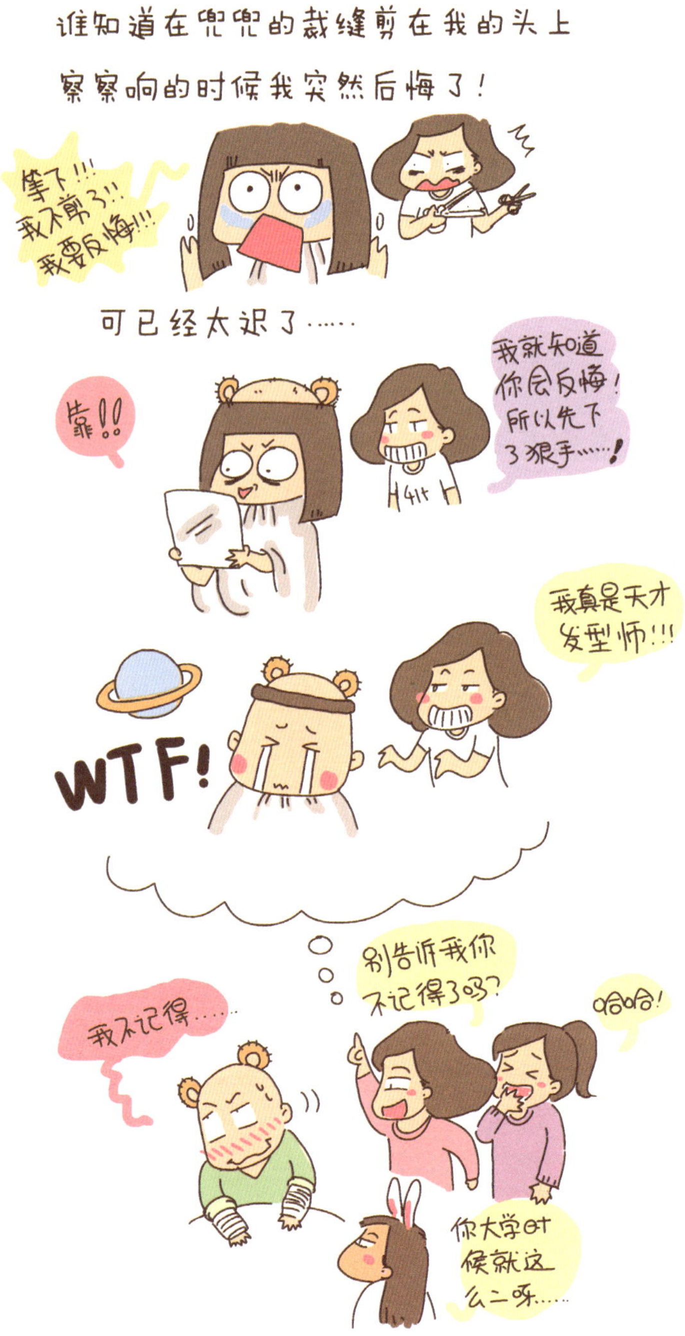
谁知道在兜兜的裁缝剪在我的头上
嚓嚓响的时候我突然后悔了！
等下!!!
我不剪了!!
我要反悔!!!
可已经太迟了……
靠!!
我就知道你会反悔！所以先下了狠手……!
WTF!
我真是天才发型师!!!
别告诉我你不记得了吗?
我不记得……
哈哈!
你大学时候就这么二呀……

兜兜和小科陪了我两天，我虽然卧床不能起来陪他们玩，但还是很开心

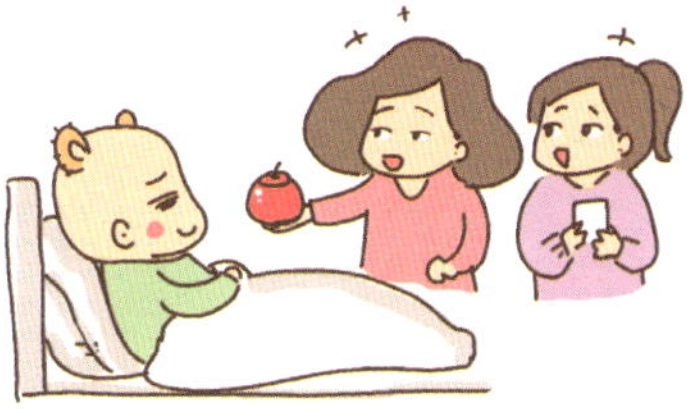

我们一起追忆了当年的峥嵘岁月

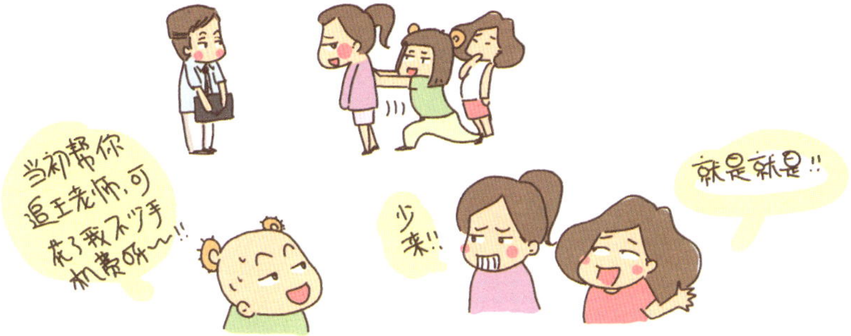

她们又跟我炫耀了一下各自的小孩

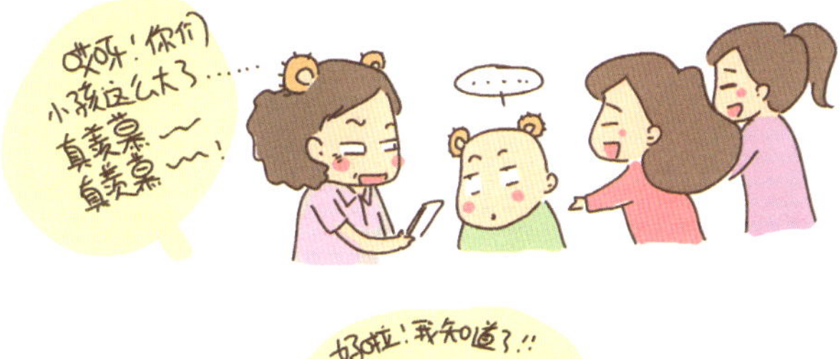

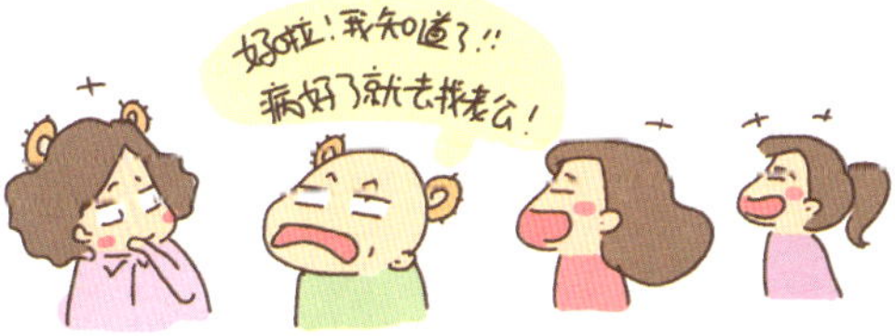

老友重聚是最开心的事，可因为我们相隔万里天南地北，平时又忙于各种俗务，想要凑齐聚会很难。反而因为我生病，给了我们这个机会呢。因祸得福之呀~!

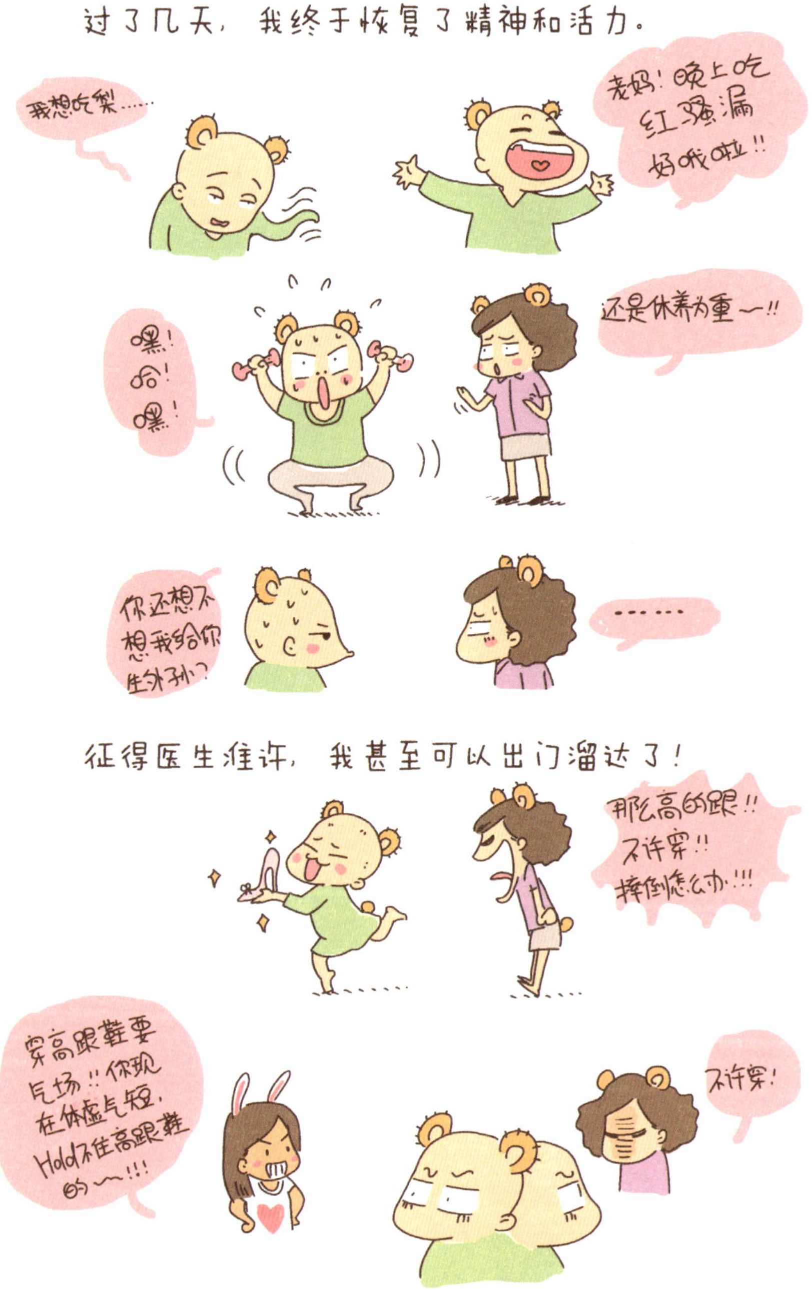
过了几天，我终于恢复了精神和活力。
我想吃梨……
老妈！晚上吃红骚漏妈哦啦！！
嘿！哈！嘿！
还是休养为重～!!
你还想不想我给你生外孙？
……
征得医生准许，我甚至可以出门溜达了！
那么高的跟!!不许穿!!摔倒怎么办!!!
穿高跟鞋要气场!!你现在体虚气短，Hold不住高跟鞋的～!!!
不许穿！

在我生病的期间，艾米对我无微不至的照顾，所有事都围着我转，几乎没了自己的生活。

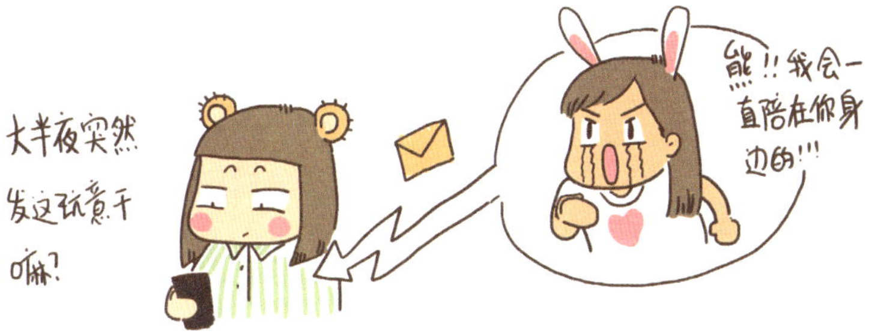

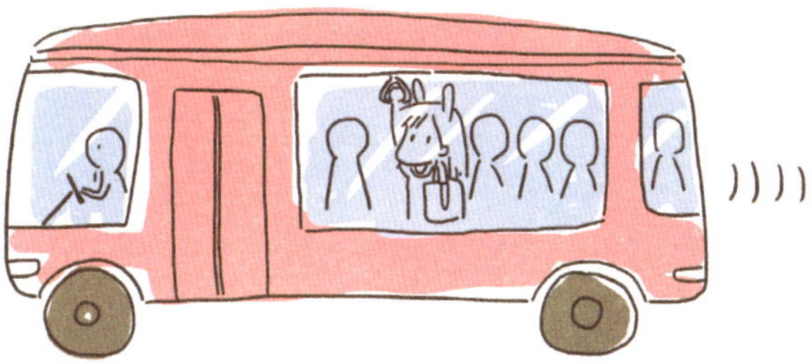

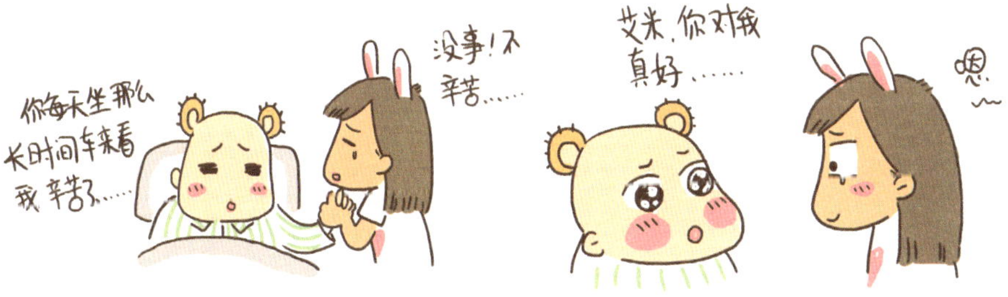

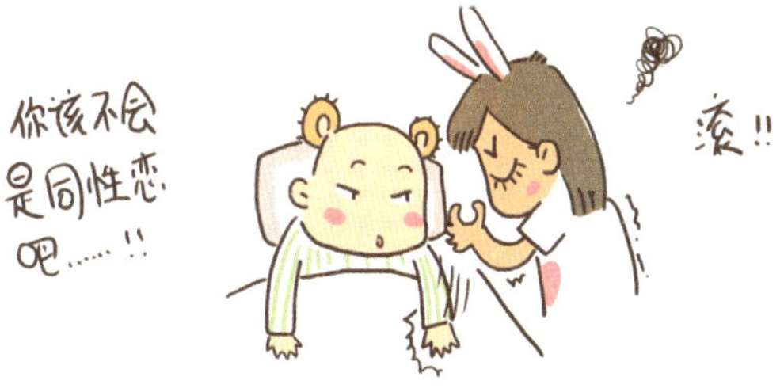

这么好的姑娘，又不烂脚巴丫，打着灯笼也找不着啊！
于是好多人都想给她介绍对象。

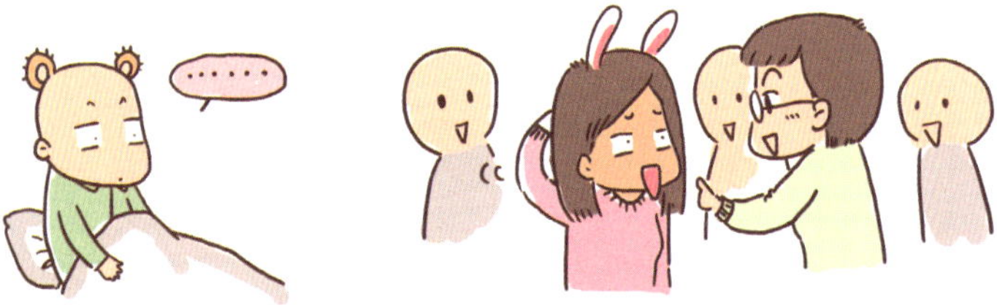

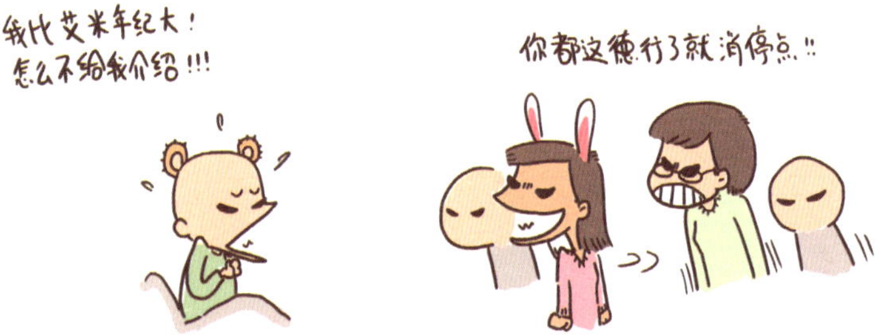

总而言之，艾米要去相亲了。

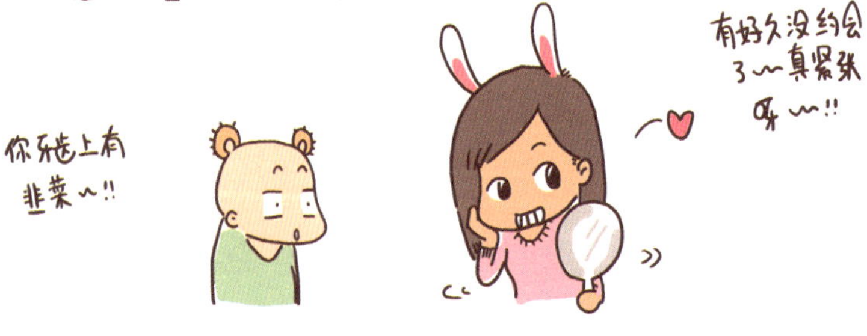

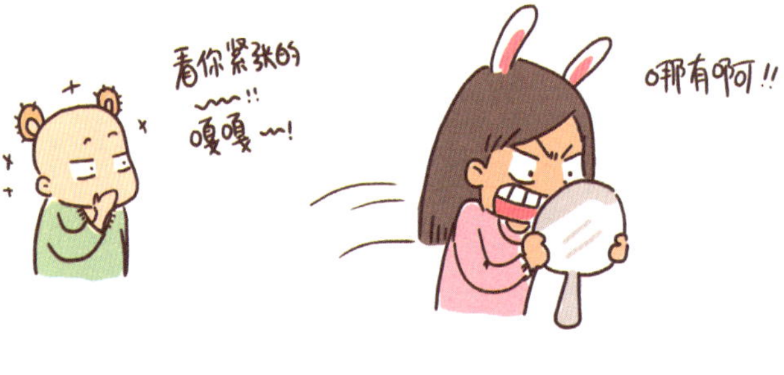

相亲当天，我非要缠着去，美其名曰帮她把关。

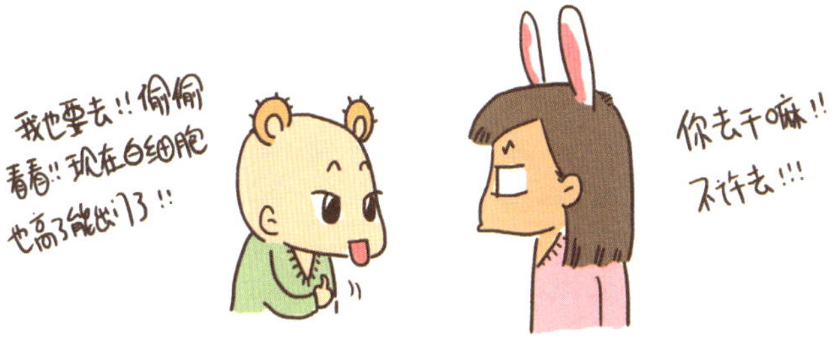

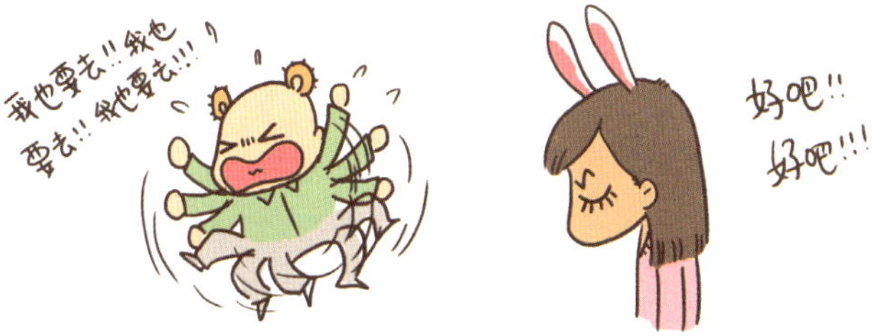

于是就去了，我也乔装改扮的非常自然，没人会注意到我。

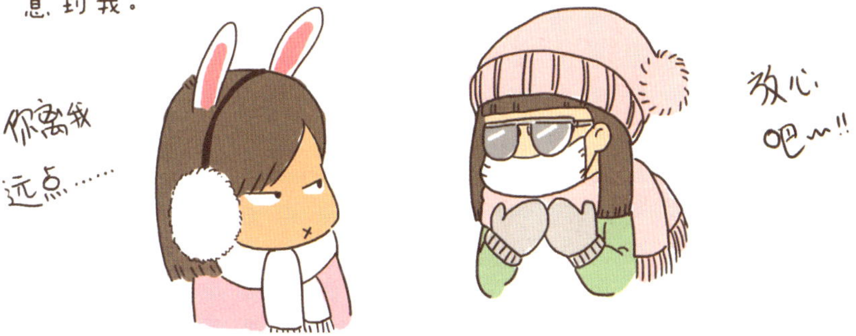

相亲男来了，两人开始喝咖啡聊天，貌似交谈甚欢。

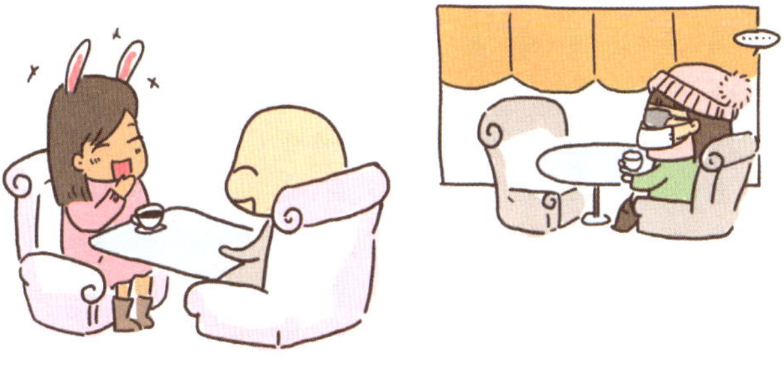

每次艾米一看向我这边，我就各种鬼脸……

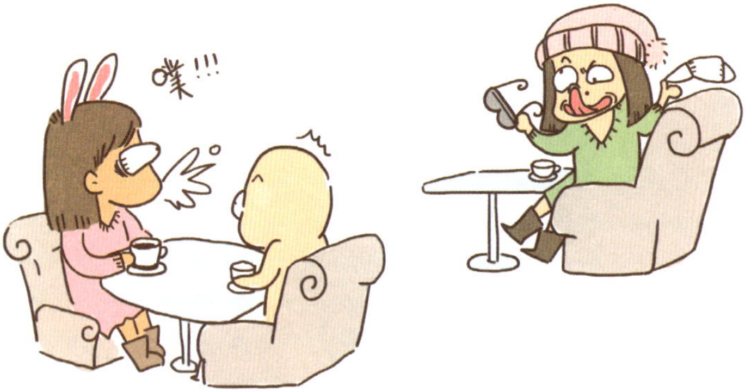

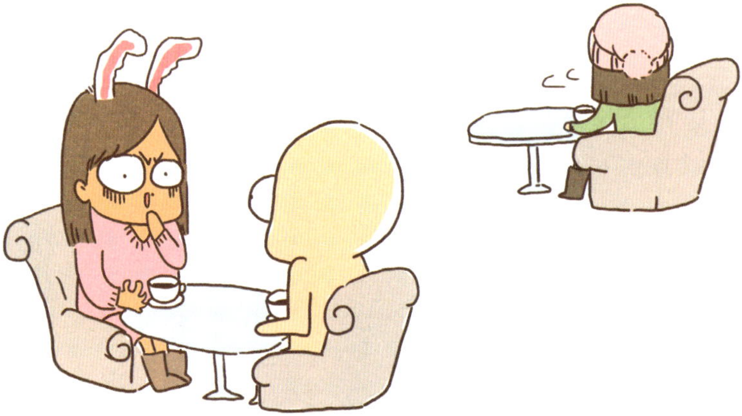

可想而知，这次相亲黄了。

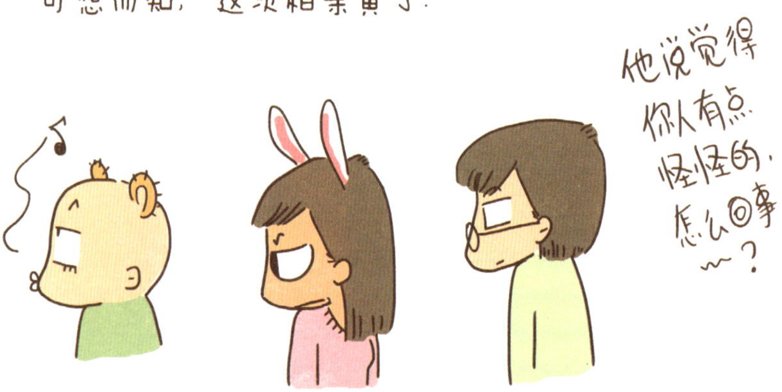

我承认我是故意捣乱的，一想到这个时候艾米恋爱了就没那么多时间来看我了，我就有点怕。

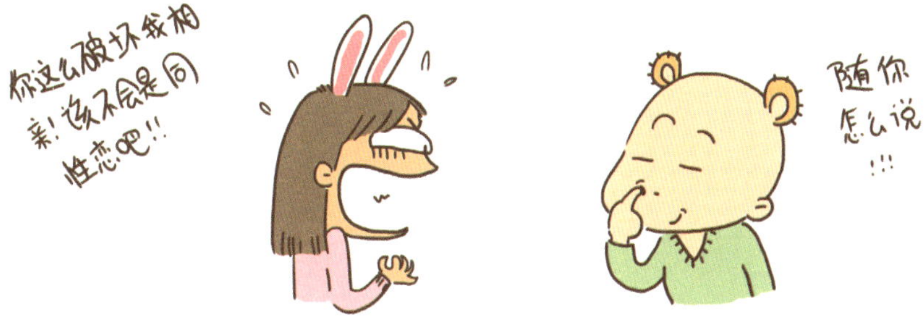

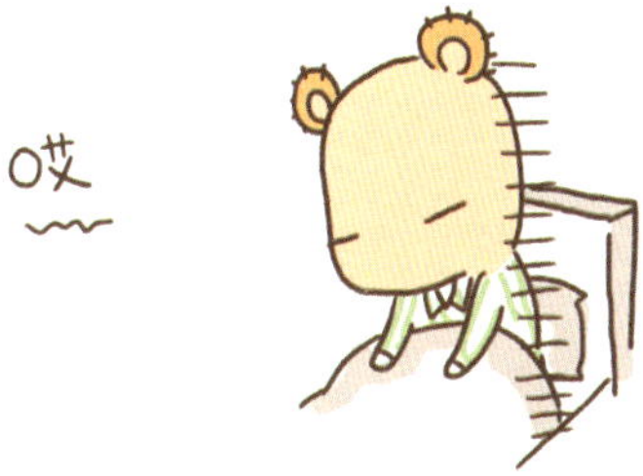

在医院真的很无聊，每天都很盼着艾米过来看我。聊聊八卦吐吐槽，才能让我在医院的时光不会那么难过。

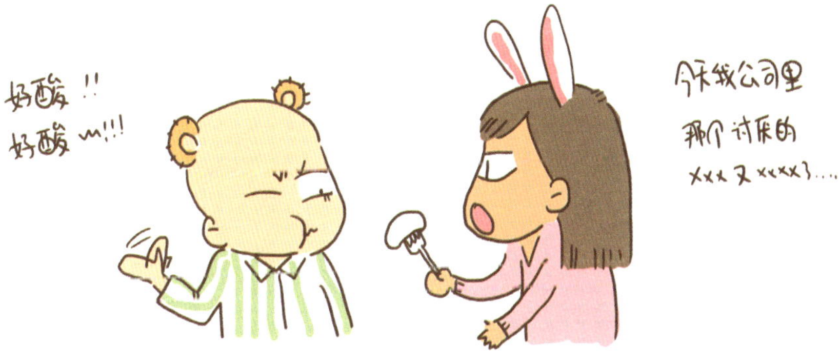

可怜的艾米，别无选择的跟我做又恶心又肉麻的好机油吧~!

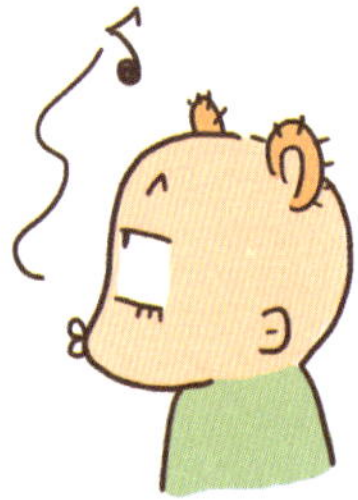

第十八篇

为了美丽，Fighting！

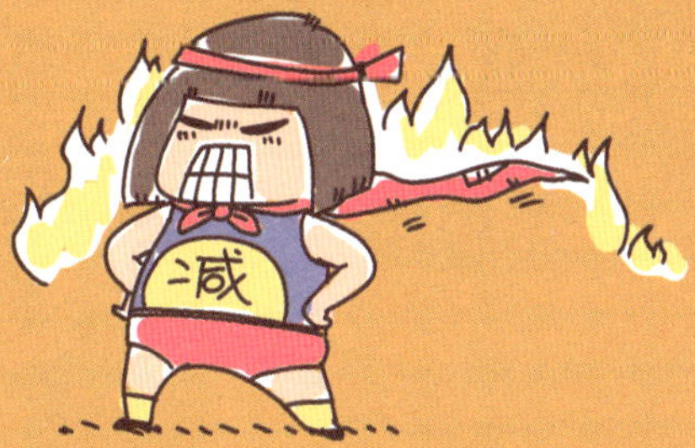

遥想2010年我到北京不久，害怕冬天冻着，
就把自己吃成个胖子来抵御严寒……

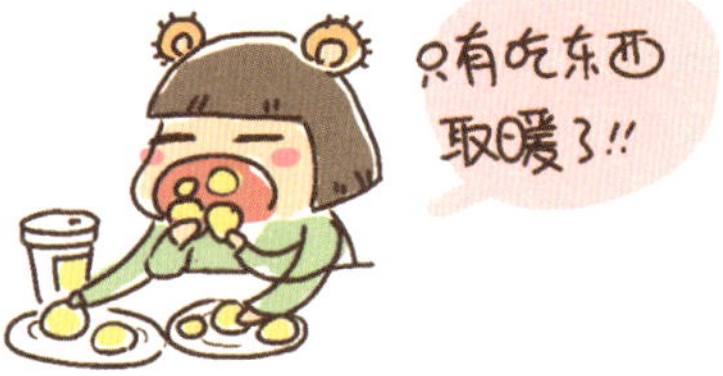

某日fifi带我去买衣服，在商场我收到了森森的羞辱……

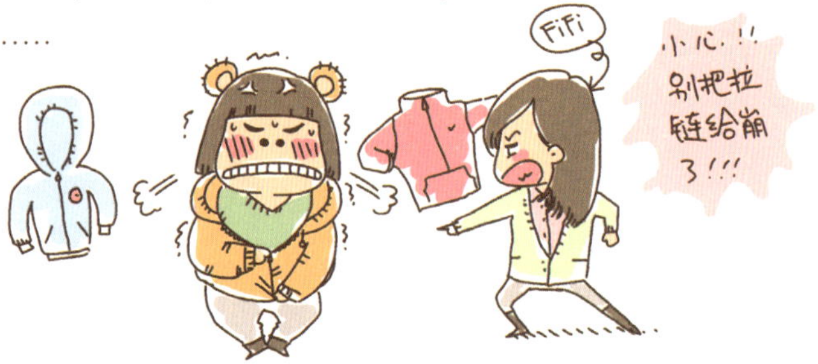

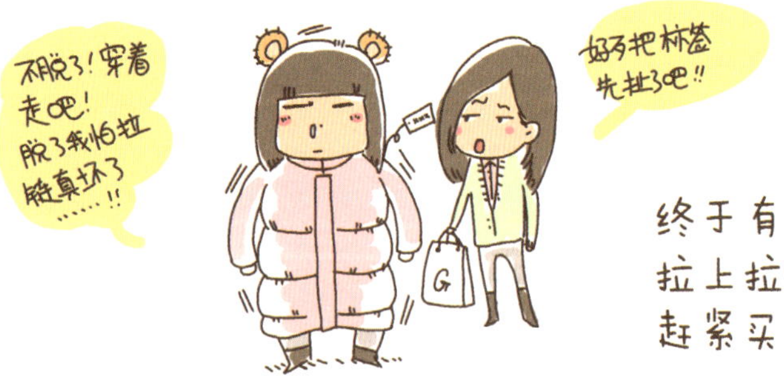

终于有一件能
拉上拉链了，
赶紧买下回家。

一路上我痛下决心，减肥侠必须重出江湖了!

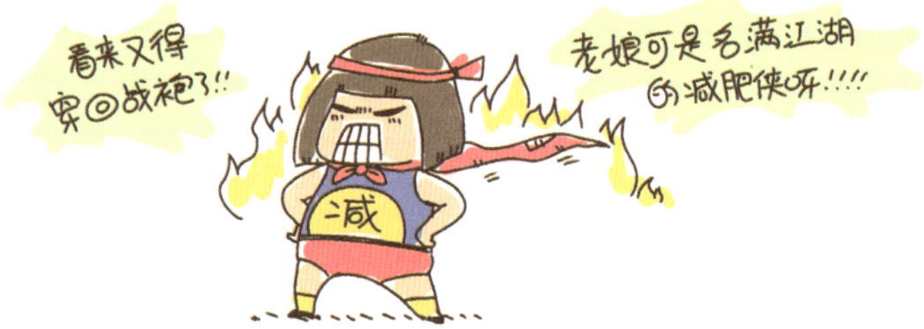

我采取的是咖啡节食法，因为咖啡因能抑制饥饿感

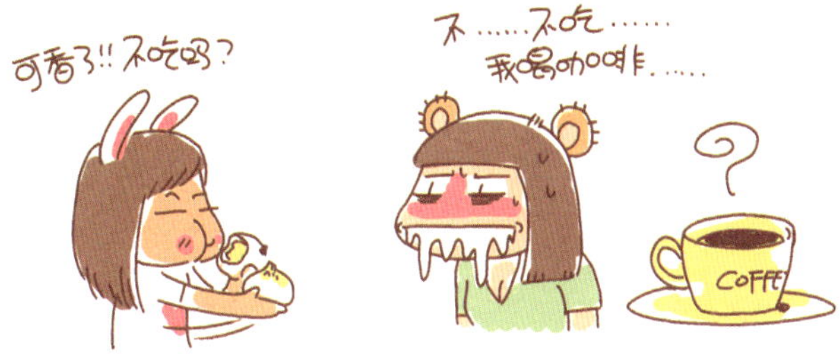

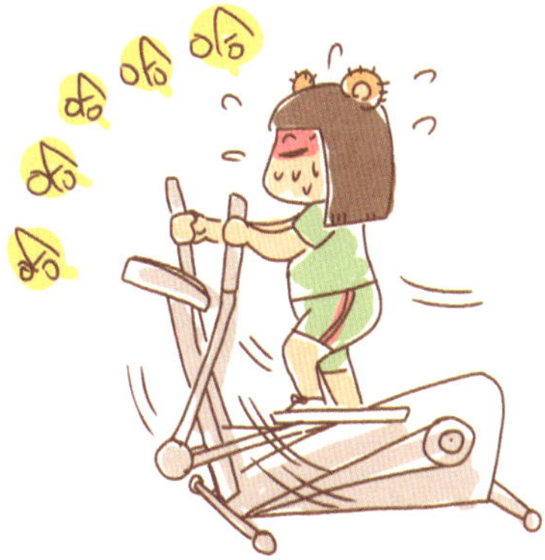

再加上一周去四次健身房运动。

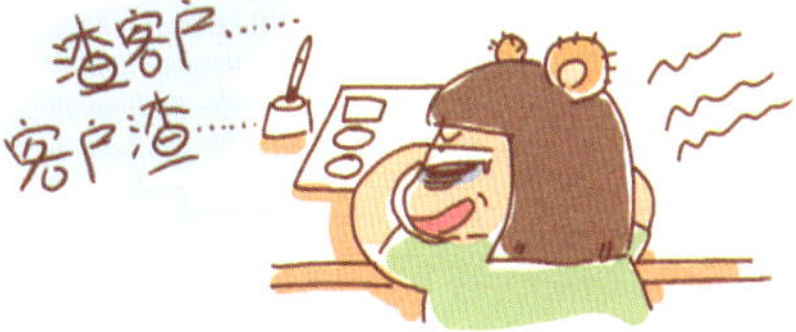

还有没完没了的加班加班……

终于减了XX斤肉，可我也没怎么享受到成果，就进了医院。（这也许是病因之一哦！）

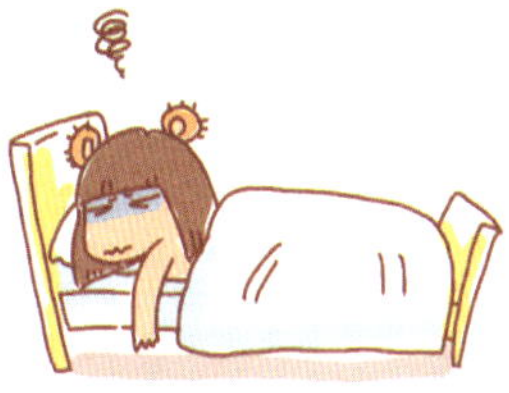

住院期间我基本不敢称体重，怕心理压力太大。
可是每次化疗配剂量前必须报体重，真没办法！

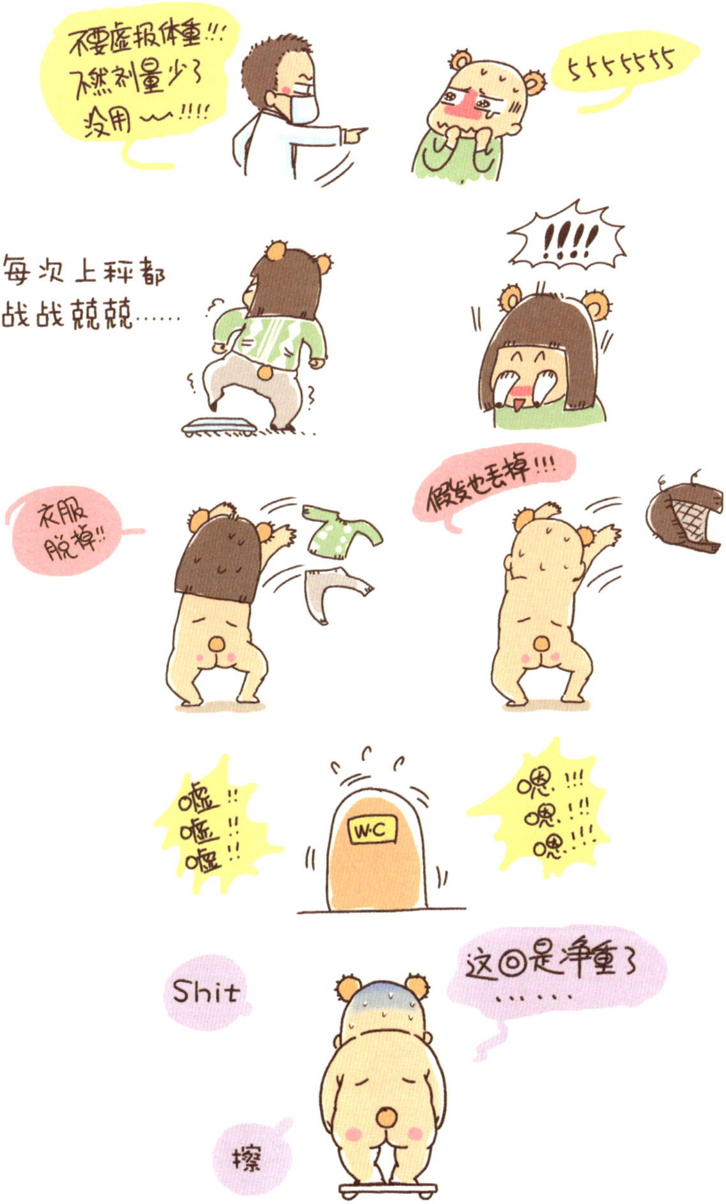

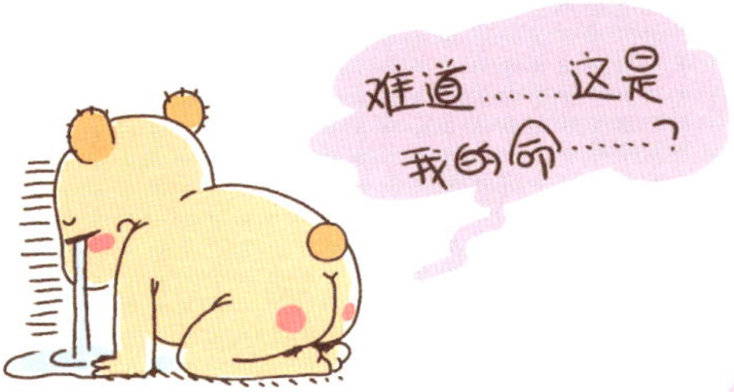

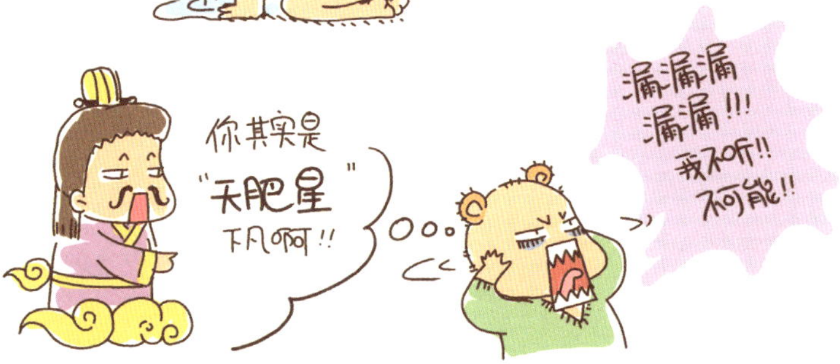

从医院回来后我原来的那些性感小内裤都不能穿了。

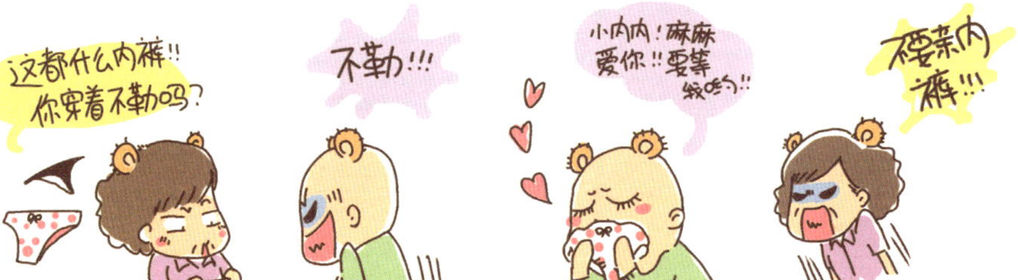

总之，暂时来讲，我只能穿毫无美感可言的南瓜内裤了，嗖！！

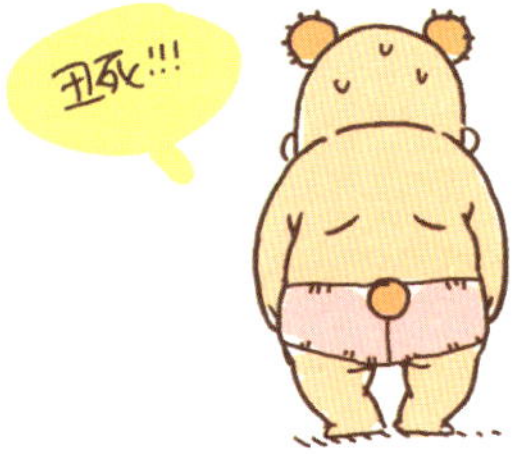

衣服我也只能穿宽松的运动款，裙子什么的碰都不敢碰……

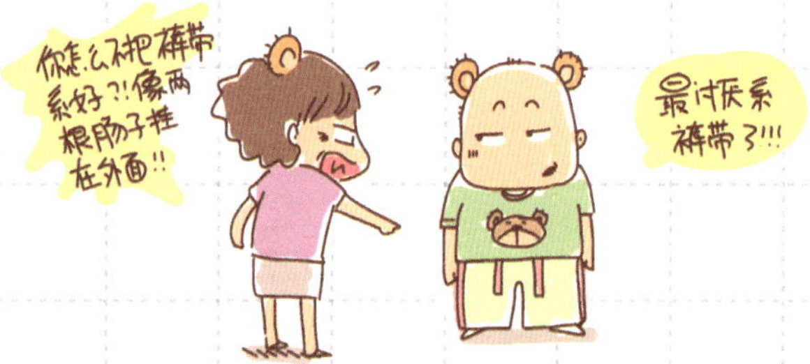

像我这样的懒人，怕裤带松，经常系两个结。

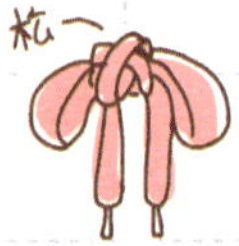

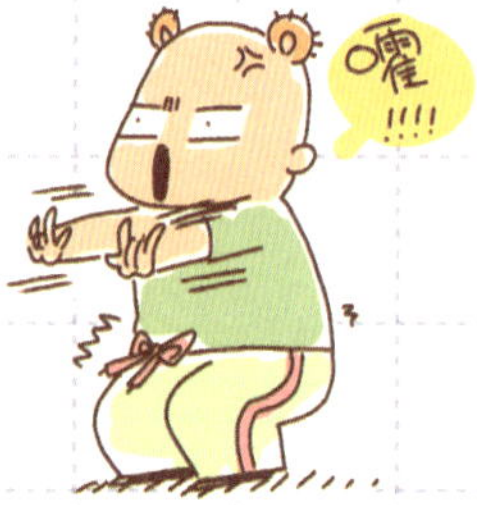

一用力，就变成死死的死结了。

尿急的时候就解不开裤带嗷嗷嗷！

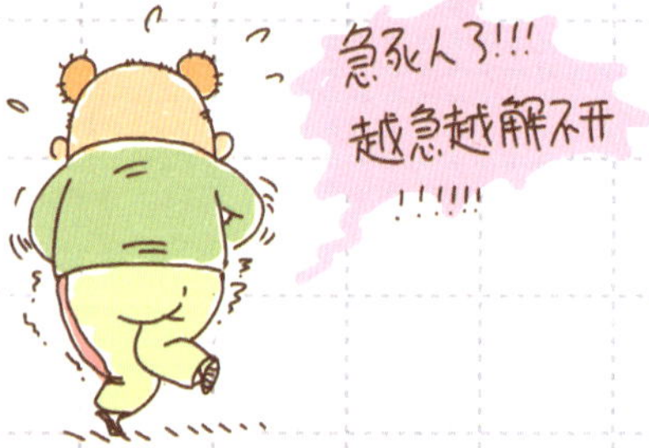

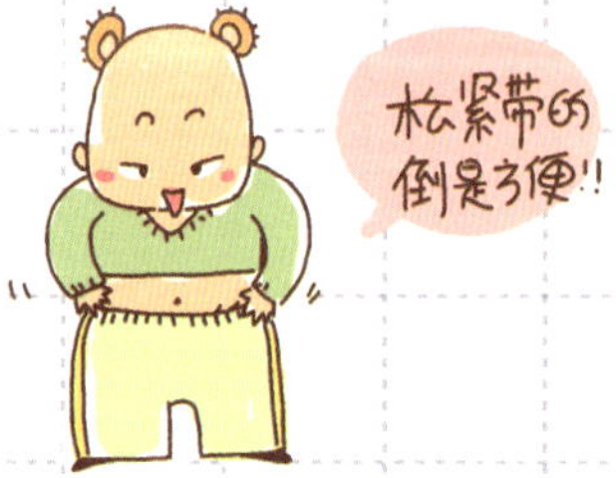

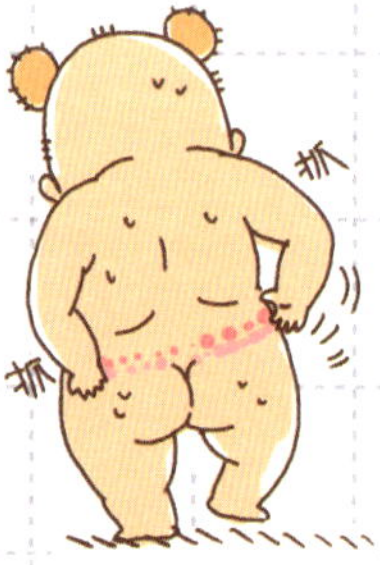

可腰上的肉被松紧带勒出一圈红痕，一出汗就超级痒痒….

当胖子不容易啊……

其实自从我因为生病长胖后，大家怕我难过，整天对我说善意的谎言。

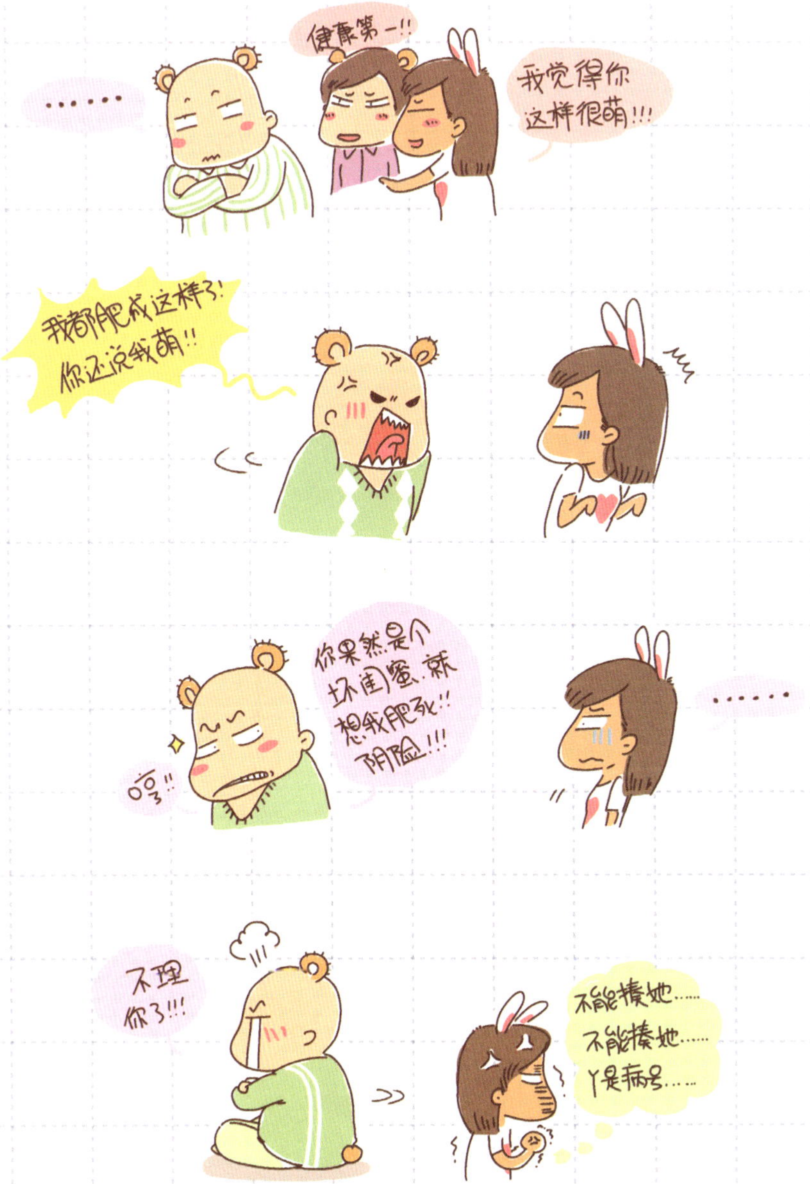

但后来……就连艾米也看不下去了….

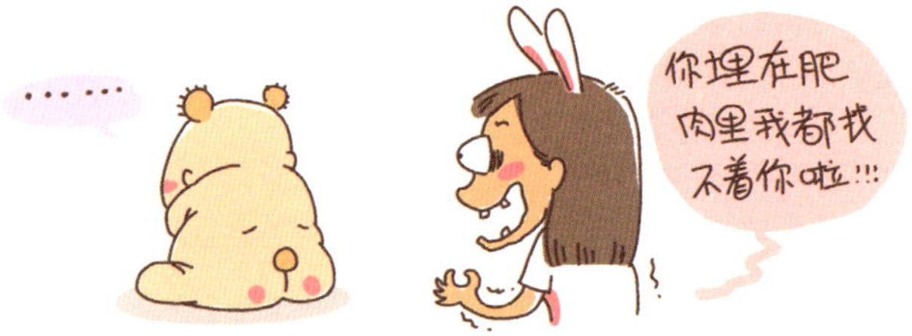

就连护士长也看不下去了……

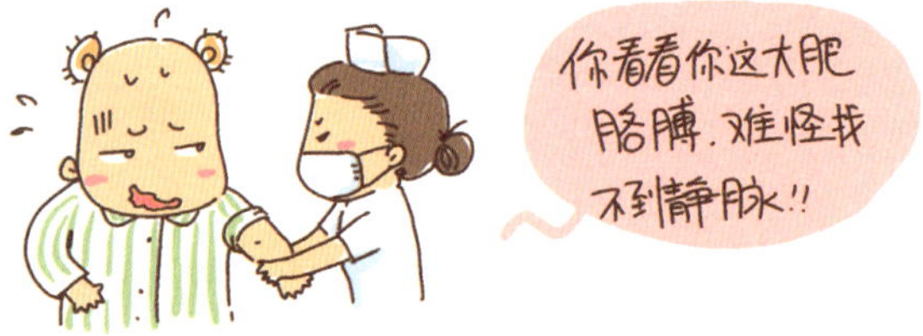

就连我妈妈都看不下去了……

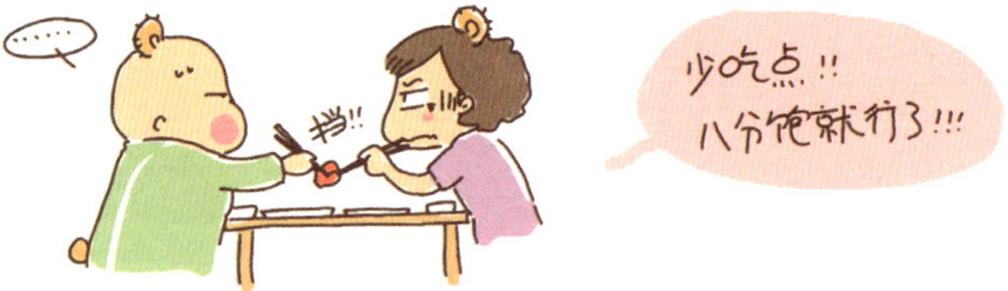

我知道,减肥侠必须重出江湖……

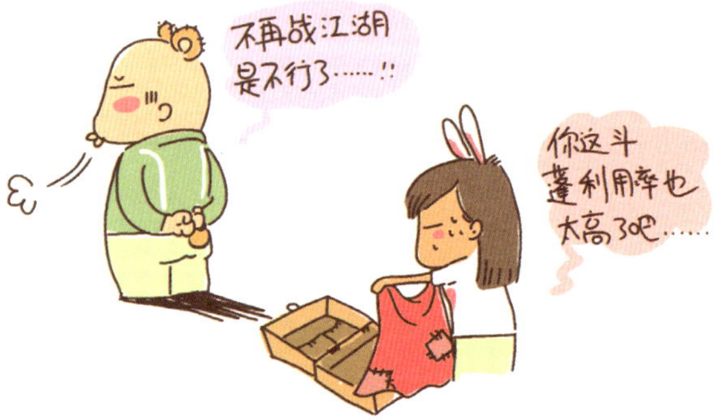

作为病号，严格的节食减肥是不行的。

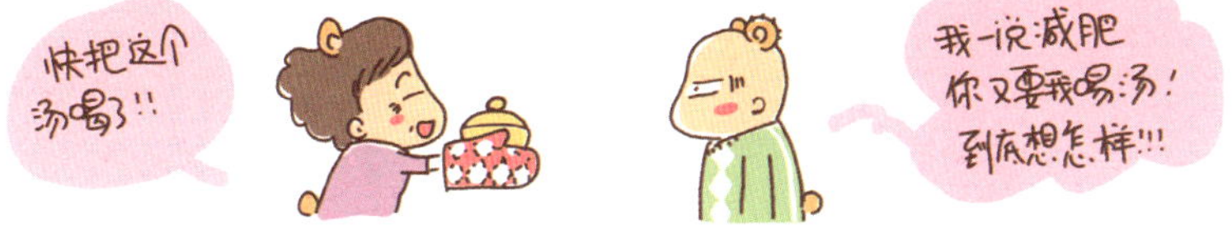

只好把原来的饭量劈掉一半……

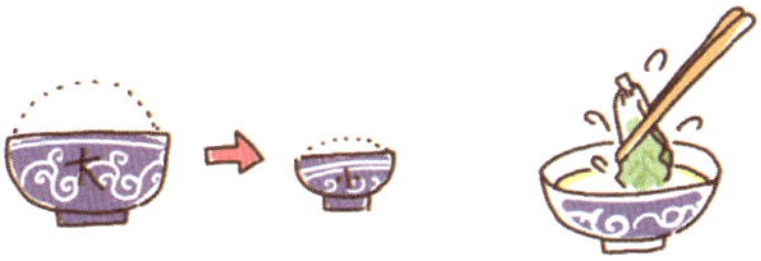

于是我装备齐全，准备跑步减肥。

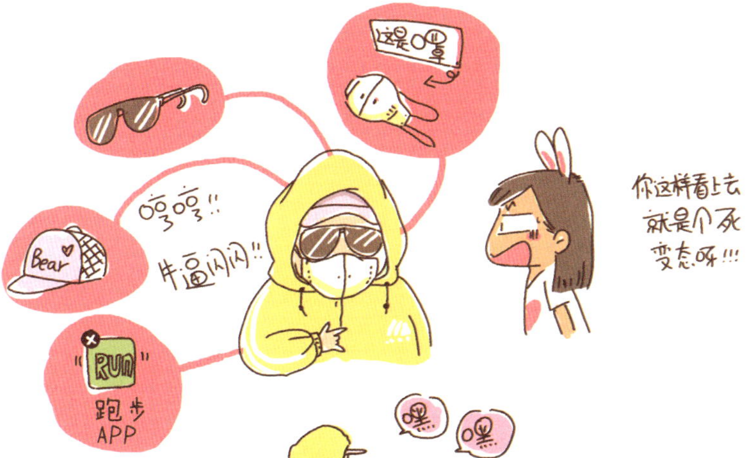

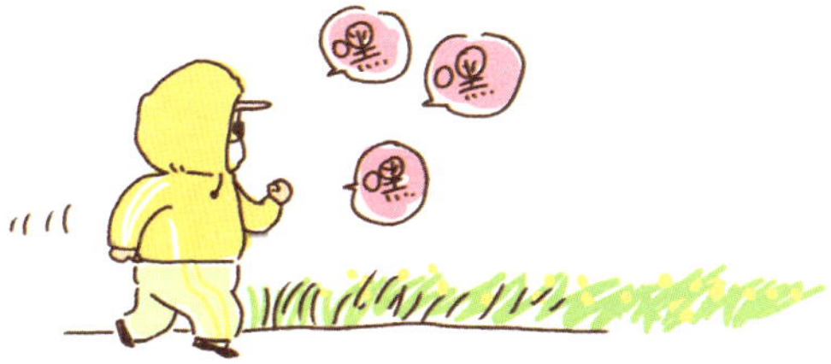

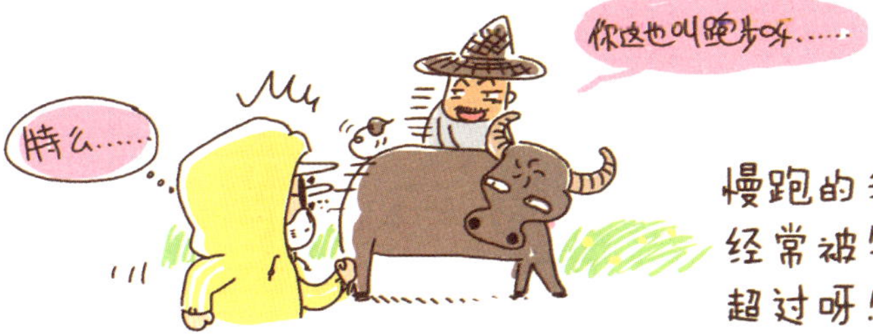

慢跑的我，经常被牛超过呀！

也曾想过用炫酷的舞蹈，现实是

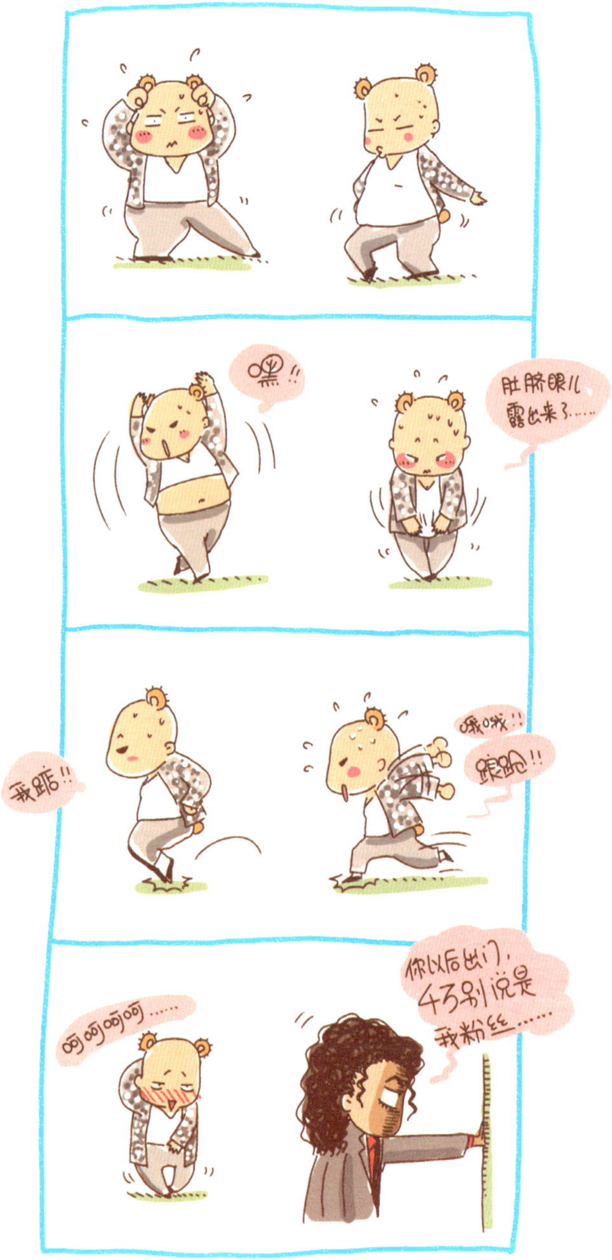

如此这般坚持了一个月，体重居然一点没轻！！！

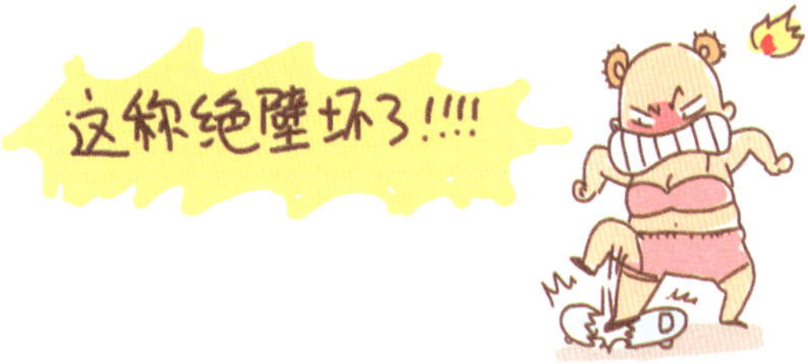

某天碰到一个多年未见的朋友……

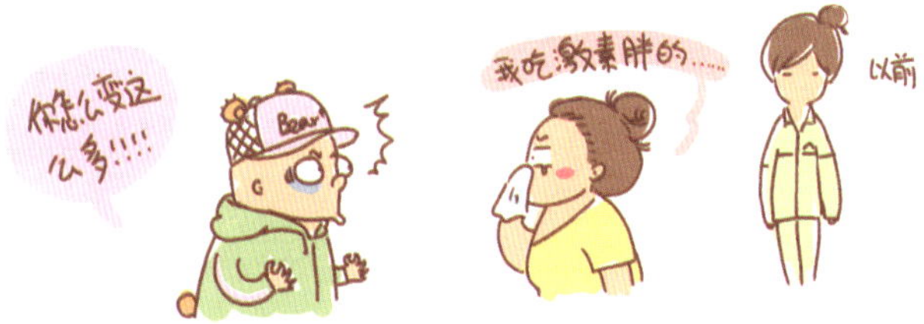

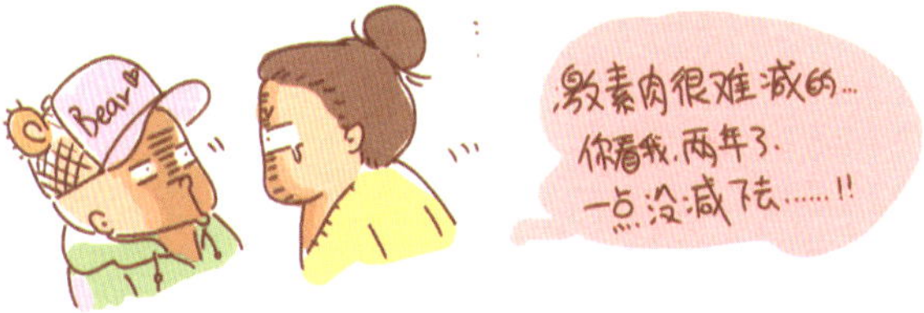

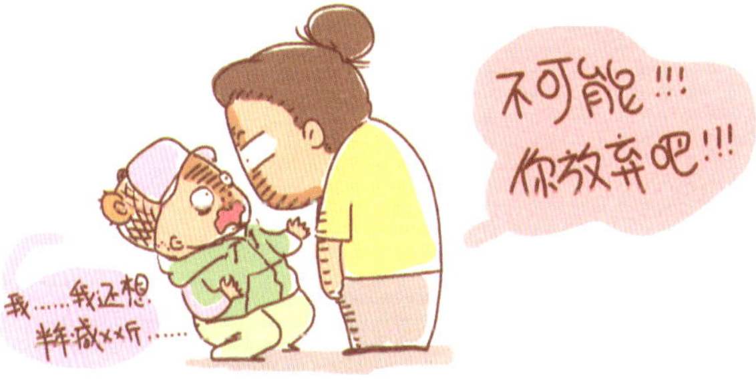

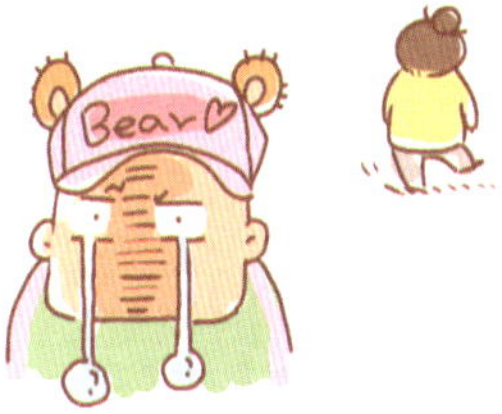

肥婆，是我在康复期遇到的最大难题，在得知努力也不一定有回报，我忍不住陷入了悲哀。

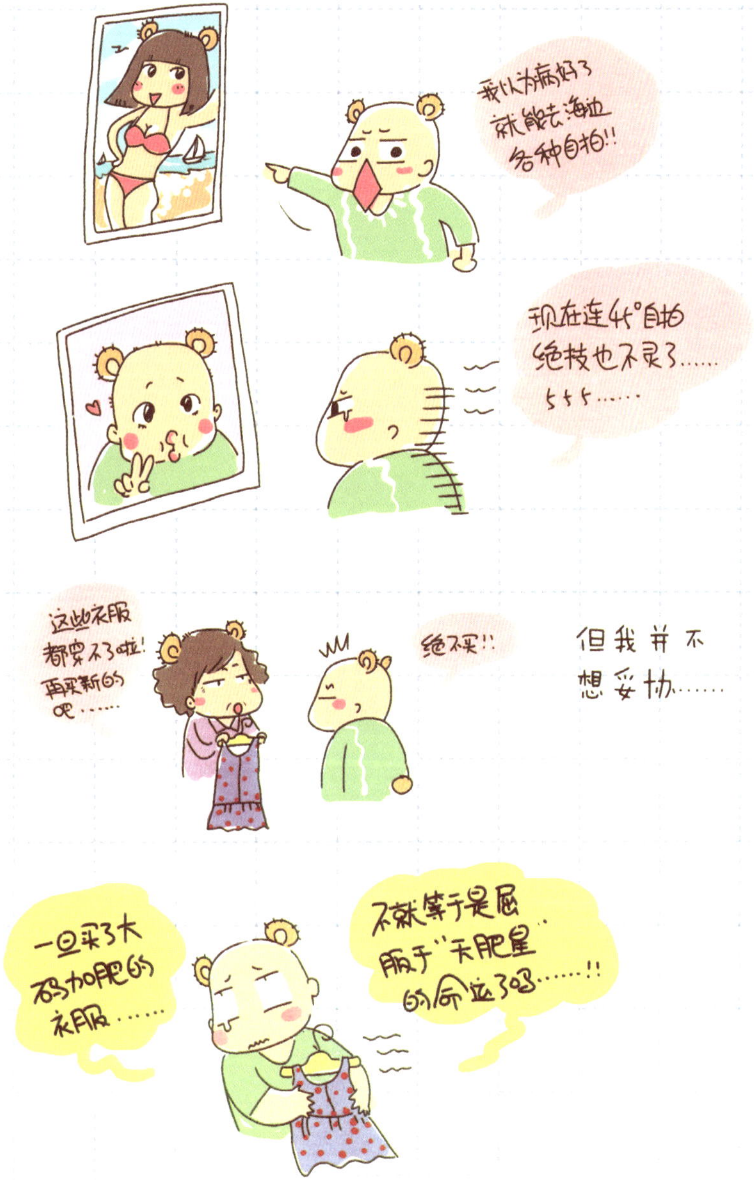

长胖这件事让我如此的悲伤，忍不住想起心理学上说的："悲伤五部曲"

STEP1: Denial 否认

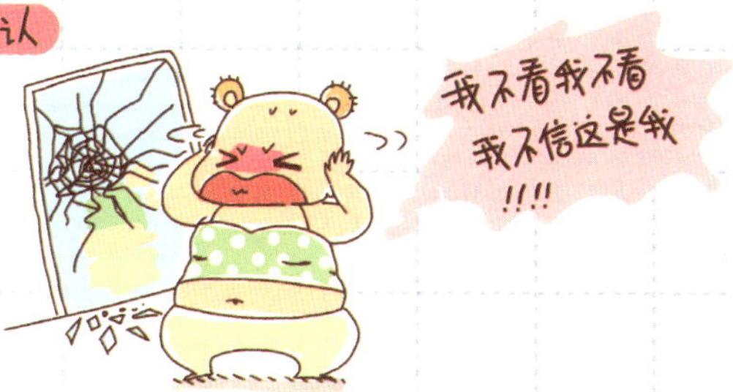

STEP2: Anger 愤怒

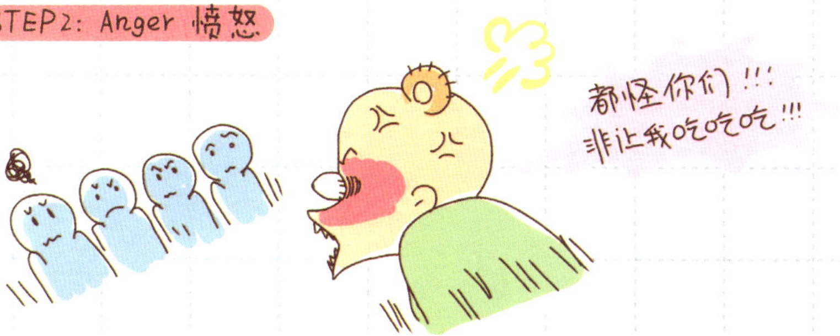

STEP3: Bargaining 讨价还价

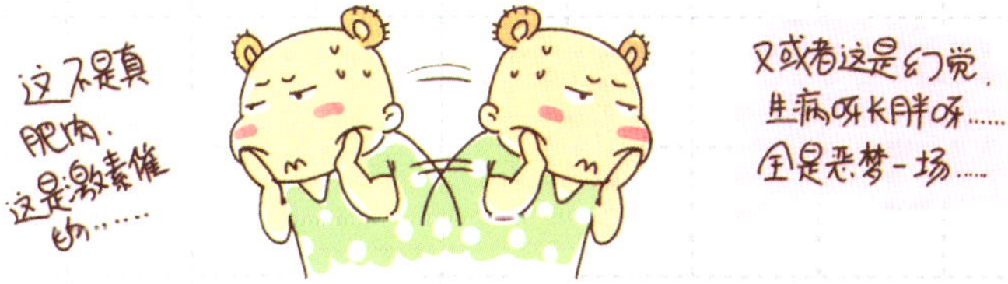

STEP4: Depression 抑郁

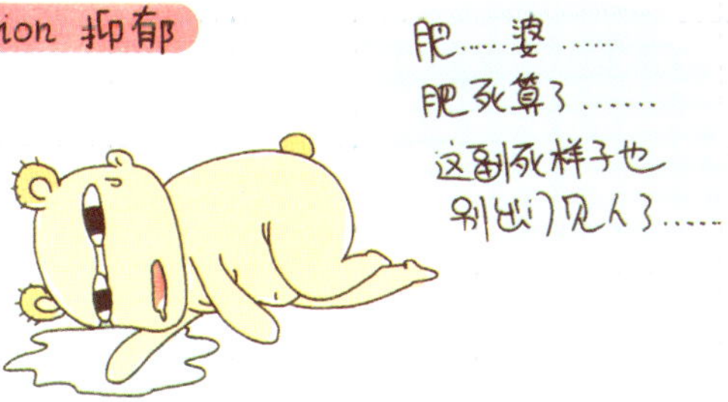

STEP5: Accpectance 接受

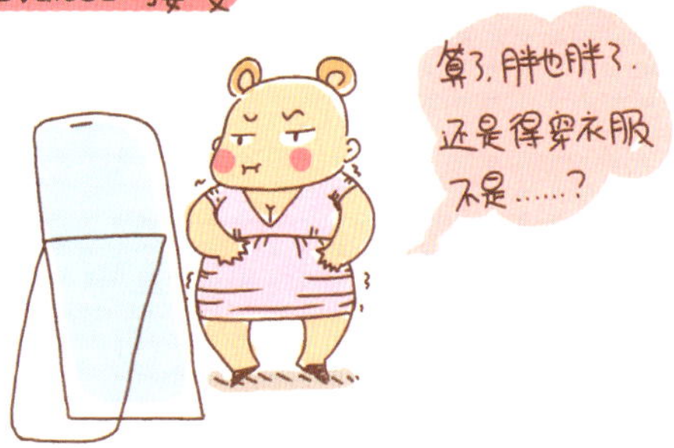

反正这一身大肥肉一时半会是滚不了了，
不如就暂时接受它吧……

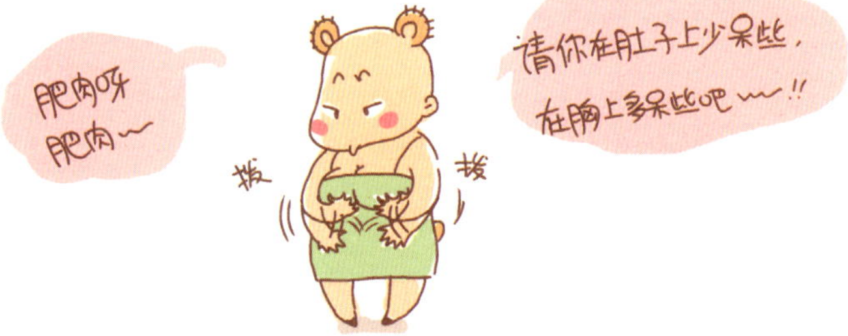

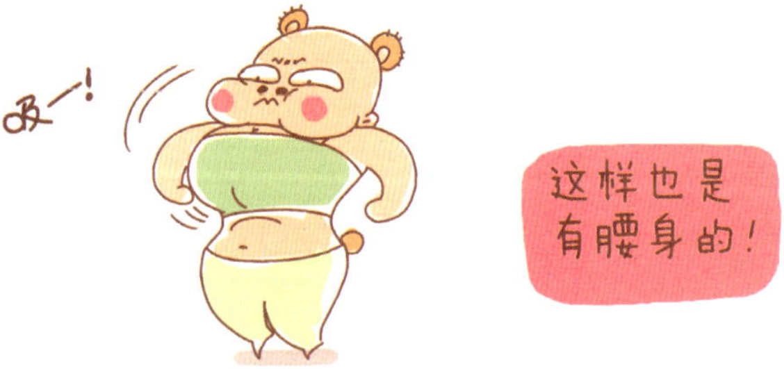

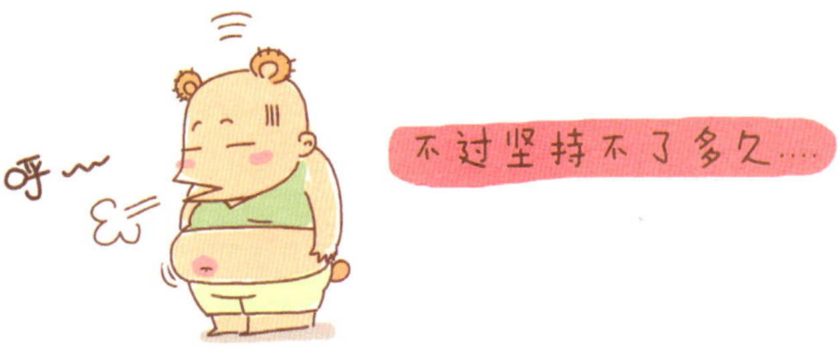

远在美国的FIFI这样鼓励我。

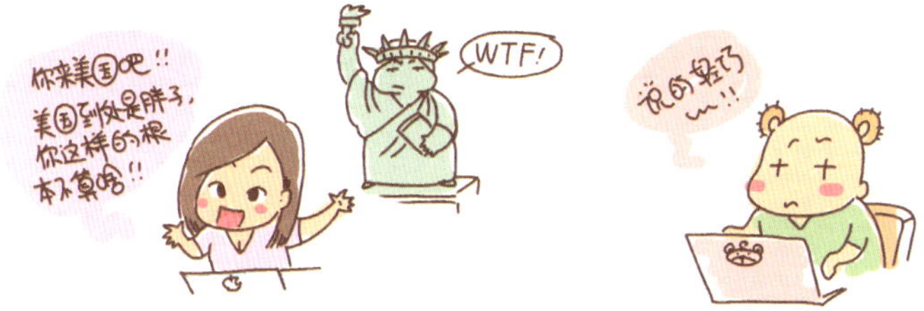

有统计说，近七成的美国人超重或肥胖，所以我想美国人对胖子也是很宽容的。在美剧里就有很多可爱的胖妞儿角色。

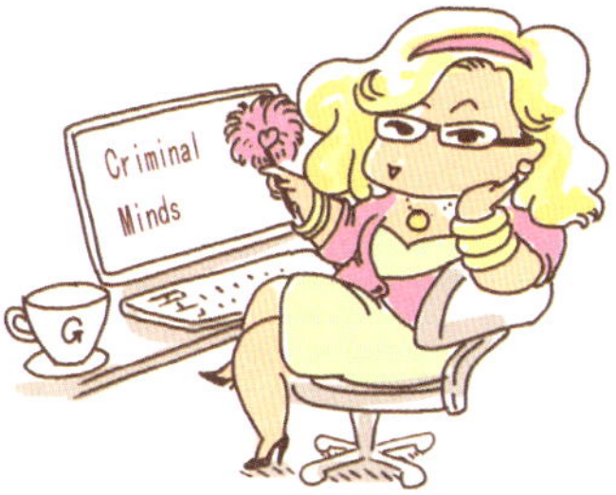

犯罪心理
中的Garcia
（请和Morgan
在一起吧！）

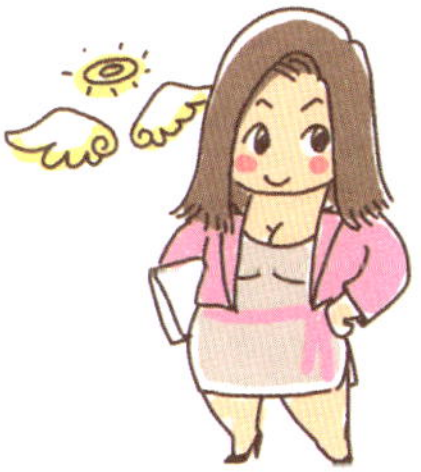

美女上错身
里的Jane
（请和胖法官
在一起吧！）

胖子的爱情里
的Molly

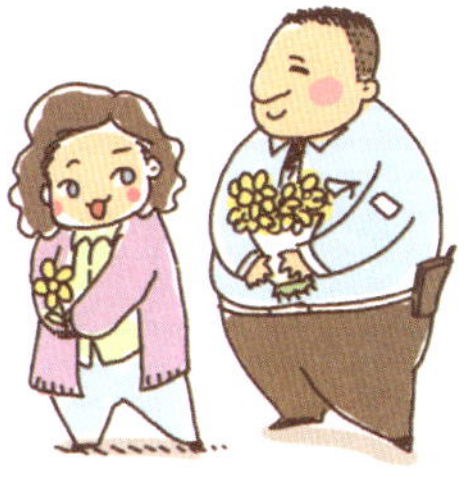

关于减肥这件事，我啰里吧嗦说了一堆，实在是因为太多感触想和大家分享~！最后我想说：所有将减肥当作终身事业的姑娘们，让我们一起漂漂亮亮的在减肥这条道路上撒腿狂奔吧！

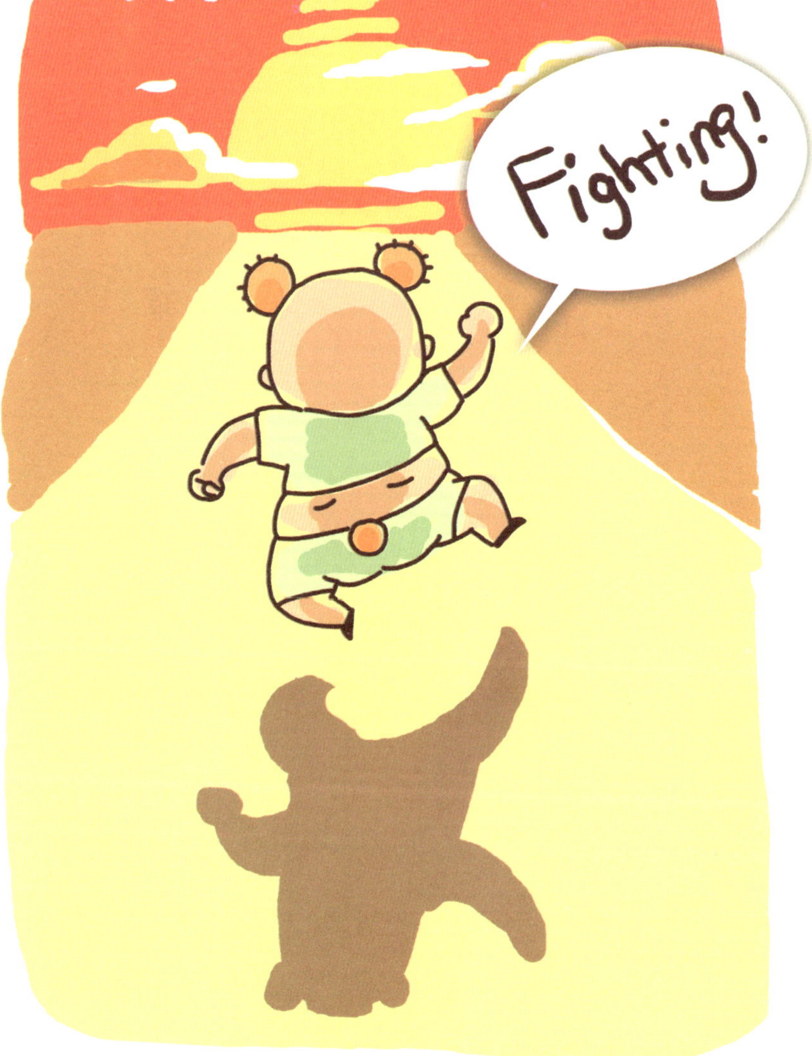

第十九篇

滚蛋吧！肿瘤君

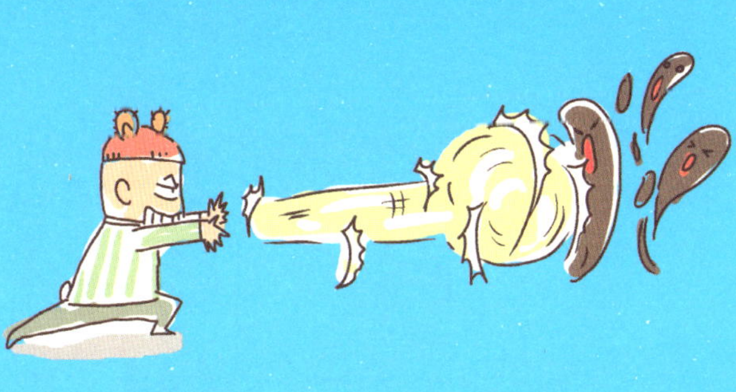

在医院一呆呆老久，实在是无聊……

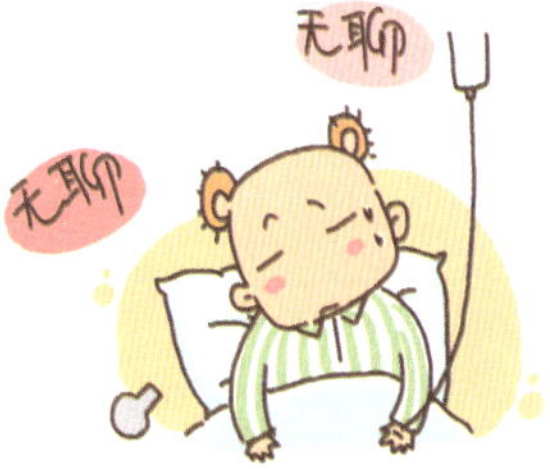

而且在医院，其实并没有那么多帅哥可以看……

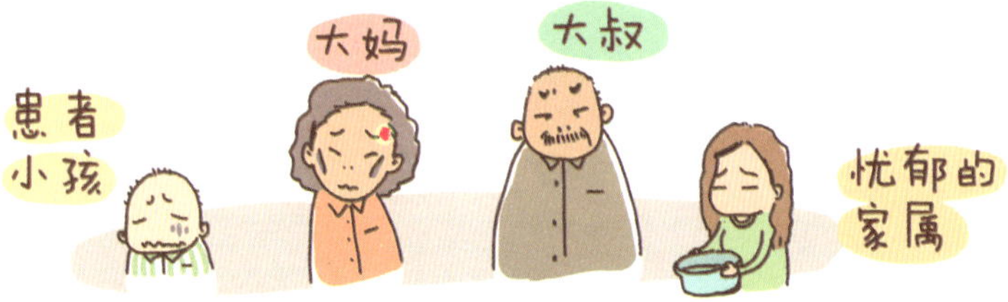

所以一旦发现帅哥……

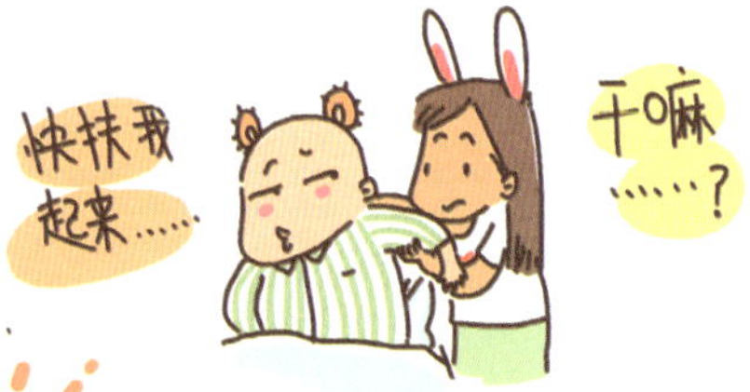

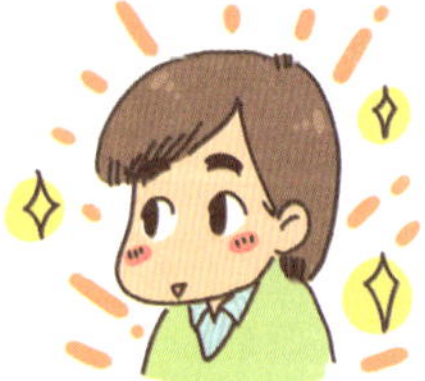

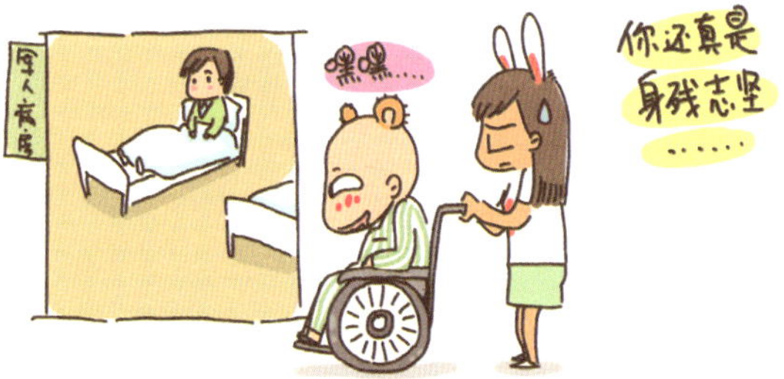

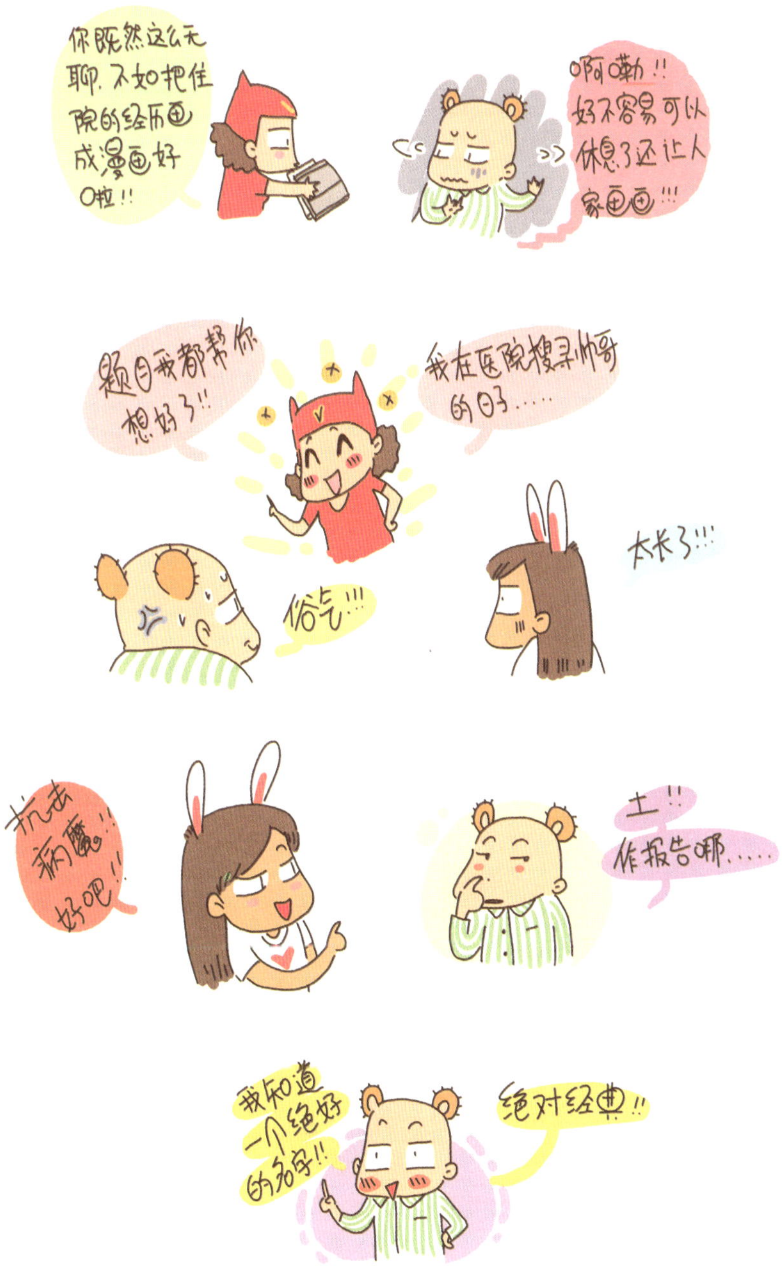
你既然这么无聊，不如把住院的经历画成漫画好啦!!
啊嘞!! 好不容易可以休息了还让人家画画!!!
题目我都帮你想好了!!
我在医院搜寻帅哥的日子……
俗气!!!
太长了!!!
抗击病魔!! 好吧!!
土!! 作报告哪……
我知道一个绝好的名字!!
绝对经典!!

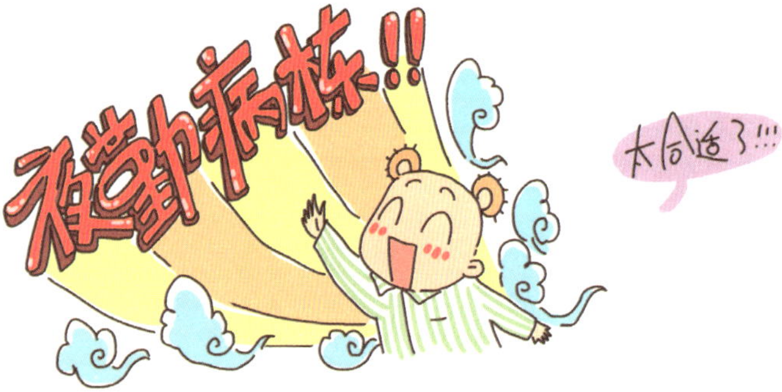

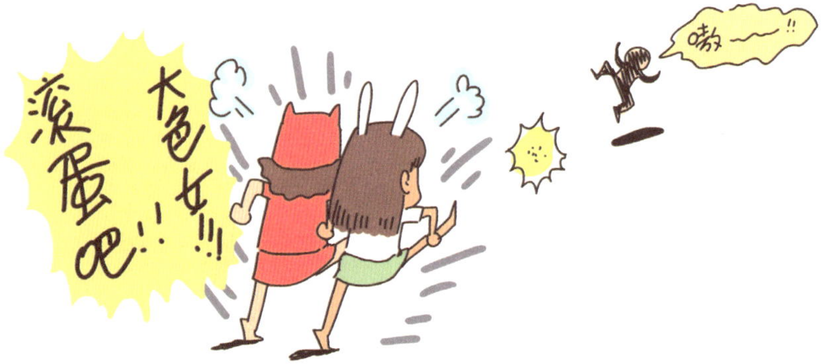

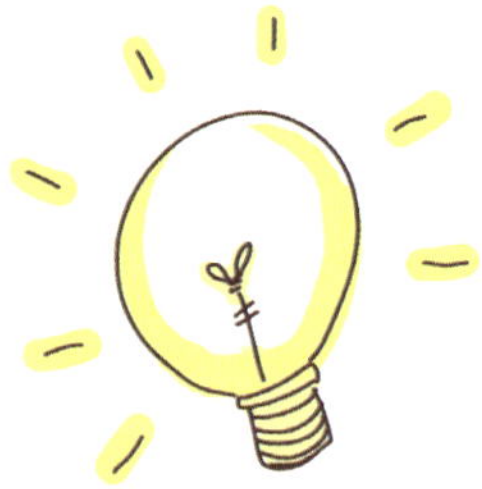

就这么着……

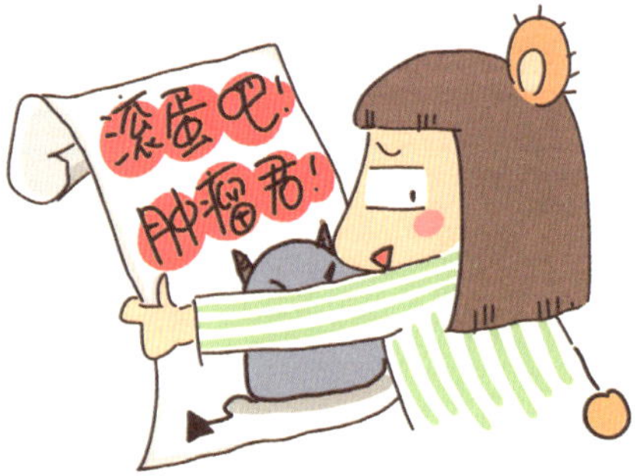

题目有了……

于是激情高涨的开始画漫画……

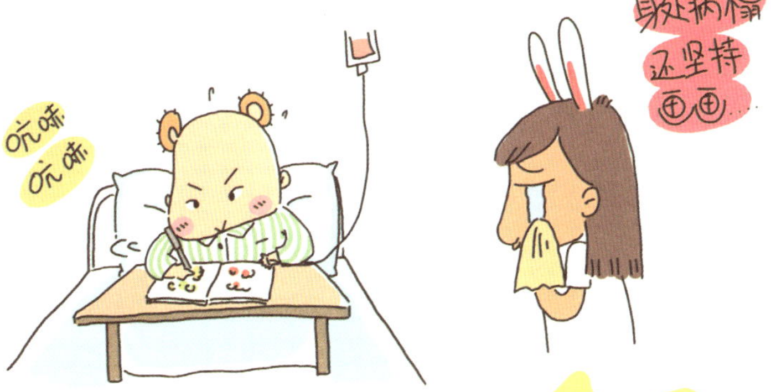

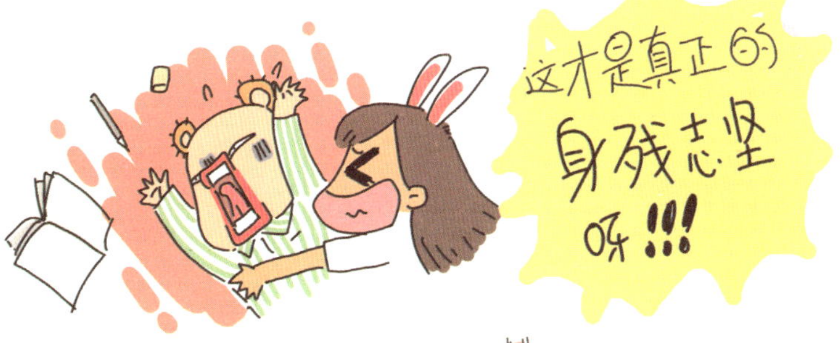

如此勤奋的画了几天……

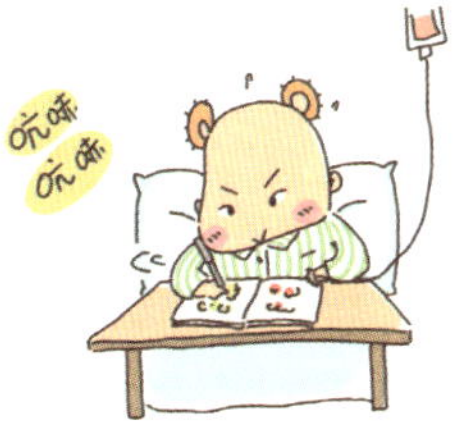

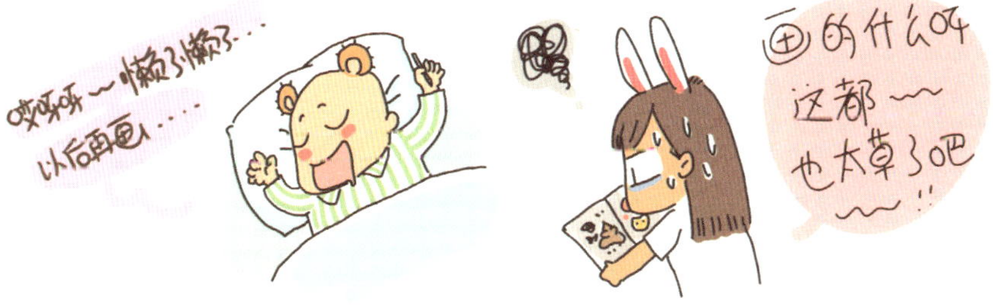

我的拖延症比癌症更顽固……

2012年的春节很快就要到了，我和妈妈终于可以回家过年+修养生息~

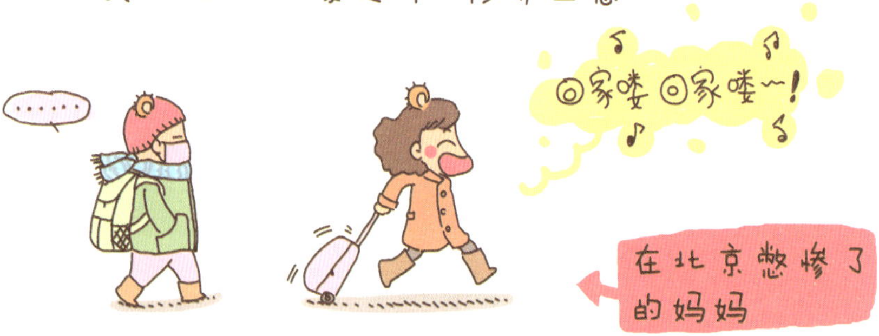

谁知老家比北京还冷，我又不能感冒……结果一个年基本都关在屋里。

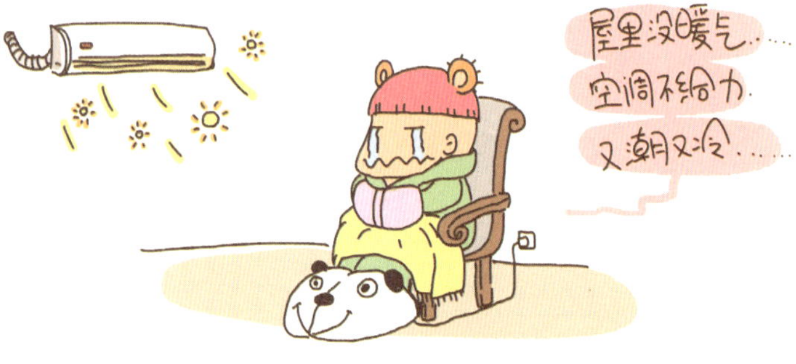

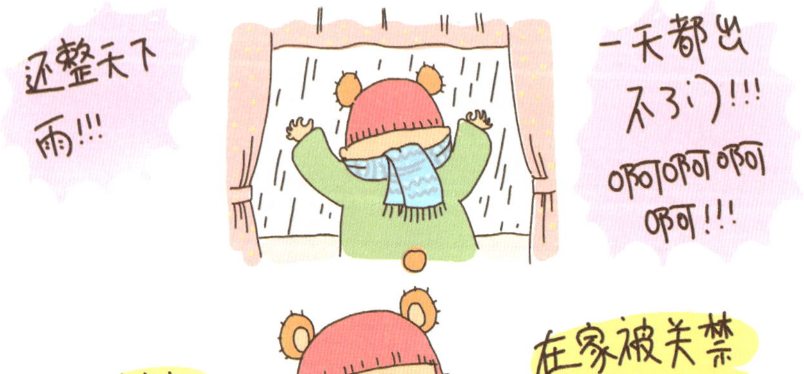

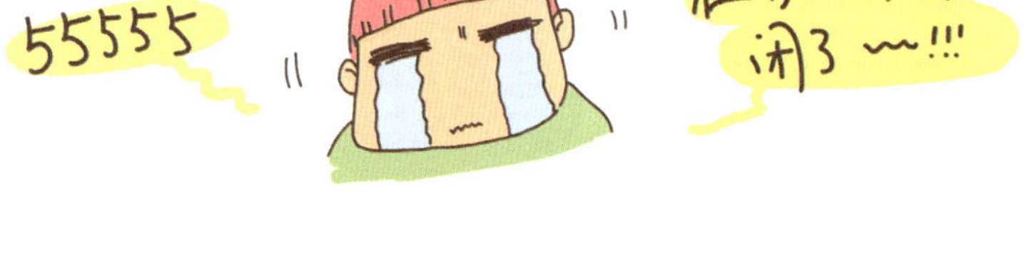

但还好是过新年，新年最让人开心的就是……

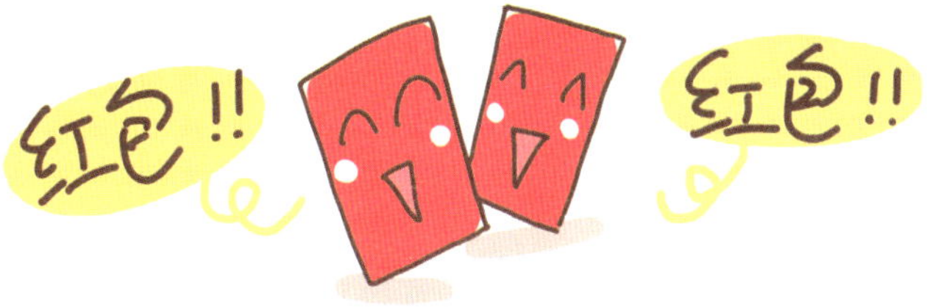

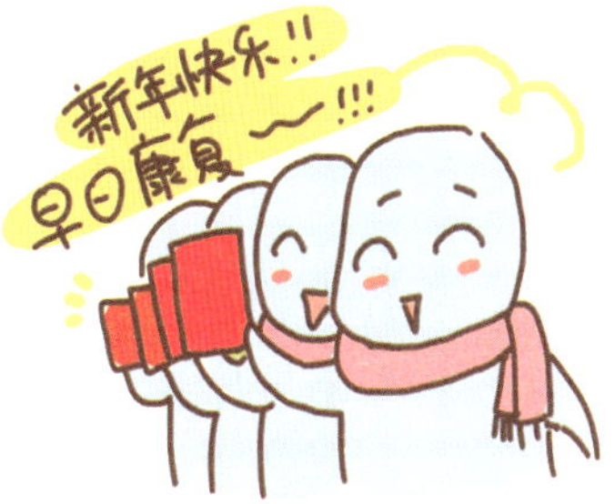

亲戚们都像排队投票一样给我送红包，完全不管我已经是快30的人了……

我感受到了无比的温暖……

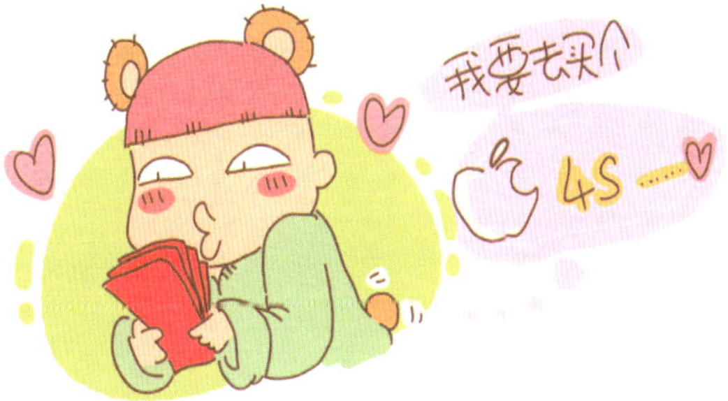

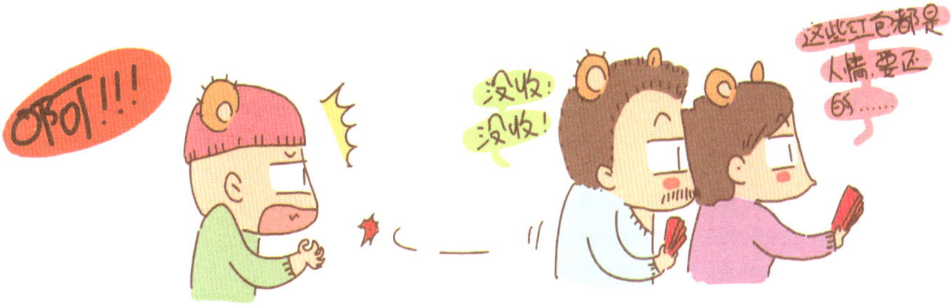

虽然不能出门，但是收到红包心情好，
更激发了创作欲

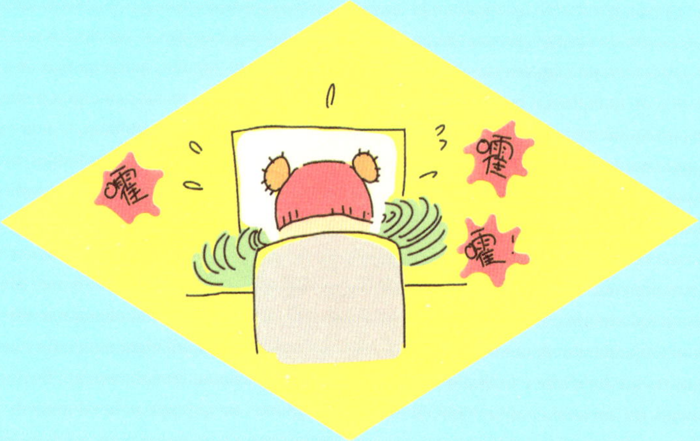

然后选了个黄道吉日Po上天涯

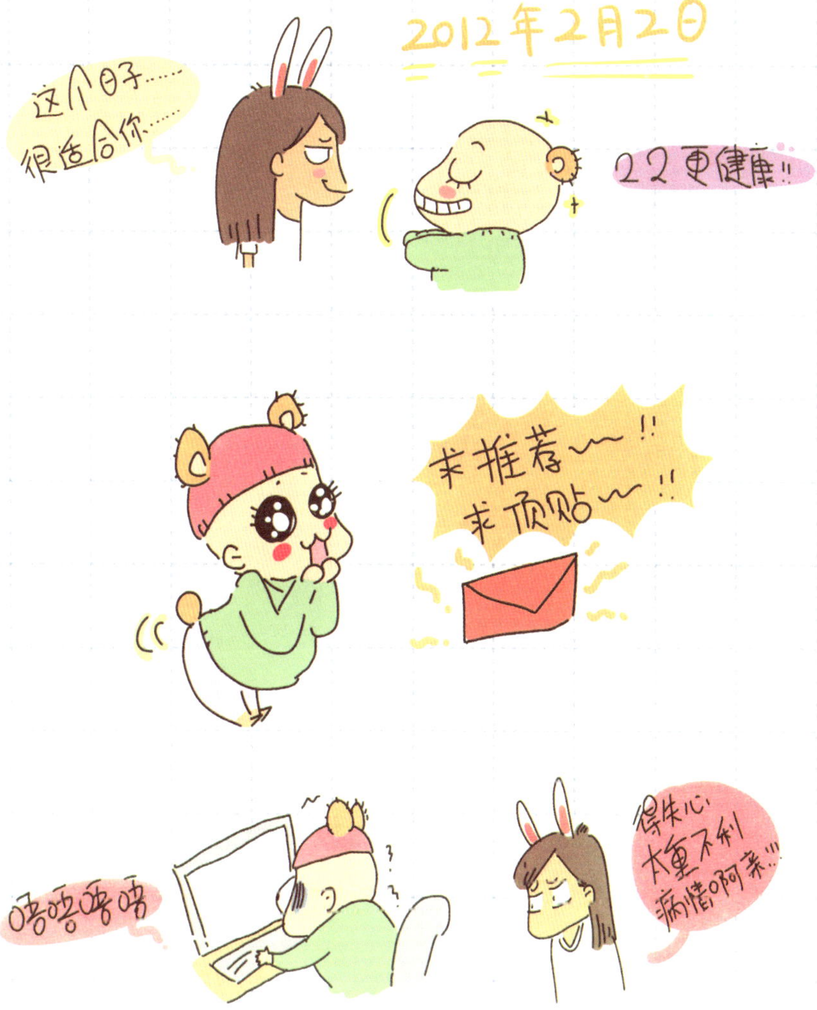
2012年2月2日
这个日子……
很适合你……
22更健康!!
求推荐~~!!
求顶贴~~!!
唔唔唔唔
得失心
太重不利
病情啊亲!!

很快，我被天涯的编辑推荐，头条了！！

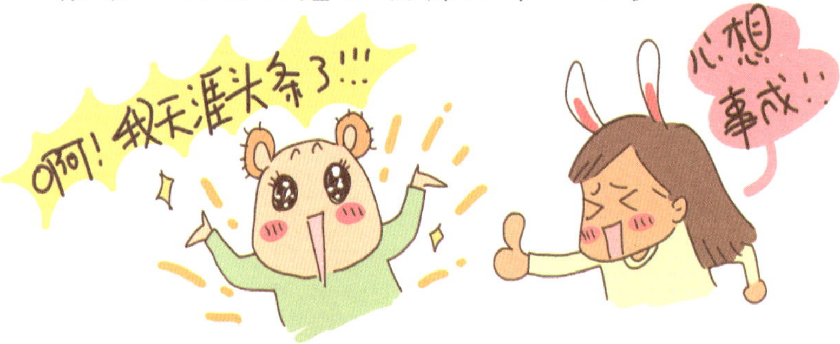

接着，新浪微博也做了一期话题人物~

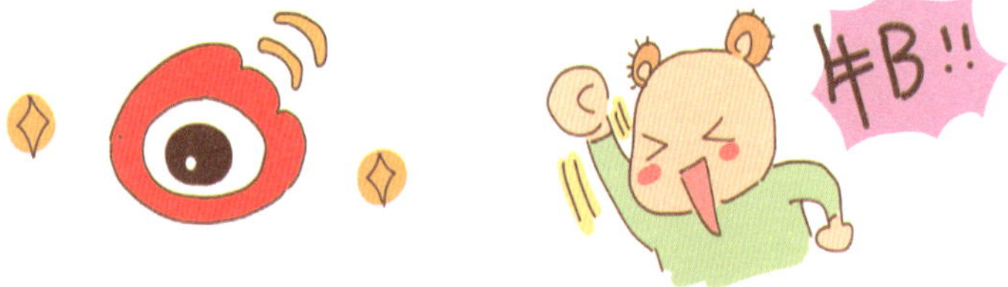

随后更和微漫画达成了合作关系~

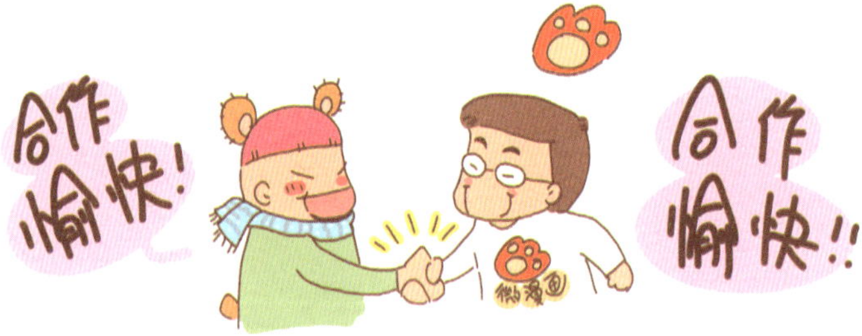

艾米为我在点名时间发起活动，得到了无数网友的支持，预售数目很快超过了三十万！

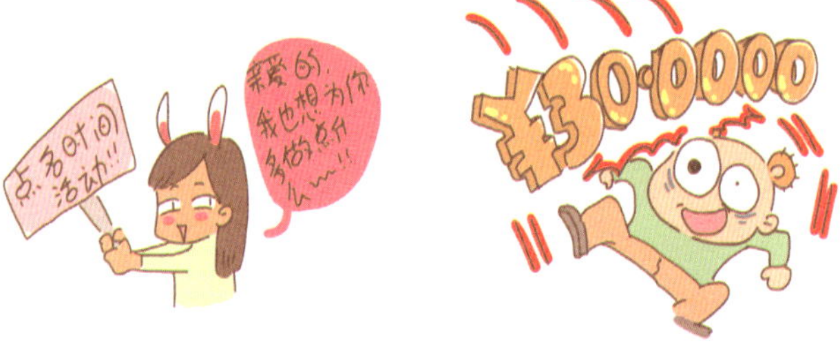

各种各样的关心和爱从全国甚至外国接踵而来，我在这小小一方病榻上，感受到了如世界般巨大的温暖，让我能有十足的元气好起来！

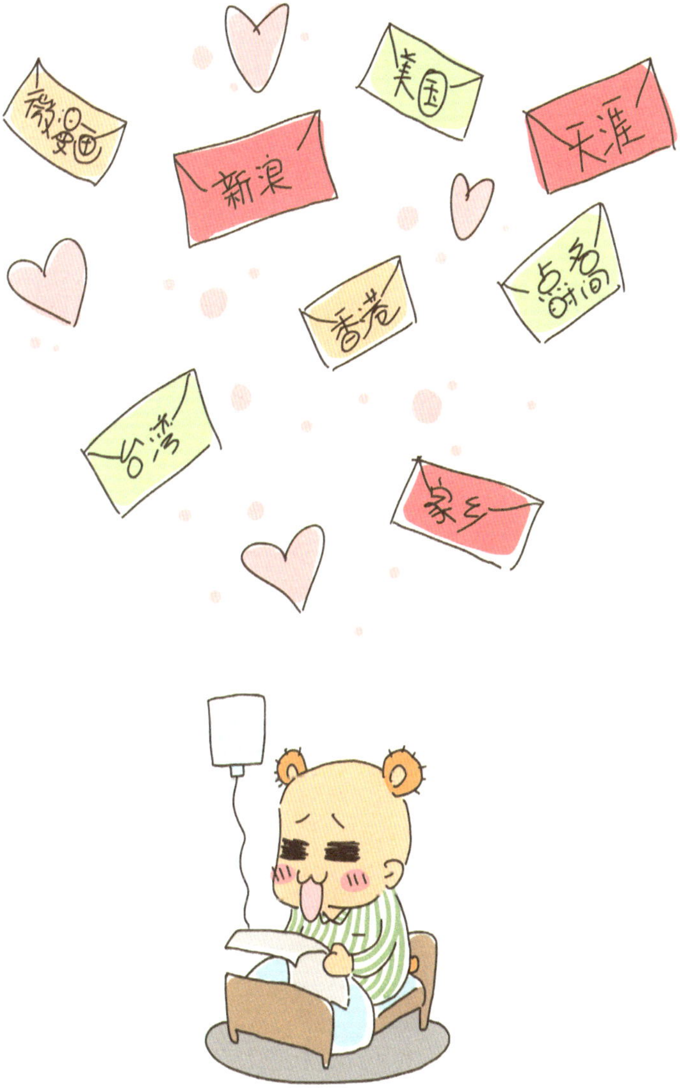

回想2010年7月，我为了Michael而来到北京……

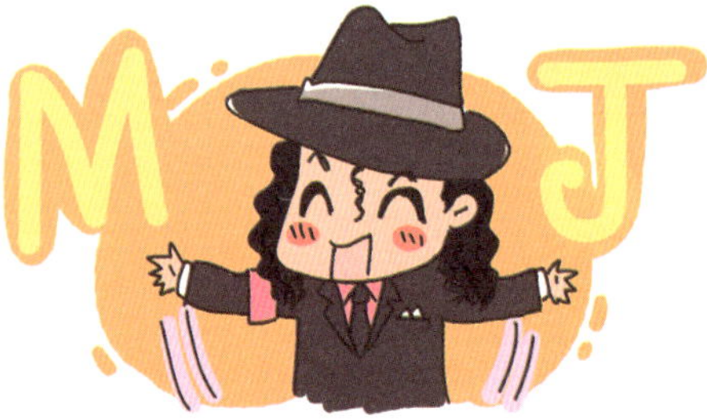

因为Michael，我得到这么这么多的知交好友

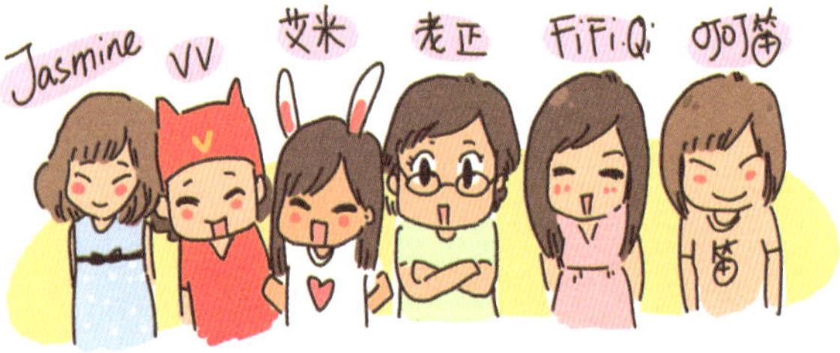

在我生病后，上海的好友们也常常来京探望。
时间在走，距离在变，可友情却一点没有冲淡…

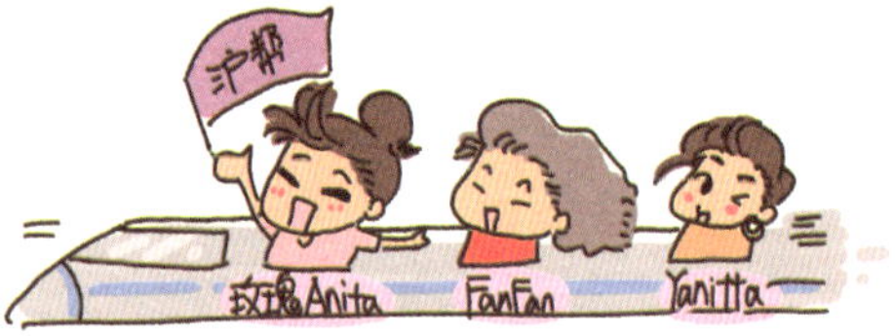

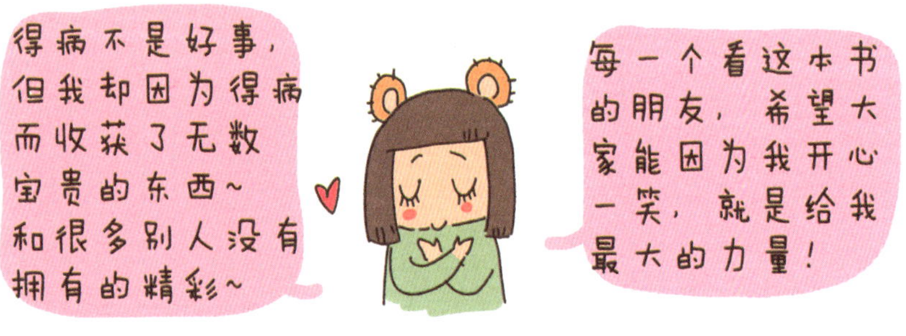

番外篇：熊顿的微观世界

（熊顿手稿及朋友纪念）

“本书出版之际，我们深爱的熊顿已于2012年11月16日永远离开了她热爱的这个世界，感谢广大网友一直以来对她的鼓励让她有勇气笑对癌症，也感谢熊长久以来的勇敢和坚持，带给我们无尽的正能量和希望。愿她在天堂一切安好。”

熊顿

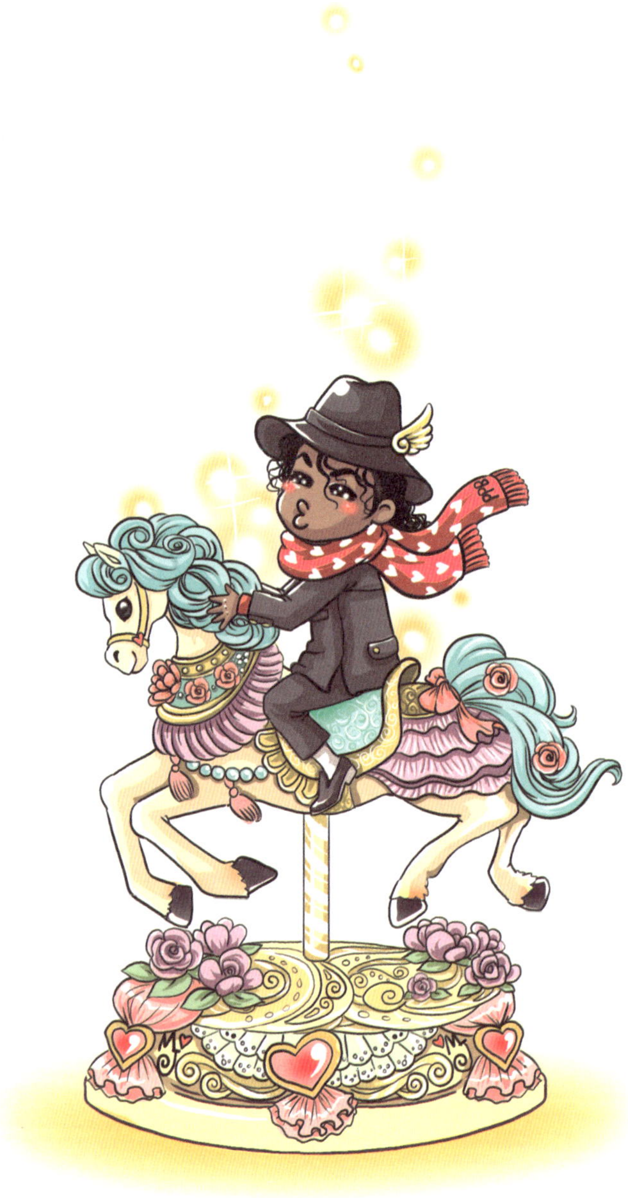

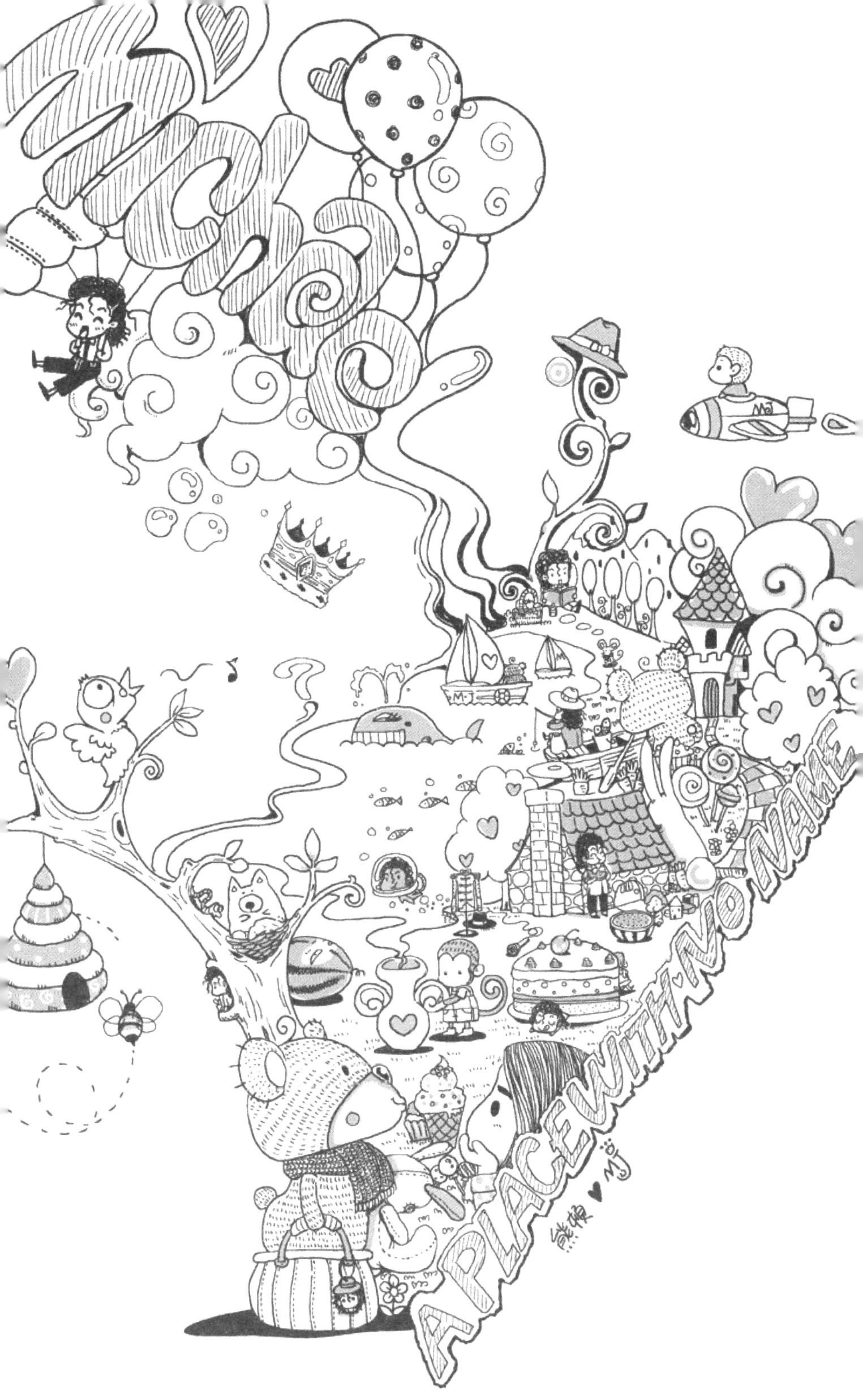
A PLACE WITH NO NAME
MJ
M-J

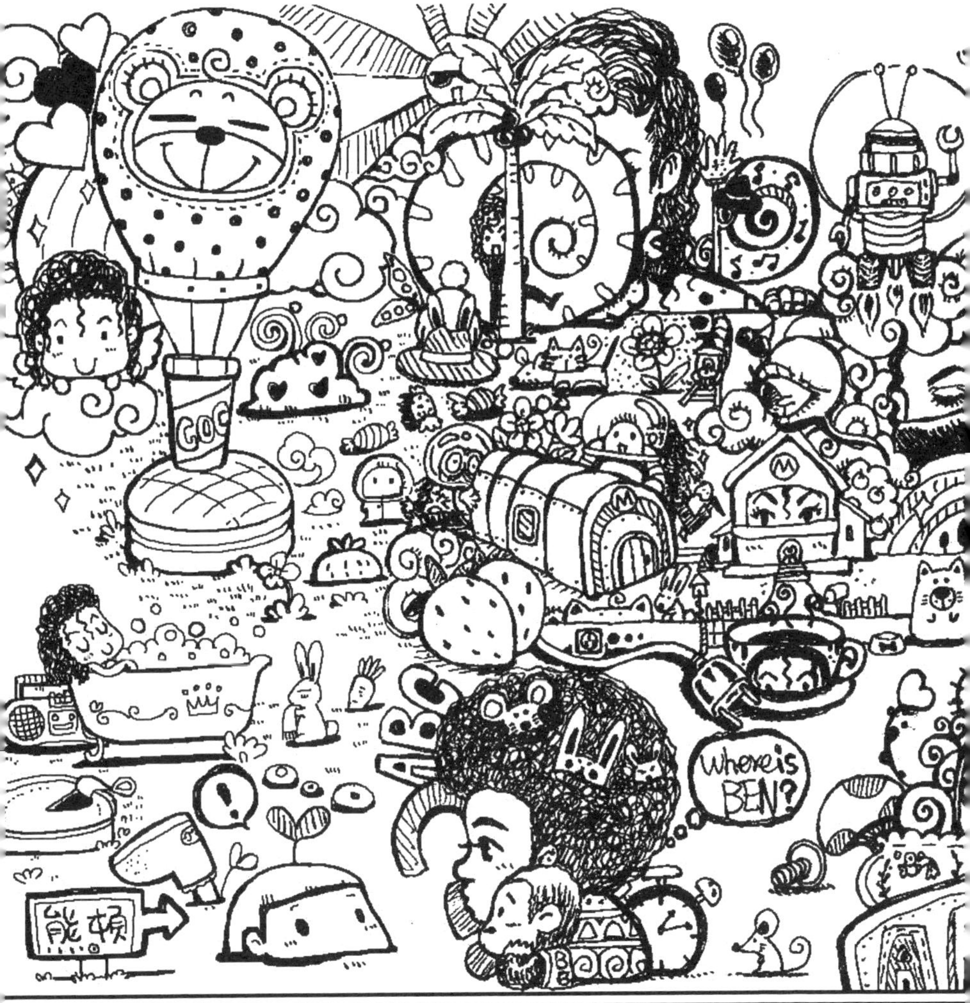
Where is BEN?

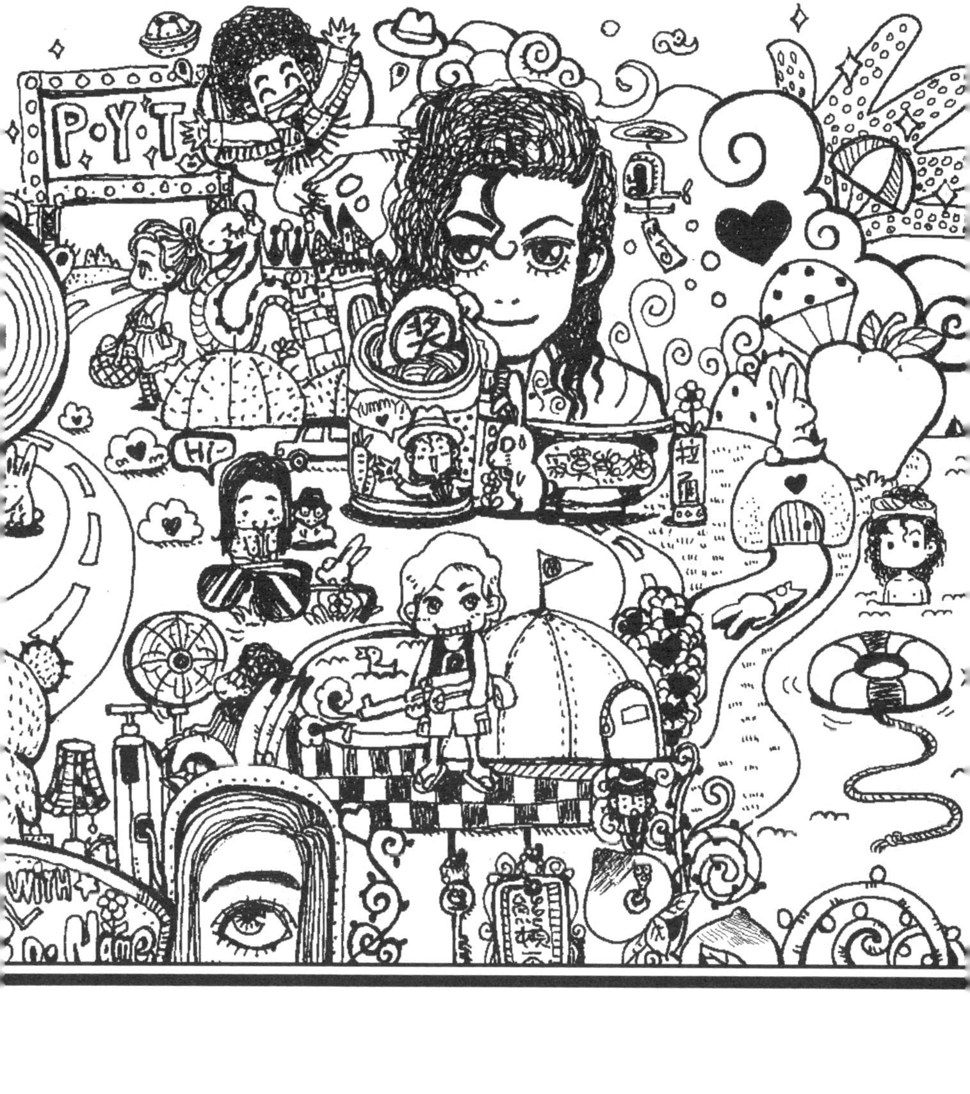
P·Y·T
HI~
WITH
拉面

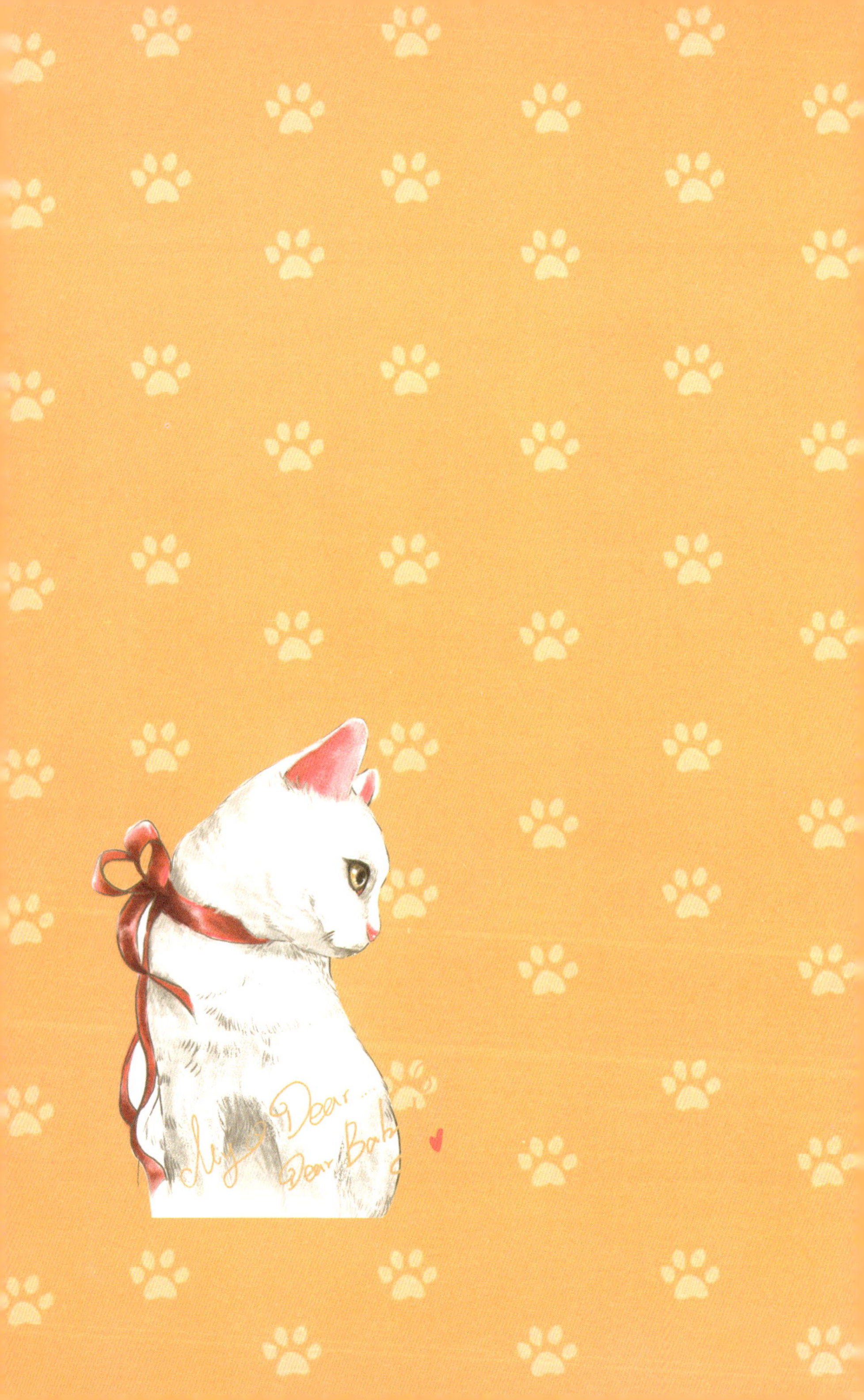
My Dear……
Dear Bab

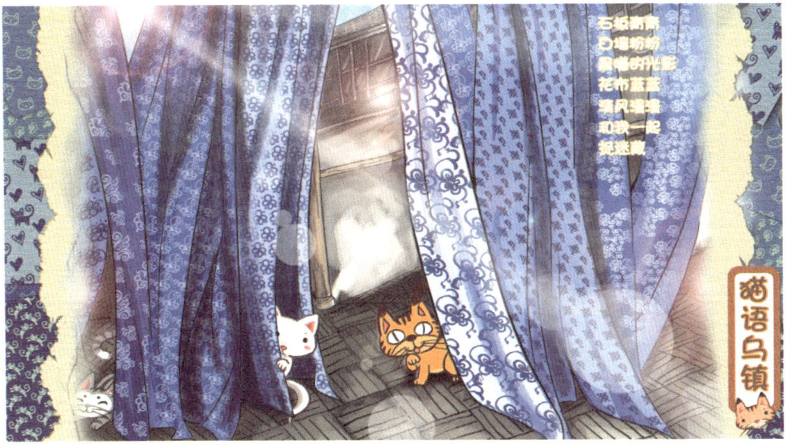
石板青青
白墙粉粉
屋檐的光影
花布蓝蓝
和我一起
捉迷藏
猫语乌镇

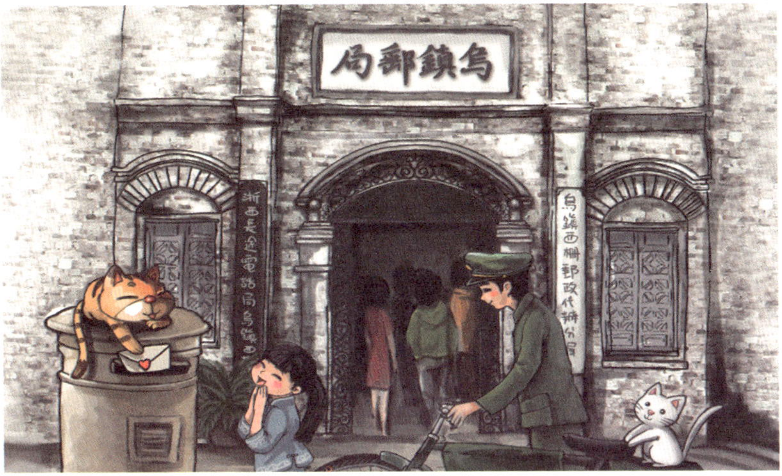
烏鎮郵局
烏鎮西柵郵政代辦分局

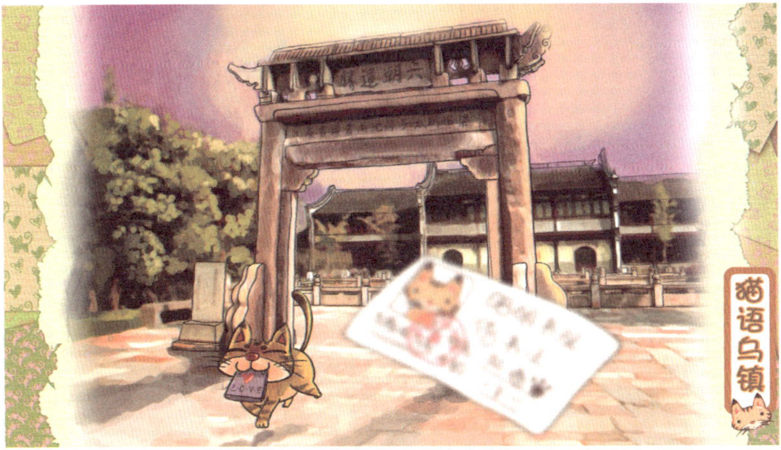
猫语乌镇

我对衣服的各种爱

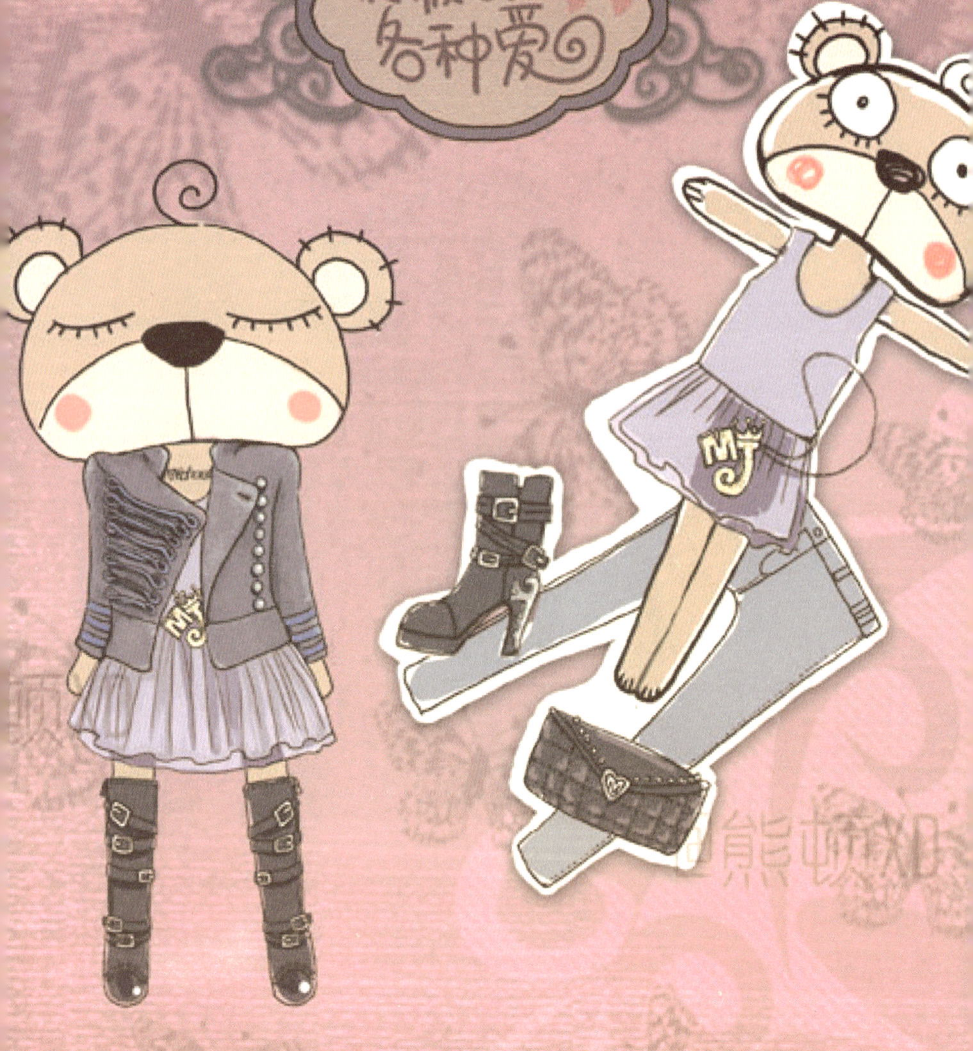

作为MJ的骨灰级粉丝，怎么可能不爱军装呢？买不起Balmain，画一件也是好的。不过Balmain设计太多都太霹雳，我的话就想搭件小纱裙，气氛忽然就柔和起来了。铅笔裤加短靴也OK啦~！

我对衣服的各种爱

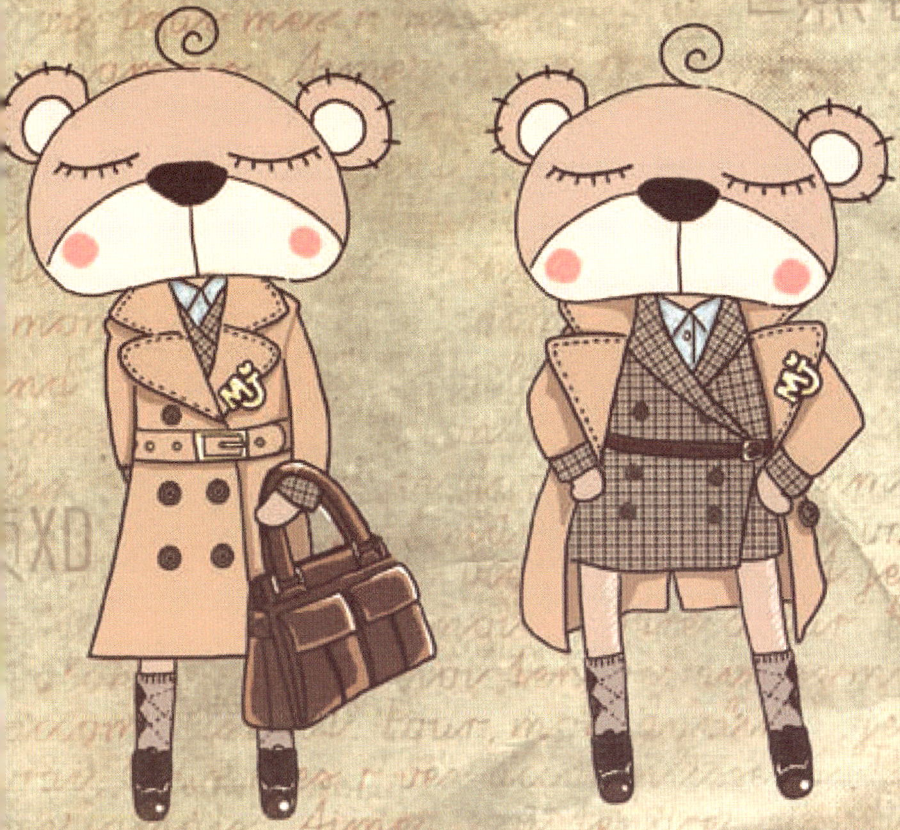

今年大爱驼色大衣+咖啡格纹，原来看到的图鉴上还有礼帽啦，但是搭起来会有点像女间谍。别上我爱的MJ胸针。整个气氛忽然就Q起来了。总之，现在的我穿也穿不下，买也买不起，只好画一张聊以自慰……咳！

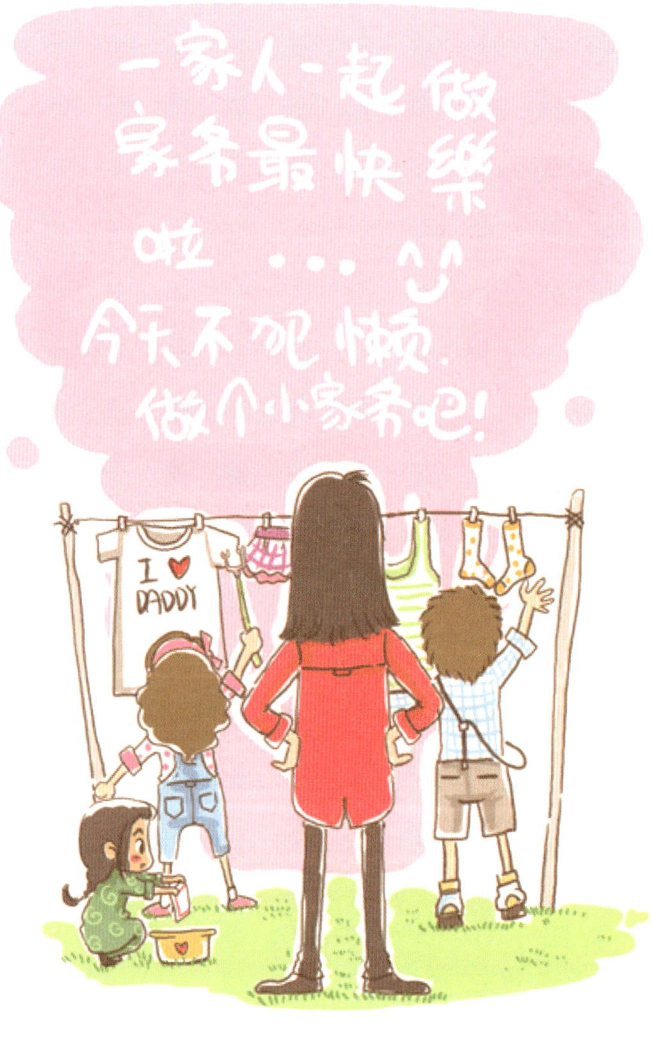
一家人一起做
家务最快乐
啦……^_^
今天不犯懒.
做个小家务吧!
I ♥ DADDY

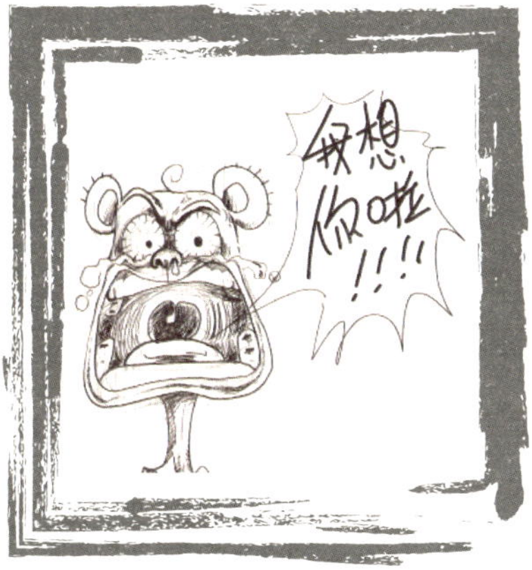
我想你啦!!!

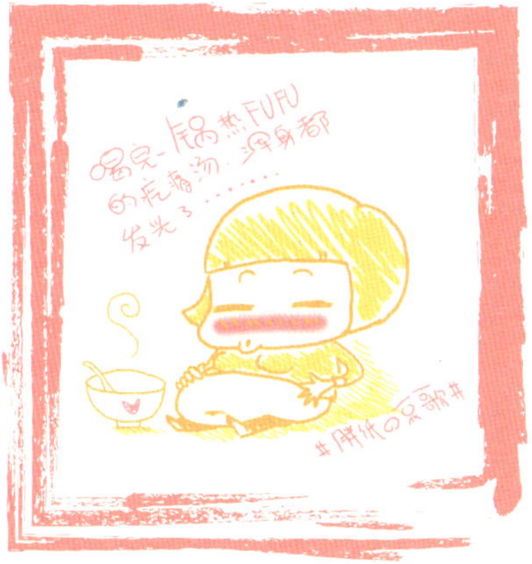
喝完一锅热FUFU的疙瘩汤，浑身都发光了……
#胖纸の豆歌#

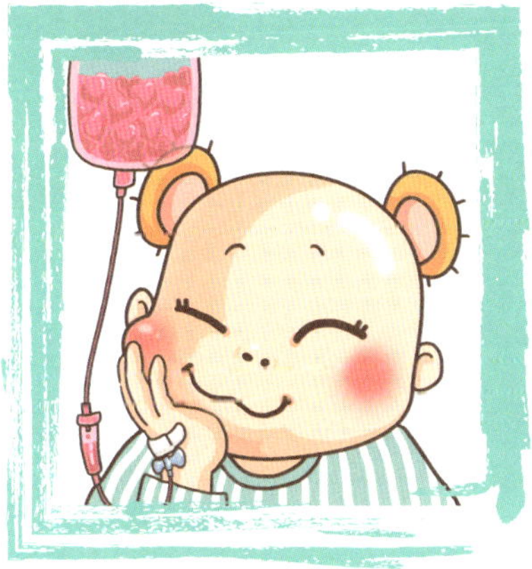

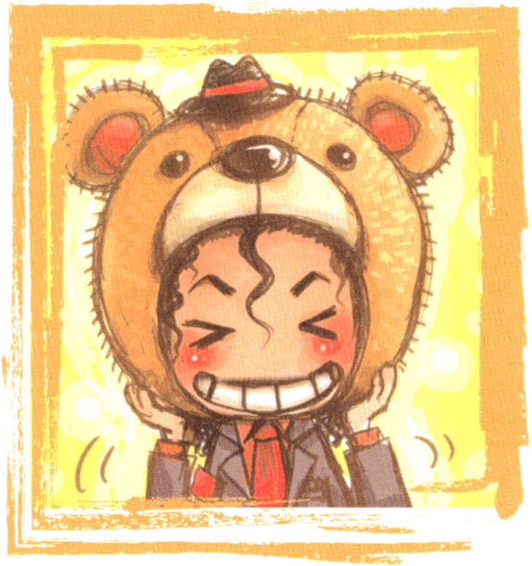

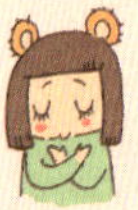

熊顿的微观世界

P. Y. T，PrettyYoungThing。

这是MJ向他假想中的爱人倾诉的一支单曲，意为“漂亮的小东西”，如果让熊顿来理解，她也许会觉得这爱人便是她自己——作为他的粉丝，她当然有权利这样想——虽然这幻想只存在于她的一方小小世界，像一个童话。

是的，熊顿有这样一个微观世界。在这个小王国里，MJ便是她的王子，她便是他的“漂亮的小东西”。它该是什么模样？在她用蓝色原子笔创作的一幅MJ纪念插画中，熊顿画出了它的样子。在那里，熊顿并没让自己出现在主画面中，而是化身成为另外一些“漂亮的小东西”陪在MJ身边，比如一棵高大的椰子树，一根彩色的棒棒糖，一支巨大的冰激凌，一对天使的翅膀，一个开飞机的小人儿，一个转动着的电风扇，一条憨态可掬的花蛇……其中最有意思者，是她让MJ惬意地躺在浴缸里洗着泡泡浴，而自己却变成了一只小兔子，双手捧着浴巾站在旁边。然后，仅仅在这幅插画的左下角，她让自己出现在

MJ的眼前，半身跌倒在泥土里，顶着一粒种子的萌芽，她的王子正在寻找着她，脑海里面盘旋着一个问题：Where is Ben？

一定是这样的，她一定渴望自己从一个不知所以的“漂亮的小东西”，变成一个独立人称的“Ben”，至少，她希望自己能够“像Ben一样”。

然而，这样的渴望在她活着的时候，是无法得到王子的回应的，于是她从上海来到北京，就像她的手翻起一张画纸，落在另一张空白的画纸上。她是确曾到过乌镇的，并创作过一组名为“猫语乌镇”的插画。对于猫这样一种乖巧而灵性的动物，熊顿有格外的喜爱，她在另外一幅画稿中，将其称作“My dear dear baby”，就像她在自画像里，喜欢把自己画成一只笑而不语的熊一样。在上述组画中，她把水乡情韵完全放在了一种动物格的表现手法之下，使之看上去神秘与恬静，一个安安静静的乌镇，在非主观的视角里显得遥远陌生而无比亲切，而那个站在邮筒边穿着蓝布衫的小姑娘，一定是她花了小心思留下的自己，她的作品总能在那最不经意处，印上她的影子。

这样我们便不难想到，熊顿对于世界和生活、对于爱和美的认识与表达，是一种直观的猫咪式的，是一种单纯的孩子式的。这与她一贯示人的“没心没肺”的一面，看似完全不符，细细想来，却又理所当然地合乎其鬼马画者的性格。熊顿从不缺乏细腻，无论是她的豪放还是细腻，都只有一个原因，那便是她的爱。这个世界对于爱的谈论已经够多了，熊顿的爱却表现的不做作，不矫饰。在自白画“我对衣服的各种爱”里，她将一个小女子对于衣饰的挑剔与矫情表达得淋漓尽致，末了，那句“现在的我容也容不下，买也买不起，只好画一张”的自嘲，好像是她对于美好生活的一种愧疚，生活既然那么美，她一定也要穿得漂亮一些。在另外一张无题却有爱的小画里，她画下了一家人一起做家务情景：三个熊孩子踮着脚尖在晾衣服，妈妈在背后叉腰站着，一件挂起来的白T恤上写着，“I Love Daddy”。——这实在是一幅很可爱很羞涩的作品。

然而，这样的梦想还没有来得及实现，便被熊顿带去了天堂。于是，在我们这些被她留在人间的朋友们的记忆里，她便只剩下了本书最后一幅图画中的那样一个缩小的身影。在一片白茫茫、亮晃晃的世界里，一个衣衫洁白的孩子怀抱一只雪白的小兔子，拥有世间最干净的眼神，没有忧伤，却意味深长。也许，她是要将全部的爱都放在那样的一个眼神里面表达出来，让需要快乐者获得快乐，让寻求同情者获得同情，让无爱者有爱，就像那幅挂着药水瓶却在微笑的自画小像一样：Smile even though it's breaking……

这已经是另外一种爱了。它不再局限于亲朋还是路人，不再局限于这里或是那里，不再局限于现实还是梦想，不再局限于人间或是天堂，它是如此之大，甚至，也不能再局限于熊顿原先那一方小小的世界里。为了安顿它，她开辟了另外一片更为强大的内心世界，在起初我们提到的那幅纪念插画里，她将它称作“无名之地”，以那首MJ没有唱完的歌为名。这便是熊顿的微观世界。

This is it，A Place With No Name。

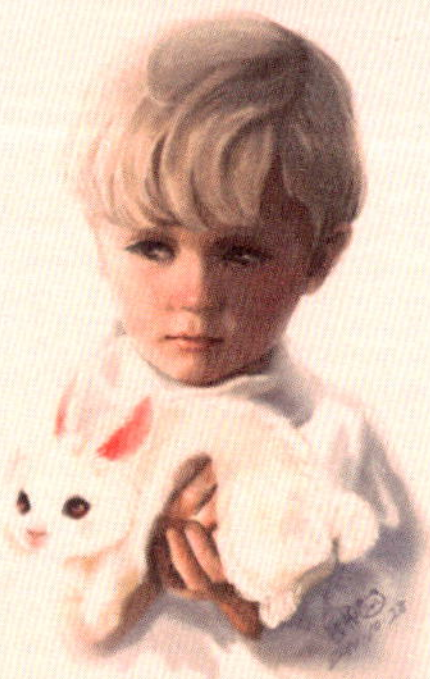

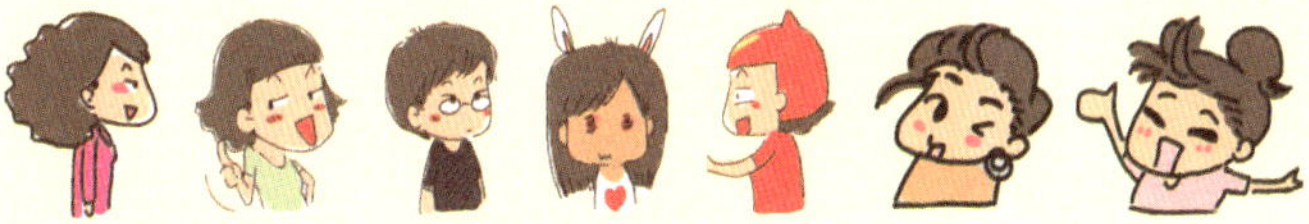

@Yanitta

熊、我、盹猪因租房相识，刚从法国回到上海的我遇到她们两位可爱的二房东后第三秒就决定一定要与她们合租，为了留下高素质租客的好印象，我操着一口南方腔说哎呀我刚从法国回来一个中国朋友都没有，我想赶紧把这件事情定下来呀，说完就把3000元定金放到熊手里。从此这成了熊和盹猪口里永远的笑柄，《房事心经》书里那枚非要告诉全世界自己刚从“发”国回来的女屌丝租客……

还记得熊的头几本书创作时，每次我和盹猪都威胁她一定要把我们画进书里，到后来，我们都不把她这家伙的书放在眼里了，在网络上她是一枚如此高大上的插画师，在现实生活中她就是我们每次看到无底线笑话或惊天八卦时第一时间要分享的对象，她只是和我们一样，乞求嫁给高富帅的黄金圣女一枚。直到今天，每次看到各种要崩溃的段子或生活中发生的各种八卦都想忍不住拨打熊的电话，后来突然醒来，哦，这个电话打不通了。

或许，这就是熊不在的这段时间给我的感觉，她没有真的离开，只是她接不到我们的电话、收不到我们的微信了而已。

@艾米

熊喜欢带个本子写写画画，她漂亮的本子很多，看到漂亮的笔也会买下来。我一开始看她画画觉得非常神奇，她就那么一边跟我们八卦聊天，一边在本子上飞快地画，好像不用想，半个话题的时间一幅完整的画就可以完成了，而且她喜欢用圆珠笔画，整幅画下来一笔不改。

她很有趣，也狡黠。第一次和我出去吃东西她就捉弄我！我们点了黑芝麻糊，她说："我们拍一张牙齿上都挂满芝麻糊的黑牙合影吧！我以前和朋友都这么玩，很有爱的！"我们就都喝了一大口黑芝麻糊，对着镜头露齿一笑……结果……凭你们对她的了解应该也猜到了，照片里只有一个黑牙货那就是我，她牙齿洁白，风情万种的微笑着……我囧……

作为她的"闺蜜粉儿"，我看到她的才华比别人看到的更全面，常常说出脑残粉一样的句式："啊熊，你要是不当漫画家也是一个好厨师啊！""亲爱的你不当漫画家也能做个好演员啊！""北鼻你不当漫画家了就去写小说吧！""亲你可以边当漫画家边当编曲好么啊啊啊！" 而她总是淡定地看着我点头："你对我过度崇拜的样子我很是受用。"

她想象力丰富，经常睡前给我编故事听，大多数是喜闻乐见的我们的爱豆MJ，有时候是大英雄片，有时候是变种人片，也有时候把喜欢的人编进故事里，就像闺蜜们在一起经常说的那些一样。经常我听得很起劲的时候，她却五秒钟没说话，光速睡着了。每次夜聊她都是先入睡的那一个，留我一个人辗转反侧等睡眠。

嗯，就和如今一样。

亲爱的熊，想到你还是会想到那些无比幸福的日子，我知道认识你一定是我生命中最好的事。

谢谢你，北鼻。

@盹猪

时光流逝得很可怕，一年轻易就过去了。

有时候看片或者游荡时脑子会咯噔一下，有个槽想吐，有些话想跟熊电话，但总归是没人会来应答了。是的，她只能在心中活着了。

私底下至今仍不习惯叫她熊顿。06 年我们成为了同事，在上海的一个工艺品公司做设计，不能免俗我们都有一个英文名，认识她的时候她叫艾拉我叫芳芳，虽然都很烂大街，叫着叫着就很顺口了。熊顿这名字是她当年画类似四格漫画的时候在网络上的名号，那时候我也凑趣加押韵起了个名叫盹猪，逼着她给我加戏。

那时候，常常在上班时间摸鱼打诨，溜到她座位两个脑袋凑一起看她的新作，评论一番或者看看别人的回帖。从此打开了一个更多彩的世界。

我从来遇到有女孩子像她那么豪爽单纯又多才。我们一起吃饭，一起八卦，变成闺蜜。外加靓女扁同学，三个人一起租房子、一起逛街、一起吃饭看电影话剧，有开心也会偶尔拌拌嘴。她是超级大胃王、酒仙、人来疯、麦霸、故事王、随手画大师、外卖牛腩煲达人、熬夜画稿子苦逼和自称嗓音无敌美少女。

是的，这就是她，对喜欢的人超级喜欢，无条件地对对方好，性格上更像个男孩，不拘小节，一些别人认为想不开的事，对她来说简直就是云淡风轻。她看完喜欢的话剧会忍不住给人家画套全家福送去。她是真性情的女汉子。

现在想想，真的很庆幸那时候多么爱拍照。一幕幕的影像，是多么珍贵的回忆啊！

不去想了。那么多记忆，笑和泪我都会好好保存。

她是大家的熊顿，是爸妈的瑶瑶，是我们仨的艾拉。永远爱你。

@V V

刚刚我又点开你的QQ头像对着聊天窗口发了会儿呆。现在的窗口背景——蓝天白云和七彩热气球，恰好是我想象中你在的世界。云影映衬之下，你专属的紫色微软雅黑字符们就像几秒之前刚跳出来的一样，新鲜活泼，冒着热乎气儿，谁又会相信这是一年多前定格的记忆？

关于我们，我的记忆里全是些细碎的片段：我记得在咱们的小Q群里，你伴着欢乐群聊半分钟一幅地画出了全套惟妙惟肖的原创表情，从线稿到彩图到GIF，MJ聊天表情就这么诞生了；我记得无数个宁静慵懒的午后，你我艾米窝在字里行间看书喝咖啡，你撅着小嘴投入地涂涂抹抹，在这儿的小木桌上你画过线条繁复构思华丽的插画，尝试过笔法简洁色调温馨的彩铅，也随手勾勒过俏皮可爱的漫画小品，你总是胸有成竹，落笔便一气呵成，而每一幅新作里都有个我们从未见识过的熊顿；我记得那年“625”咱们仨穿着你画的MJ纪念T恤“招摇过市”引得路人艳羡，还并排站在星巴克门外的镜面幕墙前骄傲（很二）地自拍合影；我记得你的招牌熊氏红烧肉，记得你做的爱心早餐和喷香的炒面宵夜，记得咱们在狭窄凌乱的小屋里开心地包饺子，记得那个冬天你给我打电话说：“去完客户那里就来我家嘛，我给你做好吃的。”

是的，我记得所有这些温暖的瞬间，它们那么多那么小那么短暂，甚至无法组合成一个连贯的小故事，可这些瞬间的沉淀堆叠，正是我们相识四年相聚两载却一辈子不散的地老天荒啊！所以我们常常感叹闺蜜情谊不足为外人道，所以我们分明每时每刻强烈地感知着你的好，却总在别人问起时沉默语结。

缘份真的不需要解释，爱也无须任何言语做注脚。

@黄鑫

熊很喜欢花，记得去年一起合租时，给她送花的人很多，加之我们一屋子都是爱花爱干净的人，因此经常花香弥漫。熊有一次还写了一首《养花记》，记录自己把百合养蔫了的趣事，自唱再加上自画配图，还传到网上。我们把配画裱起来挂在客厅里，来串门的朋友都会惊叹，这是谁画的？当我们说出熊的名字后，他们更是惊奇地说：“原来你认识熊顿！赶紧介绍我认识认识……”

熊当时真火，上电视，上报纸，甚至拍电影，家里经常轮班开记者招待会，我们都恨不得当她的经纪人，好沾沾名人的光。有时候逢人就说：“今天晚上几点，看CCTV、凤凰中文，我们室友有专访啊！”多么高端大气上档次！她可是一点都不害羞的人，尽管自己头上一根头发不剩，有露脸的机会是绝对不会错过的，我们都感叹说：“你这样子像是生病的吗？你整个一个要往娱乐圈发展的潜质啊！”

她几乎从来不跟我们提她的病痛，或者关在屋子里安安静静地画画，或者看电影哭得像个泪人一样，或者说笑话时哈哈大笑，或者饭桌前和朋友插科打诨……她的性格里似乎有一种天生的坦然，面对困难总是轻松一笑，用幽默、强悍的态度来面对，经常跟我们说她接下来要干嘛干嘛，我相信，正是因为她对未来有着丰富的想象力，才能够如此自信地面对眼前病痛。记得有一次，大家一起在阳台上面对辽阔的北京城呼喊，她的声音如此豪迈奔放，听不出一丝的遗憾与纠结，让我们坚信她一定能赢过肿瘤君……

一年过得很快，转眼又到深秋，偶尔会问候下熊的父母，两位老人相濡以沫，阿姨还在练太极拳，叔叔经常发微博，微博中既有对女儿的深切思念，也有面对未来的那份坚强，让人敬佩！

爱花的姑娘都很美，熊顿，你在朋友们的心中永远最美！

@兔子

与瑶瑶相识于某论坛，第一次见面是2008年，她来北京出差，我们匆匆见了一面。我带她吃北京小吃，带她逛我喜欢的北京胡同，边走边聊，中间她接了个电话，边说边走到我前面，突然转身，我也按下快门，这张照片最后也成为瑶瑶离开时作为告别的最后微笑。

她热爱画画，也把生活中最灿烂的部分通过这样可爱的形式呈现出来，每次见到，都是欣慰。她自己心里也有苦楚，但很少跟人讲，同她共同分担生活中的不如意于我来说是一段极其珍贵的时光。

一年了，是否一如初见？

@王韵

第一次见到熊顿的时候，她已经生病住院了。我问她版权合同的情况，她一问三不知，该丢掉的文件丢掉了，不该丢掉的也丢掉了。我当时就无奈了，愣愣盯了她半晌，然后颓然。后来熊顿说，我的这个表情让她很欣慰，觉得像是同道中人。

后来，我发现可以帮她做更多的事情，谈电影版权、APP线上版权等等，她说她不是失去生产能力的人，要用自己的版税来治病，特别是还老正的债，如果还不起，就一辈子赖在老正家里做小三……

后来，因为化疗造成严重的食道炎，下咽食物痛苦，她只能喝营养液。即便是喝这样的东西，每一次下咽的时候她说都像是喝刀子一样。有一次我们在吃饭，她到隔壁去喝营养液了，听到传来一阵惨嚎。熊妈和艾米立刻变了脸色跑过去。过了好一会儿，她出来，没事人一样继续说笑着。但是刚才那种及其痛楚的声音，是平常人无法发出的。

参加《鲁豫有约》，在走上舞台的前一刻，她坐在幕后，手里拿着一个矿泉水瓶子，之前吃了止疼药。她突然对我说“坏了”，我吓了一跳连忙蹲下来问怎么了。她说药劲上来了想睡觉，眼神里藏着一丝狡黠……在台上的她，光芒四射，完全没有被主持人所左右。如果她能够健康的活着，将会有多么精彩的表演啊。

她的葬礼，来了将近五百人，许多人都不认识，是自发来的。灵堂里响着MJ的歌曲，墙上播放着快乐的PPT，这在八宝山这样的地方，恐怕是绝无仅有的……

@老正

2012年11月初，你要上《鲁豫有约》，我陪你去买衣服。在一家合你口味的专卖店里，才看了几排衣架，两个人的手上就抱满了衣服。还没试衣，你就先穿上试衣间的高跟鞋走了几个猫步，连声叫到："这鞋很好看啊，有没有卖的啊？……没有？那我把这双穿走好了！哈哈！……哎，老正！过来过来，你穿上试试，就没见你穿过高跟鞋，穿给我看看……"看你那么高兴，我也来了兴致，穿上后学你走猫步，却东倒西歪。一抬头，你在用手机给我录像，一边叨咕着："笨死了，你个男人婆，连高跟鞋都不会穿！"终于开始试衣了，被你轰出试衣间，我就抱着两个人的包包坐在试衣间外的沙发上等着。每穿完一件，你就撩开试衣间的门帘，先在门口摆个POSE，然后再婷婷袅袅地迈着猫步走到我面前，停步，转身，叉腰站好，问："如何？"两人都满意的，就拍板买下；有异议的，再多走几圈猫步感觉一下；还有的，穿上你都不出来走秀，因为"太难看啦，就不出去现啦"！第一批衣服试完，你又发现了一大堆打折的夏装，我不屑：“马上冬天了，看什么夏装！”你早就跑过去，一边看一边回答我：“现在买便宜哦！穷人就得这么买哦！这件好，这件好！到夏天，我治好了病，留长了头发，再减好肥，穿上得有多漂亮！……吼吼，好励志！”然后，我就又坐在那里，欣赏你的夏装秀，来来回回的身影，哒哒的高跟鞋声和你的欢声笑语，就那么一次比一次深刻地印进了我的记忆。

那些衣服你是真心喜欢，上《鲁豫有约》穿着，走的时候熊妈也给你穿上了。

@玫瑰 Anita

我与熊顿，从陌生到相识，从信任到贴心，虽不能时常见面，却总是最亲近的朋友，每每聊天发疯的时候总是很开心。可能因为我的性格，我觉得她在我眼里并不“奔放”，她是细腻的、贴心的，任何事情总是先为朋友着想，会站在别人的立场上处理事情和感情，而一旦纠结起来，那些心尖尖上的小悲伤却也让人疼惜，也可能因为我们之间那些聊不完的“破事”实在没什么可奔放的……但她平时表现出来的那些“正能量”，那些“没心没肺”，却也总能让我在想起她的时候笑出声来……

失去她之后的那段日子，我还是会习惯性地在Q上、微信上敲她、叫她，可是她不再回复我了，我开始意识到有些话、有些心事永远没有人再听我说了。曾经她那么鼓励我制作原创视频，为了我们共同的偶像，总有源源不断的创意和灵感。那时候我每每做完一个新视频总会屁颠屁颠地先发给她看，我喜欢听她对我夸张的表扬，然后小心翼翼地提出些很有用的、视觉审美方面的专业建议。可是最后一次，我当时的新视频“MJBAD25纪念”还没制做完，她却不愿意等了……我想再收到她的微信，听她懒懒的声音说：“菇纸，我眼睛睁不开，我们微信聊会儿好不……”我想看她发疯做鬼脸，陪我说贴心话，可是现在都没有了。我从来不爱听大道理，孤单、委屈的时候我会找她说些只有她才不会嘲笑我的心事，她总会说：“乖，我懂！”那样我就会舒服很多。

现在想起这些，心里依然是甜的、暖的。

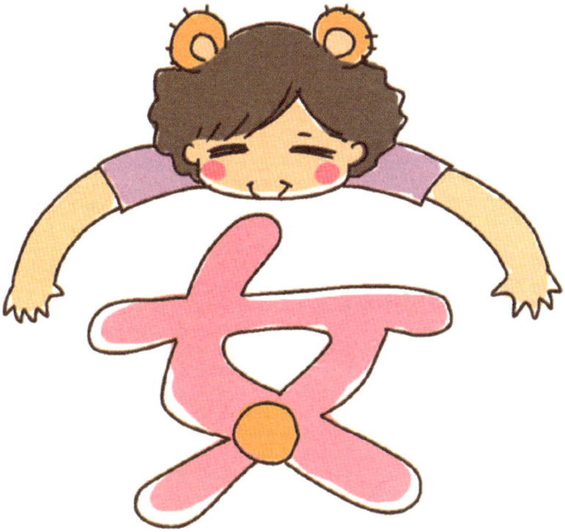
女

Smile,
though
your heart
is aching;
Smile,
even though
it's breaking
……

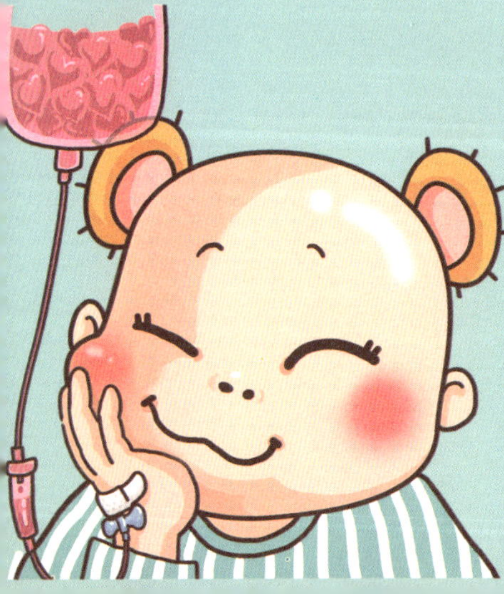

我愿用微笑，

为你赶走这个世界的阴霾……

图书在版编目（CIP）数据

滚蛋吧！肿瘤君：我与癌症斗争的一年里 / 熊顿著. —北京：北京理工大学出版社，2012.9（2015.10重印）

ISBN 978-7-5640-6752-6

Ⅰ.①滚… Ⅱ.①熊… Ⅲ.①日记—作品集—中国—当代 Ⅳ.①I267.5

中国版本图书馆 CIP 数据核字（2012）第 202827号

出版发行 / 北京理工大学出版社有限责任公司
社　　址 / 北京市海淀区中关村南大街 5 号
邮　　编 / 100081
电　　话 /（010）68914775（总编室）
　　　　　82562903（教材售后服务热线）
　　　　　68948351（其他图书服务热线）
网　　址 / http://www.bitpress.com.cn
经　　销 / 全国各地新华书店
印　　刷 / 北京朗翔印刷有限公司
开　　本 / 880 毫米 ×1230 毫米　1/32
印　　张 / 6.75
字　　数 / 200 千字
版　　次 / 2012年9月第1版　　2015年10月第23次印刷
定　　价 / 29.80元

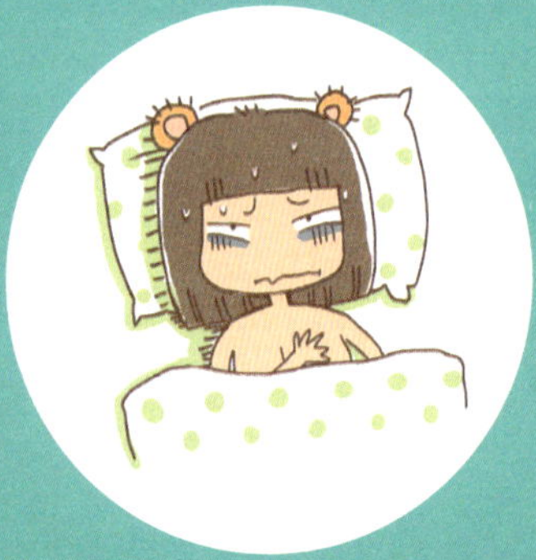